Heribert Schmidt
Konstitutionelle Akupunktur

Konstitutionelle Akupunktur

Die chinesisch-japanische Typenlehre
und ihre Anwendung

Heribert Schmidt

151 Abbildungen, 19 Klappkarten, 19 Tabellen und Anhang

3., neubearbeitete Auflage

Hippokrates Verlag Stuttgart

CIP-Titelaufnahme der Deutschen Bibliothek

Schmidt, Heribert:
Konstitutionelle Akupunktur: d. chines.-japan. Typenlehre u. ihre Anwendung / Heribert Schmidt. - 3., neubearb. Aufl. - Stuttgart: Hippokrates-Verlag, 1988
Bis 2. Aufl. u.d.T.: Schmidt, Heribert: Akupunkturtherapie nach der chinesischen Typenlehre
ISBN 3-7773-0883-8

Anschrift des Autors:
Dr. med. Heribert Schmidt
Jochstraße 31
CH-7000 Chur

1. Auflage 1978 } unter dem Titel:
2. Auflage 1981 } Akupunkturtherapie nach der chinesischen Typenlehre
3. Auflage 1988

Niederländische Ausgabe 1980

Wichtiger Hinweis
Medizin als Wissenschaft ist ständig im Fluß. Forschung und klinische Erfahrung erweitern unsere Kenntnisse, insbesondere was Behandlung und medikamentöse Therapie anbelangt. Soweit in diesem Werk eine Dosierung oder eine Anwendungsweise erwähnt wird, darf der Leser zwar darauf vertrauen, daß Autoren, Herausgeber und Verlag größte Mühe darauf verwandt haben, daß diese Angabe genau dem **Wissensstand bei Fertigstellung** des Werkes entspricht. Dennoch ist jeder Benutzer aufgefordert, die Beipackzettel der verwendeten Präparate zu prüfen, um in eigener Verantwortung festzustellen, ob die dort gegebene Empfehlung für Dosierungen oder die Beachtung von Kontraindikationen gegenüber der Angabe in diesem Buch abweicht. Eine solche Prüfung ist besonders wichtig bei selten verwendeten Präparaten oder solchen, die neu auf den Markt gebracht worden sind. Geschützte Warennamen (Warenzeichen) werden nicht besonders kenntlich gemacht. Aus dem Fehlen eines solchen Hinweises kann also nicht geschlossen werden, daß es sich um einen freien Warennamen handele.

ISBN 3-7773-0883-8

Printed in Germany 1988
Satz: Fotosatz Sauter, 7334 Süßen
Druck: Druckerei Kohlhammer, 7000 Stuttgart 61
Schrift: 9/10 Punkt Times (Berthold)

Inhaltsverzeichnis

Anhang

Meridiantafeln sind als Broschüre im hinteren Umschlagdeckel eingesteckt

Vorwort zur dritten Auflage

Mit der zehn Jahre nach dem Ersterscheinen dieses Buches notwendig gewordenen dritten Auflage bot sich mir die Möglichkeit, die in den Grundzügen dargelegte chinesisch-japanische Typenlehre und den von ihr vorgezeichneten Weg der Akupunkturtherapie weiter auszubauen. Damit stellte sich die Aufgabe, den Text teilweise neu zu bearbeiten und zu erweitern. Größerer Ergänzungen bedurften die Kapitel Grundbegriffe, Krankheitsbegriff und Diagnose. Auf vielfachen Wunsch wurden in das Buch neu aufgenommen 22 der von mir bisher nur in Kursen und Vorträgen erörterten und für die Typendiagnose besonders relevanten Symptomenbilder der traditionellen chinesisch-japanischen Arzneiheilkunde. Die entsprechenden Rezepte sind im Anhang beigefügt. Neu hinzugekommen ist ferner eine ausführliche Abhandlung über die chinesische Zungendiagnostik. An äußeren Veränderungen, die das Buch in der dritten Auflage erfahren hat, sind zu nennen: der etwas anders lautende Titel, das größere Format, der zweispaltige Satz und die jetzt als separates Heft in einer Kuvertlasche untergebrachten Meridiantafeln.

Es ist mir ein besonderes Bedürfnis, Herrn Verleger Hauff auch an dieser Stelle bestens zu danken für seine Großzügigkeit in der Erfüllung aller meiner Wünsche und für die vorzügliche Ausstattung dieses Buches. Ferner bin ich zu Dank verpflichtet Frau Lektorin Seiz für ihre stets freundliche Unterstützung, Herrn Feuerbacher für seine guten Ratschläge und für die Ausführung der graphischen Arbeiten sowie nicht zuletzt Frau Trenz-Steinheil für ihre mit größter Sorgfalt vorgenommenen Korrekturen und ihre wertvolle Mitarbeit an der Neugestaltung dieser Auflage. Schließlich habe ich Dank zu sagen meinem Freund und Kollegen Ulrich Eberhard für die mir vermittelten chinesischen Rezeptnamen in der neueren Pin-Yin-Umschrift.

Möge das Buch allen Kolleginnen und Kollegen, die an einer konstitutionsgemäßen Akupunkturtherapie im Sinne der chinesischen Typenlehre interessiert sind, auch weiterhin ein guter Wegweiser sein.

Chur, Mai 1988 *Heribert Schmidt*

Vorwort zur ersten Auflage

Die Kenntnis der chinesischen Typenlehre und deren praktische Bedeutung für die Therapie verdanke ich in erster Linie meinem Studium der Akupunktur und Arzneiheilkunde in Japan in den Jahren 1953 und 1954. Das mir damals durch meine Lehrer *S. Okabe* und *Y. Manaka* auf dem Gebiet der Akupunktur und durch *K. Otsuka* und *S. Hosono* auf dem Gebiet der Phytotherapie zuteil gewordene Wissen konnte ich dann später noch weiter ausbauen dank der Übersetzungen chinesischer und japanischer Texte durch meine Freunde *H. Sakaguchi* und *M. Shibata* sowie auch durch eigene Erfahrungen aus meiner nahezu 30jährigen akupunkturärztlichen Tätigkeit.

In dieses Buch habe ich aus der Fülle des zusammengetragenen Materials das aufgenommen, was zum wesentlichen Inhalt der östlichen Typenlehre gehört und zum Verständnis der darauf beruhenden Akupunkturtherapie von besonderer Wichtigkeit ist. Das sind vor allem die Symptomenbilder der von der chinesischen und japanischen Medizin ermittelten Konstitutions- bzw. Krankheitstypen. Am schärfsten ausgeprägt liegen sie vor in den Arzneimittelbildern der östlichen Phytotherapie, insbesondere in denen der Shang-Han-Lun-Medizin, die sich in Japan Kohoha, die »alte Schule«, nennt. In den Akupunkturschriften dagegen werden sie in Form von Bruchstücken angetroffen, entweder als typologische Einzelaussagen oder als Symptomenkomplexe kleineren oder größeren Ausmaßes.

Meine erste Aufgabe bestand nun darin, die von den beiden Disziplinen angegebenen Typenmerkmale zusammenzufassen und daraus möglichst vollständige Typenbilder zu entwerfen. Die zweite Aufgabe war es, die philosophischen Leitvorstellungen und die daraus hergeleiteten medizinischen Grundbegriffe darzulegen, die zur Ordnung und Deutung von Krankheitserscheinungen dienen, und gleichzeitig die Prinzipien einer konstitutionsgemäßen Akupunkturtherapie darzustellen. Schließlich befaßt sich das Buch sehr eingehend mit der Diagnostik, der Technik und der allgemeinen und speziellen Therapie, wobei der konstitutionelle Gesichtspunkt jeweils stark im Vordergrund steht. Am Schluß bringt es eine ausführliche Beschreibung der Lokalisation und Indikationen von sämtlichen Meridianpunkten.

Das Ziel, das von diesem Buch angestrebt wird, ist eine Akupunkturtherapie auf der alleinigen Grundlage von Erfahrungstatsachen und von solchen Theorien und Hypothesen, die empirisch begründet sind. Dazu gehören einerseits die aus der Beobachtung gewonnenen Krankheitsbilder der östlichen Medizin, die typische Reaktions- und Verhaltensweisen des Menschen in der Krankheit zum Ausdruck bringen, sowie die unten beschriebenen Meridianbahnen, andererseits die Tao- und Yang-Yin-Lehre mit ihrem Ganzheits- und Polaritätsdenken. Wenn dennoch auch die Fünf-Elementen-Lehre, obwohl sie mythischen Ursprungs ist, behandelt wird, dann nur deshalb, weil ihr aus den unten angegebenen Gründen eine gewisse praktische Bedeutung für die Therapie zukommt. Zum spekulativen Bestand der Akupunkturtheorie zählen auch die in den meisten Lehrbüchern noch geschilderten zahlreichen anderen Energieverläufe, von deren Beschreibung infolgedessen hier ganz abgesehen wurde.

Es geht in diesem Buch kurz gesagt darum, den von der chinesischen Typologie vorgezeichneten Weg zu beschreiben, krankhaft veränderte Reaktionslagen des Organismus ganzheitlicher oder partieller Art zu erkennen und zu verbessern, um auf diese Weise den Körper in seinen Selbstheilungsbestrebungen zu unterstützen.

Das Buch eignet sich sowohl für den Lernenden der Akupunktur als auch für den darin bereits Erfahrenen. Dem ersteren bietet es all das, was zum unverzichtbaren Rüstzeug des Akupunkturtherapeuten gehört. Dem letzteren wird es sich, sofern er sich für die konstitutionelle Behandlungsweise interessiert, als ein willkommmenes Nachschlagewerk erweisen.

Es ist mir ein aufrichtiges Bedürfnis, all jenen zu danken, die an dem Zustandekommen dieses Buches direkt oder indirekt mitgewirkt haben. In erster Linie bin ich zu Dank verpflichtet meinem

Freund und Gönner *Robert Hildebrand,* der mir meinen langen Studienaufenthalt in Japan vor 25 Jahren ermöglicht hat. Ferner möchte ich nochmals an dieser Stelle meinen obengenannten japanischen Lehrern und Freunden meinen herzlichen Dank aussprechen. Schließlich habe ich zu danken Herrn *Beat Rohr,* Klosters/Schweiz, für seine mit großer Sorgfalt ausgeführten graphischen Arbeiten und nicht zuletzt auch meinem Sohn *Klaus-Alfred* für die Durchsicht des Manuskriptes.

Chur, September 1977 *Heribert Schmidt*

I Allgemeiner Teil

Die Grundbegriffe

Die Akupunkturlehre, wie sie gegen Ende der Han-Dynastie (206 v. Chr. - 220 n. Chr.) im *Huangdi Nei Jing* erstmals schriftlich niedergelegt wurde, ist das Ergebnis eines über mehrere Generationen sich erstreckenden Versuchs, das aus Jahrhunderten vorliegende medizinische Erfahrungsgut nach den damaligen Auffassungen von der Natur und ihren Erscheinungen neu zu interpretieren und zu einem Lehrsystem auszubauen. Zugrunde gelegt wurden die Leitvorstellungen und Ordnungsprinzipien der drei großen naturphilosophischen Richtungen *Tao, Yang-Yin-* und *Fünf-Elementen-Lehre.* Die von dort übernommenen Grundbegriffe und die daraus abgeleiteten Untergliederungen sind heute noch wie damals bestimmend für das Denken und Handeln in der Akupunktur und gehören damit zum Grundwissen des Akupunkturtherapeuten.

Das Tao

Das chinesische Wort *Tao* ist eigentlich unübersetzbar. Seine Bedeutung ist viel umfassender als die dafür verwendeten deutschen Ausdrücke: Weg, Bahn, Sinn. In dem *Tao*-Begriff steckt der Glaube, daß alle Gegebenheiten in der Welt, im Großen wie im Kleinen, untereinander in einem geordneten Zusammenhang stehen. Diese Ordnung ist keine statische, sondern eine dynamische und sich immer neu bildende Ordnung, die vom *Tao*, dem allen Sein und Geschehen zugrunde liegenden Ordnungs- und Regulationsprinzip, aufrecht erhalten wird.

Tao und Medizin

Der *Tao*-Gedanke hat sich in der Medizin in dreifacher Weise ausgewirkt. Zum einen vermittelte er die Einsicht, daß der menschliche Organismus ein Ordnungssystem darstellt, das auf den gleichen Gesetzmäßigkeiten beruht, wie sie auch in der äußeren Natur herrschen. Letztere ist deshalb für den Menschen in allem das große Vorbild. Der Mensch muß im Einklang mit der Natur leben, um sich vor Schaden zu bewahren. Der Arzt hat dafür zu sorgen, daß dies in richtiger Weise geschieht. Seine Hauptaufgabe war es einst, den unter seiner Obhut stehenden Patienten in der richtigen Lebensführung zu unterweisen, ihm die für die Tages- und Jahreszeiten passende Diät zu verordnen und durch vorbeugende therapeutische Maßnahmen die Entstehung von Krankheiten zu verhindern. Dafür allein wurde er bezahlt, während im ernsten Krankheitsfalle die Behandlung unentgeltlich war.
Zum anderen ist die im *Tao*-Begriff eingeschlossene Ganzheitsidee der Ausgangspunkt für die Entwicklung einer Ganzheitsdiagnose und Ganzheitstherapie, wovon später noch ausführlich die Rede sein wird. Schließlich hat der mit dem *Tao*-Begriff eng verknüpfte Gedanke der Wandlung, wie schon lange vorher in dem berühmten Orakelbuch *I Jing,* auch in der Heilkunde seine Realisierung gefunden. Er liegt sowohl dem chinesischen Krankheitsbegriff wie auch der Lehre von den Krankheitsphasen und Krankheitstypen zugrunde.

Yin und Yang

Die Begriffe Yin und Yang standen zu allen Zeiten im Mittelpunkt des chinesischen Denkens. In frühgeschichtlicher Zeit lagen sie kosmisch-religiösen Vorstellungen zugrunde, wie ihre figürlichen Darstellungen auf alten Kultgegenständen bezeugen. Erstmals finden diese beiden Ausdrücke Erwähnung in der bis ins 9. Jahrhundert v. Chr. zurückreichenden Schrift *Shi Jing,* »Buch der Lieder«. Yin ist hier die Bezeichnung für wolkig-trübes Wetter, Regen, Kälte, die beschattete Nordseite eines Berges, für das Unten und Innen; Yang steht für heiteres, trockenes Wetter, Wärme, besonnte Südseite, für das Oben, das Außen, den Frühling und das Männliche.

Symbolische Darstellungen

In dem uralten chinesischen Weisheitsbuch *I Jing* gelangen die Begriffe Yin und Yang in den geteilten und ungeteilten Linien der 64 Hexagramme zur symbolischen Darstellung. Das erste, aus lauter ganzen (Yang-)Linien zusammengesetzte Zeichen *Kien* bedeutet als reines Yang-Symbol das Starke, Lichte, Bewegende, Männliche, die aktive schöpferische Kraft des Himmels. Es entspricht einer schöpferischen und herrschenden Persönlichkeit, ebenso dem Frühling als der Zeit des Wachstums und Reifens. Ferner steht dieses Zeichen für Edelmut, Güte, Liebe, Schönheit und rechtes Handeln. Das dem Yang des Himmels zugeordnete Tier ist der in vielerlei Gestalt erscheinende Drache.

Das zweite, aus sechs geteilten (Yin-)Strichen bestehende Hexagramm *Kun* symbolisiert das Dunkle, die Ruhe, das Bewahrende, weiblich Empfangende und Ernährende der Erde. Das Tiersymbol der Erde ist die sanfte Stute. Die dem Yin der Erde zugeordnete Jahreszeit ist der Spätherbst, die Zeit der beginnenden winterlichen Ruhe.

Die übrigen aus geteilten und ungeteilten Strichen bestehenden Hexagramme sind Symbole menschlicher Situationen, die sowohl Yang- als auch Yin-Elemente aufweisen. Als variable Linienkombinationen spiegeln sie jeweils die Yin-Yang-Verhältnisse in aufeinander folgenden Wandlungszuständen wider. Jedesmal, wenn eine Linie sich in ihr Gegenteil verwandelt, bedeutet dies den Übergang von einem Zustand in einen anderen. Wenn also in einer Situation ein neues Yang- oder Yin-Element auftritt, ändert sich damit die Gesamtsituation.

Nach dem bisher Gesagten lassen sich Yang und Yin definieren als Gegensätzlichkeiten, die sich gegenseitig bedingen, ergänzen und wandeln, also aufeinander bezogen sind und eine Ganzheit bilden.

Symbol dieser Zweiheit in der Einheit ist die von einem Philosophen der Sung-Zeit entworfene Monade Tai Chi *(Abb. 1)*. Der große Kreis symbolisiert die Einheit, die dunkle und helle Fläche entsprechen Yin und Yang. Die gegenfarbigen Punkte in beiden Feldern bedeuten, daß im Yin das Yang und im Yang das Yin als Keim vorhanden ist und beide jeweils daraus hervorgehen. Die S-förmige Trennungslinie, die als beweglich gedacht ist, veranschaulicht den ständigen Wandel von Yin und Yang und ihr gegenseitiges Abhängigkeitsverhältnis: in dem Maße, wie das eine zunimmt, nimmt das andere ab.

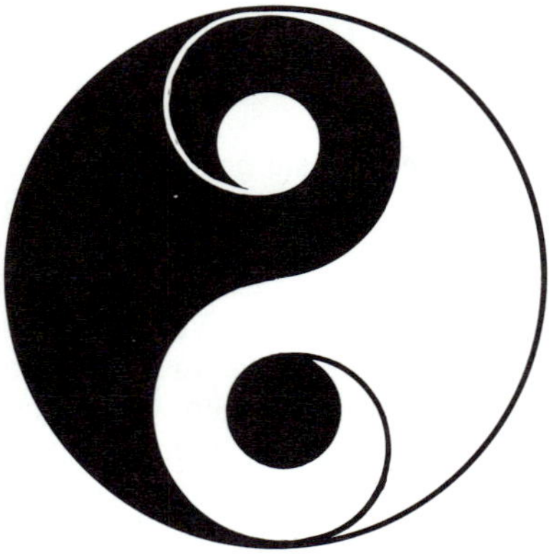

Abb. 1 Tai Chi-Symbol

Wandel ist nach chinesischer Vorstellung eine Bewegung, die nicht nur in einer Richtung verläuft wie die einer Evolution, sondern eine Bewegung, die stets zu ihrem Ausgangspunkt zurückführt und als Abfolge immer wiederkehrender Zustände und Ereignisse zu verstehen ist. Der bei allen zyklischen Naturvorgängen beobachtete und auch im menschlichen Organismus angenommene Wechsel von Yin- und Yang-Erscheinungen ist in Abb. 2 am Beispiel des Wasserkreislaufes schematisch dargestellt.

Yin und Yang als medizinische Ordnungsprinzipien

Die Verknpüpfung der Begriffe »Yin«-»Yang« und »Wandlung« und deren Anwendung auf den Menschen bildete den Ausgangspunkt für die im 4. Jahrhundert v. Chr. entstandene Yin-Yang-Lehre. Diese wiederum fand ihren Niederschlag in der Heilkunde und führte zu einer Systematisierung des medizinischen Erfahrungswissens.

In dem ältesten uns erhaltenen Medizinwerk *Huangdi Nei Jing* steht der Aspekt der polaren Gegensätzlichkeit des Yin-Yang-Begriffes im Vordergrund. Danach werden Körperregionen, Organe, Funktionen, Verhaltensweisen und Erscheinungen in zwei Kategorien von Yin- und Yang-Entsprechungen aufgeteilt und paarweise gegenübergestellt *(vgl. Tab. 1)*.

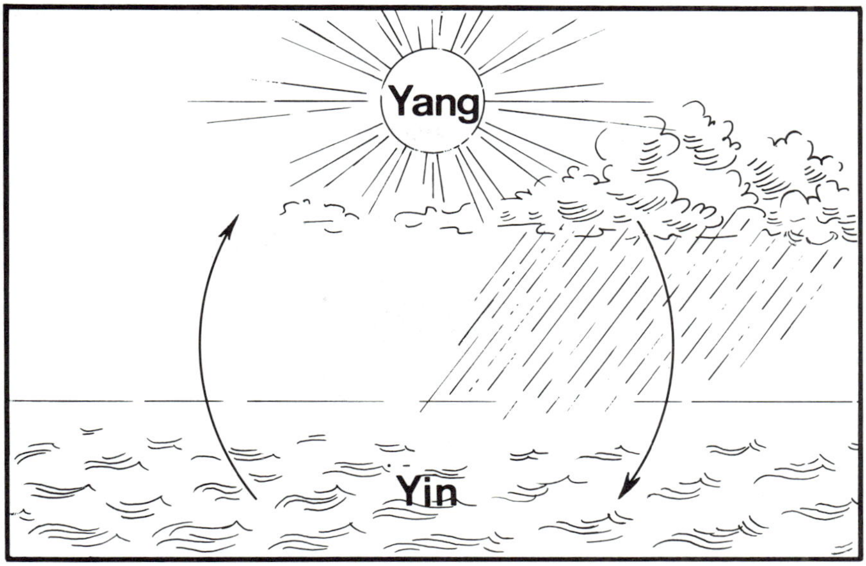

Abb. 2 Yang-Yin-Kreislauf in der Natur

In dem ebenfalls in der *Han*-Zeit entstandenen Klassiker *Shang Han Lun* bildet der Gedanke der Wandlung das Leitmotiv. Wie in späteren Kapiteln weiter ausgeführt wird, beschreibt das Buch drei aufeinanderfolgende Yin- und Yang-Krankheitszustände und deren Übergangsphasen. Bei fortschreitendem Krankheitsprozeß ändert sich der Charakter der Krankheitserscheinungen von der Yang-Form in die Yin-Form, bei zunehmender Besserung wandeln sie sich wiederum von der Yin-Form in die Yang-Form.

Typenbilder

In den folgenden Typenbildern sind einige für die Typendiagnose besonders wichtige Yang- und Yin-Verhaltensweisen zusammengestellt.

Typus Yang. Der Yang-Konstitutionstypus zeichnet sich aus durch eine körperliche und geistige Aktivität, großes Leistungsvermögen, Ausdauer und rasche Erholung nach anstrengender Tätigkeit. In der Krankheit zeigt er kräftige Abwehrreaktionen wie dynamisches Fieber, akute Entzündungserscheinungen und heftige, aber nicht lange anhaltende Schmerzen. Krankheiten haben einen akuten Verlauf und heilen rasch und komplikationslos ab. Die Haut ist glänzend, straff, gut durchblutet; das Bindegewebe ist elastisch, von gutem Turgor, die Muskulatur ist kräftig entwickelt und in einem normalen Spannungszustand.

Typus Yin. Der Yin-Konstitutionstypus ist gekennzeichnet durch eine adynamische Verhaltensweise in körperlicher und seelischer Hinsicht, durch das geringe Leistungs- und Durchhaltevermögen und die lange Erholungsdauer nach Anstrengungen und Krankheiten. Die Krankheitserscheinungen sind weniger heftig, dafür aber lange anhaltend. Der Krankheitsverlauf ist schleppend, die Wundheilung verzögert. Die Haut ist schlecht durchblutet, welk und von schmutzigem Aussehen. Das Bindegewebe und die Muskulatur sind atonisch oder von teigiger Konsistenz.

Yang- und Yin-Symptome

Die Yang-Symptome sind in der Regel schon äußerlich erkennbar an ihrem dynamischen Charakter, ihrem plötzlichen Auftreten und ihrer kurzen Dauer. Die Yin-Symptome haben dagegen einen adynamischen Charakter und treten nach außen weniger auffällig in Erscheinung. Die Beschwerden sind weniger heftig, dafür aber von längerer Dauer oder häufig wiederkehrend. In nachfolgender Tabelle sind einige Yang- und Yin-Symptome, wie sie häufig bei Fieberkrankheiten auftreten, einander gegenübergestellt.

Tab. 1 Yang-Yin-Entsprechungen

	Yang	Yin
allgemein	Feinstoffliches Energie	Grobstoffliches Blut (zirkulierende Körperflüssigkeiten)
Körperregionen	Außen (Haut, Unterhautzellgewebe, äußere Muskelschicht) obere Körperhälfte Rückseite linke Körperseite	Innen (tiefere Muskelschicht, Knochen, Bauchhöhle) untere Körperhälfte Vorderseite rechte Körperseite
Organe	Magen, Gallenblase, Dünndarm, Harnblase	Herz, Lunge, Milz-Pankreas (chin. Pi), Leber, Nieren
Verhaltensweise	aktiv	passiv
Wirkung	anregend, ergotrop andrenergisch	hemmend, trophotrop cholinergisch
Gemütslage	heiter	traurig
Klimaeinflüsse	Wind, Sommerhitze, Trockenheit, Feuer	Kälte, Feuchtigkeit
Krankheitsverlauf	akut, stürmisch dynamisch hohes Fieber	chronisch, schleichend adynamisch geringes Fieber
Krankheits-erscheinungen	rote Gesichtsfarbe Verlangen nach Kühlung und kalten Getränken	blasse Gesichtsfarbe Verlangen nach Wärme und heißen Getränken
Puls	an der Oberfläche fühlbar	in der Tiefe fühlbar
Konstitutionstypen	Athletiker Sanguiniker Yang-Typen	Astheniker Melancholiker Yin-Typen

Tab. 2 Yang- und Yin-Symptome bei Fieberkrankheiten

Yang-Symptome	Yin-Symptome
hohes Fieber	mäßiges Fieber
Verlangen nach Kühlung	Verlangen nach Wärme
Puls groß, kräftig, frequent, an der Oberfläche fühlbar	Puls klein, schwach, langsam, tiefliegend
rote Gesichtsfarbe	Blasse Gesichtsfarbe
gelber, dunkler Zungenbelag	Zunge bläulich, glatt, glänzend
Stimme kräftig, klar	Stimme leise, kraftlos
Durst	kein oder wenig Durst
heftiger Husten	Hüsteln
Verschlimmerung der Beschwerden auf Druck	Besserung der Beschwerden auf Druck

Fülle (Shi) und Leere (Xu)

»Fülle« und »Leere« sind die in der deutschen Akupunktursprache üblichen Ausdrücke für gegensätzliche Quantitäten, d.h. für ein Übermaß bzw. Mangel an Kraft, Leistung und Körpersubstanzen.

Fülle bedeutet beispielsweise eine übersteigerte körperliche und seelische Reaktion, organische Überfunktion, vermehrte Gewebsspannung, Blut- und Lymphstauung.

Bei *Leere* handelt es sich um eine körperliche und seelische Erschöpfung, organische Unterfunktion, Gewebsatonie, Mangel an Blut, Gewebsflüssigkeit und Hormonen.

Zur Aufteilung der Symptome nach qualitativen und quantitativen Aspekten dienen die vier Kombinationen Yang-Fülle, Yang-Leere, Yin-Fülle, Yin-Leere *(Tab. 3).*

Tab. 3 Die Symptome entsprechend den Kombinationen von Yang und Yin, Fülle und Leere

	Allgemeinzustand	**Symptome**
Yang-Fülle	Erregung	gesteigerte Aktivität, akutes Fieber, kongestiver Kopfschmerz, Schüttelfrost, akute Muskel- und Gelenkschmerzen, erhöhte Muskelspannung, knotenförmige und druckschmerzhafte Gewebsindurationen, akute Entzündungserscheinungen (Rubor, Tumor, Calor, Dolor), starker Oberflächenpuls
Yang-Leere	Ermüdung	Müdigkeit, Schlaflosigkeit, Appetitlosigkeit, Kurzatmigkeit, müdes Sprechen, Schwindel, übermäßiges Schwitzen, Kälteempfindlichkeit, kalte Extremitäten, Kälte und Erschlaffung der Haut, Muskel- und Gewebsatonie, Parästhesien, Paresen, schwacher Oberflächenpuls
Yin-Fülle	Schwäche	Fettleibigkeit, blaurote Gesichtsfarbe, Aufgedunsenheit, ödematöse Schwellungen, Kapillar- und Venenerweiterungen, Frieren von innen heraus, großes Wärmebedürfnis, starker Schleimauswurf, keuchende Atmung, starker Tiefenpuls
Yin-Leere	Erschöpfung	allgemeine Schwäche, Abmagerung, anämische Hautfarbe, livide Lippen und Fingernägel, Kälte der unteren Körperhälfte, allgemeine Gewebserschlaffung, häufiger Durchfall, inneres Kältegefühl, Nachtschweiß, kleiner Tiefenpuls

Tab. 4 Fülle- und Leere-Modalitäten von Schmerzzuständen

Schmerzen	**Fülle**	**Leere**
Druckschmerz	bei mittelstarkem Fingerdruck	bei leichter Berührung oder bei starkem Fingerdruck
Spontanschmerz	keine Besserung durch Druck oder Massage	Besserung durch Druck oder Massage mit der Handfläche
durch Wärme	Verschlimmerung	Besserung
durch Bewegung	Besserung	Verschlimmerung
am Tage	Verschlimmerung	Besserung
in der Nacht	Besserung	Verschlimmerung

Yang-Erregung und Yin-Erregung. Andere in der Akupunkturliteratur häufig vorkommende Ausdrücke sind Yang-Erregung und Yin-Erregung. Sie bedeuten aber nicht, wie man annehmen könnte, dasselbe wie Yang- und Yin-Fülle. Im Gegenteil: Unter Erregung versteht man eine gesteigerte Aktivität und Reaktivität in Verbindung mit Kraftlosigkeit und herabgesetztem Leistungsvermögen.
Bei einer Yang-Erregung handelt es sich um einen Zustand reizbarer Schwäche in einem Yang-Abschnitt des Körpers. Die Symptome haben nur scheinbar Yang-Fülle-Charakter, in Wirklichkeit sind sie Ausdruck einer Yang-Leere. Kennzeichnend für die hierbei vorliegende erhöhte Irritabilität ist beispielsweise die Schmerzhaftigkeit bei Berührung oder leichtem Druck, sowie die Verschlimmerung der Beschwerden durch sonst gut verträgliche physiotherapeutische Anwendungen.
Bei einer Yin-Erregung handelt es sich um eine mit Schwäche und meist auch mit Herz- und Kreislaufstörungen verbundene erhöhte Aktivität und Reizbarkeit in einem Yin-Bereich des Körpers. Ein typisches Yin-Leere-Zeichen ist beispielsweise die am Oberbauch fühlbare Aortenpulsation. Auch hier muß man sich davor hüten, alle Erscheinungen erhöhter Aktivität als Fülle-Symptome anzusehen und danach zu behandeln.

Energie (Qi) – Blut (Xue)

Der Terminus *Qi,* für den in diesem Buch der im Westen dafür übliche Ausdruck »Energie« steht, ist eine Sammelbezeichnung für eine große Anzahl von angenommenen Wirkkräften, die mit allerlei Aktionen und Funktionen identifiziert werden. Jedes Qi wird als etwas Feinstoffliches vorgestellt, wie Atem und Ausdünstung, so daß dieses Wort von einigen Autoren mit »Pneuma« übersetzt wird.
In der Medizin bezieht sich Qi auf die verschiedenen Körperfunktionen, Organleistungen und pathogenen Faktoren. So wird eine Energie postuliert, die in einem 24stündigen Rhythmus die 12 Meridiane durchströmt und für die Koordination der Organfunktionen sorgt. Ferner wird eine Energie angenommen, die die Blut- und Lymphbewegung in Gang hält. Schließlich unterscheidet man noch angeborene Vitalenergie, Atmungs-, Nahrungs- und Verteidigungsenergie sowie eine lange Reihe organspezifischer Energieformen.
»Blut« ist die chinesisch-medizinische Bezeichnung für die im Körper zirkulierenden Flüssigkeiten (Blut, Lymphe). Es gilt als das Yin-Komplement der Yang-Energie, die für die Fortbewegung des Blutes verantwortlich ist. Beide stehen zueinander in enger Wechselbeziehung. Ein Übermaß an Energie *(Energie-Fülle)* führt zu einem Mangel an Blut *(Blut-Leere),* ein Mangel an Energie *(Energie-Leere)* zu einem Überschuß an Blut *(Blut-Fülle).*

Die Fünf-Elementen-Lehre

Sie hat ihren Ursprung in dem alten mythischen Glauben an die Macht der fünf Planeten *Jupiter, Mars, Saturn, Venus* und *Merkur,* denen die Elemente *Holz, Feuer, Erde, Metall* und *Wasser* als Elementargottheiten unterstanden. In der chinesischen Naturphilosophie galten die Elemente als Prinzipien einer fünfgliedrigen Weltordnung. Sie waren die Vorbilder zur Einstufung aller Gegebenheiten in fünf Gruppen von Elementarzugehörigkeiten. Es wurden Tabellen von Entsprechungen aufgestellt, um damit zu dokumentieren, welche Dinge zusammenpassen und welche nicht *(Tab. 5).*

Die fünf Elemente als medizinische Ordnungsprinzipien

In der Medizin wurden den fünf Elementen die fünf *Yang-Organe,* die fünf *Yin-Organe* und die nach diesen benannten *Meridiane* sowie je fünf *Meridianpunkte* zugeordnet. Die Organe Herz und Kreislauf sowie Dünndarm und Drei-Erwärmer wurden als zusammengehörig betrachtet und deshalb dem gleichen Element Feuer zugeteilt.
Die Elemente galten außerdem noch als Symbole für fünf aufeinanderfolgende *Wandlungsphasen.* Dafür liegt folgende Erklärung aus alter Zeit vor:
Holz erzeugt Feuer, Feuer erzeugt Erde (Asche), Erde (Erz) erzeugt Metall, Metall erzeugt Wasser (Schmelze), Wasser erzeugt Holz.

Tab. 5 Die Elementen-Entsprechungen

Elemente	Holz	Feuer	Erde	Metall	Wasser
Jahreszeiten	Frühling	Sommer	Spätsommer	Herbst	Winter
Himmelsrichtungen	Osten	Süden	Mitte	Westen	Norden
Klimate	Wind	Hitze	Feuchtigkeit	Trockenheit	Kälte
Zahlen	8	7	5	9	6
Planeten	Jupiter	Mars	Saturn	Venus	Merkur
Haustiere	Huhn	Schaf	Rind	Pferd	Schwein
Nährpflanzen	Weizen	Bohnen	weiße Hirse	Ölpflanzen	gelbe Hirse
Farben	blau-grün	rot	gelb	weiß	schwarz
Gerüche	ranzig	verbrannt	duftend	nach Fisch (rohem Fleisch)	faulig
Geschmacks-richtungen	sauer	bitter	süß	scharf	salzig
Tugenden	Güte	Sittlichkeit	Vertrauen	Redlichkeit	Weisheit
Gefühlsregungen	rufen	lachen	singen	klagen (weinen)	seufzen (stöhnen)
Benehmen	umarmen	sich bewegen	rülpsen	husten	zittern
Organe	Leber	Herz	Milz-Pankreas	Lunge	Nieren
Hohlorgane	Gallenblase	Dünndarm	Magen	Dickdarm	Blase
Sinnesorgane	Augen	Zunge	Mund	Nase	Ohren
Körpergewebe	Muskel	Blutgefäße	Unterhaut-gewebe	Haut	Knochen
Körperanteile	Nägel	Gesichtshaut	Lippen	Körperhaare	Kopfhaare
Flüssigkeits-ausscheidungen	Tränen	Schweiß	dickflüssiger Speichel	Nasenschleim	dünnflüssiger Speichel (starker Auswurf)

Kreisförmig angeordnet bilden die Elemente in dieser Reihenfolge den sogenannten erzeugenden oder helfenden Kreis *(Abb. 3)*. In Richtung der geraden Pfeile bilden sie in kreisförmiger Anordnung den sogenannten zerstörenden oder bedrohlichen Kreis *(Abb. 4)*.
Setzt man, wie in nachstehendem Pentagramm, anstelle der Elemente die entsprechenden Organe, dann ergibt sich aus ihrer Reihenfolge in Richtung der dünnen Pfeile in den äußeren Verbindungsbahnen die Therapieregel »Mutter-Kind« und aus der Reihenfolge, wie sie durch die dicken Pfeile in den diagonalen Verbindungsbahnen angegeben ist, die sogenannten Oppositionsregel *(Abb. 5)*.

Regel »Mutter-Kind«

Die *Mutter* eines Organs ist das in der äußeren Bahn des Pentagrammes ihm vorausgehende; beispielsweise gelten die Nieren als Mutter der Leber. Das *Kind* eines Organs ist das in der äußeren Bahn ihm nachfolgende; also ist zum Beispiel das Herz das Kind der Leber. Es wird von der Vorstellung ausgegangen, daß ein schwaches Kind einer kräftigen Mutter bedarf und eine zu kräftige Mutter eines schwächeren Kindes, das von der Mutter viel Nahrung braucht.

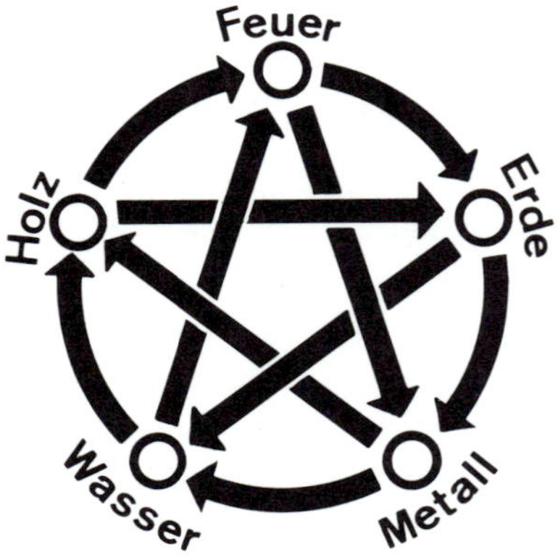

Abb. 3 Der erzeugende Kreis der Elemente

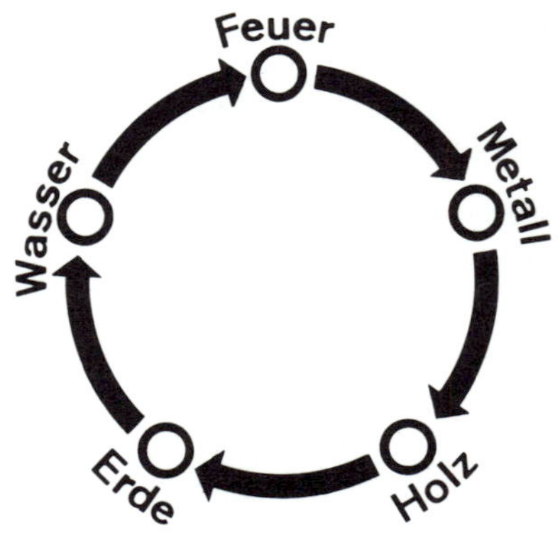

Abb. 4 Der zerstörende Kreis der Elemente

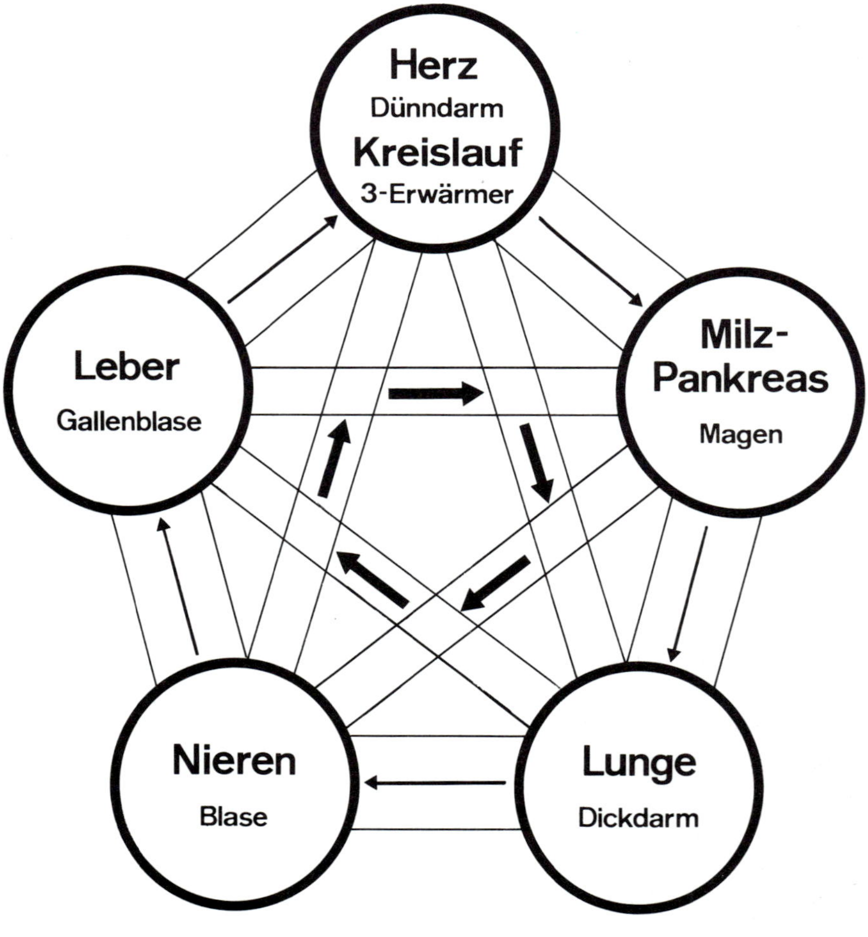

Abb. 5 Pentagramm der Organe

Therapieregel:
Bei Unterfunktion eines Organs ist das in der Kreisbewegung vorausgehende Organ zu tonisieren (fördern) und bei Überfunktion eines Organs das ihm nachfolgende zu dispergieren (hemmen).

Zum Beispiel müssen bei Leber-Leere die Nieren tonisiert werden, und bei Leber-Fülle muß das Herz, in diesem Falle über den Kreislauf-Meridian, dispergiert werden. Dies trifft selbstverständlich auch auf die entsprechenden Yang-Organe zu.
In analoger Weise findet die »Mutter-Kind«-Regel Anwendung bei den sogenannten Elementenpunkten der Meridiane. Beispielsweise wird bei einer Leber-Leere der Wasser-Punkt des Leber-Meridians, der sogenannte Tonisierungspunkt Le 8, tonisiert und bei Leber-Fülle der Feuer-Punkt des Leber-Meridians, der sogenannte Dispergierungspunkt Le 2, dispergiert.

Oppositionsregel

Die im Pentagramm mit den dicken Pfeilen in den diagonalen Bahnen verbundenen Organe gelten als Antagonisten. Ein zu schwach arbeitendes Organ führt zu einer verstärkten Tätigkeit des in Richtung des dicken Pfeiles ihm gegenüberliegenden, und umgekehrt bewirkt eine zu starke Tätigkeit eines Organs eine Schwächung des in der Pfeilrichtung ihm gegenüberliegenden Organs. Beispielsweise verursacht eine Lungen-Leere eine Leber-Fülle, und letztere ruft eine Milz-Pankreas-Leere hervor.

Therapieregel:
Bei Fülle eines Organs sind außer einer Dispergierung desselben nach der Regel »Mutter-Kind« auch die ihm gegenüberliegenden beiden Organe zu tonisieren und bei Leere eines Organs kommt außer dessen Tonisierung auch die Dispergierung der gegenüberliegenden Organe in Frage.

Dementsprechend findet die Oppositionsregel Anwendung auf die Elementenpunkte der Meridiane.
In der Praxis gelangen beide Regeln zur kombinierten Anwendung. Einige Autoren empfehlen, zuerst nach der Oppositionsregel und dann nach der Regel »Mutter-Kind« vorzugehen.
In nachstehender Tabelle sind die wichtigsten der aus den beiden Regeln sich ergebenden Meridianpunkte für die Tonisierung und Dispergierung zusammengestellt.

Tab. 6 Tonisierungs- und Dispergierungspunkte nach der Fünf-Elementen-Lehre*

	Fülle				Leere			
Meridiane	Tonisierung		Dispergierung		Tonisierung		Dispergierung	
Lunge	H 8	Lu 10	N 10	*Lu 5*	*Lu 9*	MP 3	H 8	Lu 10
Niere	MP 3	N 6	Le 1	*N 1*	*N 7*	Lu 8	MP 3	N 6
Leber	Lu 8	Le 4	H 8	*Le 2*	*Le 8*	N 10	Lu 8	Le 4
Herz	N 10	H 3	MP 3	*H 7*	*H 9*	Le 1	N 10	H 3
Kreislauf	N 10	K 3	MP 3	*K 7*	*K 9*	Le 1	K 3	N 10
Milz	Le 1	MP 1	Lu 8	*MP 5*	*MP 2*	H 8	Le 1	MP 1
Dickdarm	Dü 5	Di 5	B 66	*Di 2*	*Di 11*	M 36	Dü 5	Di 5
Blase	M 36	B 54	G 41	*B 65*	*B 67*	Di 1	M 36	B 54
Gallenblase	Di 1	G 44	Dü 5	*G 38*	*G 43*	B 66	Di 1	G 44
Dünndarm	B 66	Dü 2	M 36	*Dü 8*	*Dü 3*	G 41	Dü 2	B 66
Drei Erwärmer	B 66	3E 2	M 36	*3E 10*	*3E 3*	G 41	3E 2	B 66
Magen	G 41	M 43	Di 1	*M 45*	*M 41*	Dü 5	M 43	G 41

* In Kursivschrift die Tonisierungs- und Dispergierungspunkte nach der Regel »Mutter-Kind».

Beurteilung

Es liegt auf der Hand, daß eine schematische Bestimmung der Therapiepunkte nach dem System der fünf Elemente grundsätzlich nicht möglich ist. Da in ihm aber auch ein reiches Erfahrungswissen eingewoben ist, kann die praktische Anwendbarkeit der genannten Regeln nicht gänzlich in Abrede gestellt werden. So sind beispielsweise die aus der Regel »Mutter-Kind« abgeleiteten Tonisierungs- und Sedativpunkte empirisch zum größten Teil gerechtfertigt. Vor allem aber hat die Entsprechungslehre mit der Katalogisierung von Lebenserscheinungen nach beobachteten Zusammengehörigkeiten für die Entwicklung der chinesisch-medizinischen Typologie einen großen Beitrag geleistet.

Die 14 Meridiane

Definition

Die Bezeichnung »Meridiane« gilt speziell für die im 2. Teil des *Huangdi Nei Jing* beschriebenen 12 bilateralen Längsbahnen der zirkulierenden Energie, im Unterschied zu den dort und in späteren Schriften außerdem noch angegebenen Energieverläufen, die teils »Neben«- und »Sondermeridiane« und teils »Gefäße« (Mai) genannt werden. Von den letzteren wurden die beiden Gefäße *Du Mai* und *Ren Mai,* das sogenannte Gouverneur- und Konzeptionsgefäß, schon immer den 12 Meridianen zugerechnet. In dem uns überlieferten ältesten Akupunkturatlas *Shi Si Jing Fa Hui* (1341), aus dem die nachfolgenden Abbildungen stammen, werden sie als die 14 Bahnen *(Jing)* bezeichnet. Wir sind somit auch berechtigt, von 14 Meridianen zu sprechen.

Die 12 Meridiane sind nach traditioneller Meinung die Hauptstrombahnen der in einem 24stündigen Turnus sie der Reihe nach durchlaufenden Energie, während es als die Aufgabe der beiden genannten Gefäße angesehen wird, den Energiestrom in den Meridianen zu regulieren.
Im Gegensatz zu den meisten anderen, rein gedanklich angenommenen Energiebahnen handelt es sich bei diesen 12 Meridianen um empirisch ermittelte Linien auf der Körperoberfläche. Dafür spricht allein schon ihre genau detaillierte Beschreibung auch seitens voneinander unabhängigen Autoren. Ferner darf auf ihre Existenz noch aus folgenden Tatsachen geschlossen werden:

▷ Es sind häufig angegebene Linien der Schmerzausbreitung.

▷ Beim Einstechen einer Nadel in einen Meridianpunkt tritt in der Regel ein Ausstrahlungsgefühl in Richtung dieses Meridians auf.

▷ Im Krankheitsfall sind meist mehrere Punkte eines Meridians druckschmerzhaft oder weisen sonstige reaktive Haut- und Gewebsveränderungen auf.

▷ Krankheitserscheinungen im Verlaufsbereich eines Meridians können von dessen peripheren Punkten aus erfahrungsgemäß am wirksamsten und oft schlagartig beseitigt werden.

Es liegen Berichte über eine Reihe anderer Meridianphänomene vor: Verminderung des elektrischen Hautwiderstandes *(Niboyet),* das Erscheinen von Papeln *(Fujita),* Störungen der Sensibilität *(Nagahama, Akabane)* und der Schweißsekretion *(Nakatani)* genau im Verlaufsbereich von Meridianen.

Die Veränderungen, die die Meridiane im Zusammenhang mit Erkrankungen zeigen, sind vegetativ bedingte Haut- und Gewebsreaktionen. Es mag daher erlaubt sein, sie als *vegetative Reaktionslinien* zu definieren. Mit dieser Charakterisierung wird zum Ausdruck gebracht, daß sie die veränderte Reaktionslage in entfernten Körperabschnitten widerspiegeln, und damit wird auch verständlich, daß von ihnen aus gezielte Reizwirkungen auf vegetative Fehlfunktionen in bestimmten Körperbereichen möglich sind. Auf die ganze Bedeutung der Meridiane für die Diagnose und Therapie kommen wir in den späteren Kapiteln noch ausführlich zu sprechen.

Einteilung

Die 12 Meridiane werden unterteilt in

- 3 Yang-Meridiane der Hand: Dickdarm, Drei-Erwärmer, Dünndarm
- 3 Yang-Meridiane des Fußes: Magen, Gallenblase, Blase
- 3 Yin-Meridiane der Hand: Lunge, Kreislauf, Herz
- 3 Yin-Meridiane des Fußes: Niere, Milz-Pankreas, Leber

Wie die Organe, nach denen sie benannt sind, bilden auch die Yang- und Yin-Meridiane entsprechend ihrer Elementenzugehörigkeit Paare.

Dem Element Feuer sind 2 Meridianpaare zugeordnet: dem *Königs-Feuer* die Meridiane Dünndarm und Herz, dem *Minister-Feuer* die Meridiane Drei-Erwärmer und Kreislauf.

Elemente	Yang-Meridiane		Yin-Meridiane
Holz	Gallenblase	-	Leber
Feuer	Dünndarm	-	Herz
	Drei-Erwärmer	-	Kreislauf
Erde	Magen	-	Milz-Pankreas
Metall	Dickdarm	-	Lunge
Wasser	Blase	-	Nieren

Andererseits gehören je 2 Yang- und 2 Yin-Meridiane zusammen und haben dann folgende gemeinsame Namen:

Großes Yang:	Dünndarm - Blase
Kleines Yang:	Drei-Erwärmer - Gallenblase
Helles Yang:	Dickdarm - Magen
Großes Yin:	Lunge - Milz-Pankreas
Kleines Yin:	Herz - Nieren
Leeres Yin:	Kreislauf - Leber

In nachstehendem Diagramm sind diese Meridian-Beziehungen nochmals im Gesamtzusammenhang dargestellt. Außerdem zeigen die Verbindungslinien die Reihenfolge an, in der nach traditioneller Meinung der Energiestrom in 24stündigem Rhythmus durch sie hindurch fließt *(Abb. 6)*.

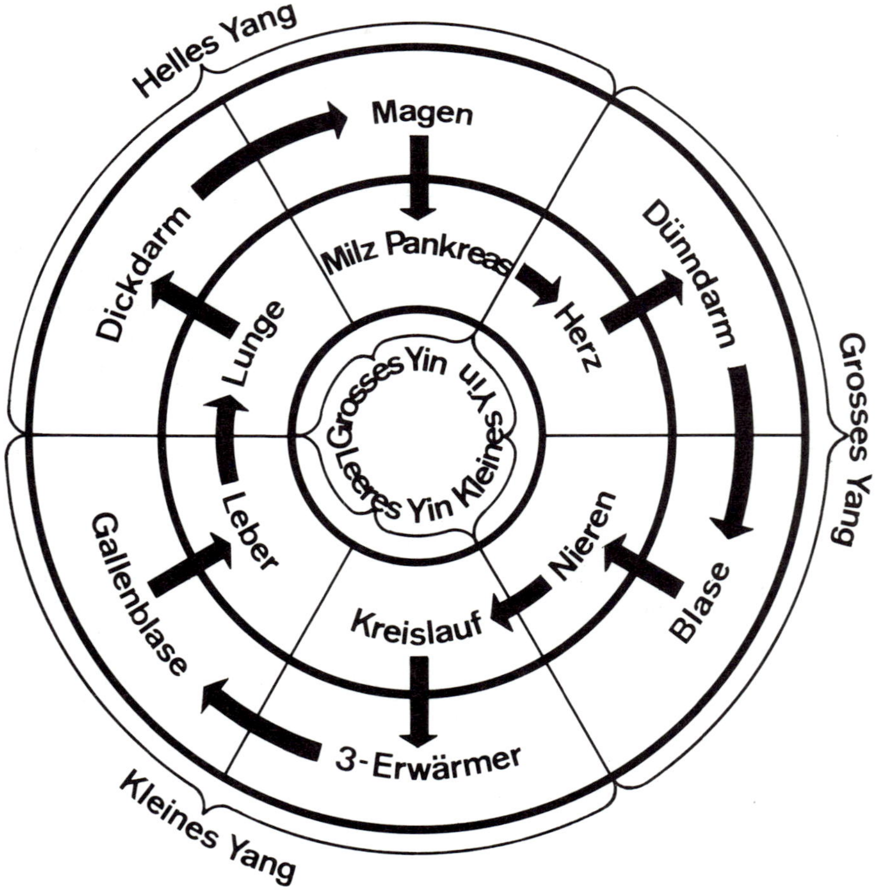

Abb. 6 Schematische Darstellung des Meridian-Energie-Kreislaufs

Beschreibung

Die chinesischen Darstellungen auf den Seiten 30 bis 56 sind Wiedergaben der Abbildungen aus dem bereits erwähnten Akupunkturatlas.
Als Vorlage für die schematischen Darstellungen der Meridiane und ihrer Verzweigungen dienten die Zeichnungen in dem Kommentar von *Honma, Jushi Kei hakki sho.*

Lungen-Meridian

Verlauf. Er beginnt mit seinem Hauptstamm seitlich am Thorax im 2. Zwischenrippenraum und endet an der radialseitigen Nagelecke des Daumens. Vom Oberbauch steigt ein Ast am Brustbein entlang zu den Tonsillen auf und zieht dann von dort wieder abwärts nach Lu 1.
Ein zweiter Ast verläuft von Le 14 durch die Lunge nach Lu 1. Schließlich steht der Lungen-Meridian mit seiner Wurzel am Oberbauch noch in Verbindung mit dem Dickdarm.

Wirkung. Die Hauptwirkung des Lungen-Meridians erstreckt sich auf die Respirationsorgane. Nach traditioneller Auffassung ist der Lungen-Meridian reich an sogenannter Himmelsenergie, die er aus der Atemluft von der Lunge empfängt und an die anderen Meridiane und Organe weitergibt *(Abb. 8).*

Dickdarm-Meridian

Verlauf. Der Dickdarm-Meridian beginnt an der radialen Nagelecke des Zeigefingers und endet, nach Kreuzung auf der Mitte der Oberlippe, mit seinem anderen Schenkel neben dem Nasenflügel. Von seinem Endpunkt Di 20 aus zieht ein Ast weiter aufwärts zum inneren Augenrand, wo er bei B 1 Verbindung mit dem Blasen-Meridian aufnimmt. Ein zweiter Ast verläuft von dort zum unteren Augenrand und mündet bei M 4 in den *Magen-Meridian* ein. Am Mund steht er in einer Kreisverbindung mit GG 25, M 7 und KG 24. Von Di 16 zweigt ein Ast nach GG 13 ab, und von dort führt wieder ein Verbindungszweig nach vorn zu Di 17. Von letzterem senkt sich ein Ast abwärts in die Supraklavikulargrube nach M 12 und von dort weiter durch die Lunge und das Zwerchfell in den Dickdarm.

Wirkung. Die Dickdarmpunkte haben eine allgemein anregende und belebende Wirkung auf den Organismus, insbesondere dienen sie zur Verbesserung der Hirndurchblutung. Bei Ohnmacht hilft sofort die Massage des Di 10. Andererseits finden die Dickdarmpunkte, vor allem Di 11, Verwendung zur Ableitung der Hirnhyperämie und zur Senkung eines Bluthochdrucks. Sie sind unentbehrlich zur Behandlung von Erkrankungen des Mundes und Rachens, die Nase und Nasennebenhöhlen, sowie von Hauterkrankungen jeglicher Art *(Abb. 10).*

Milz-Pankreas-Meridian

Verlauf. Der Milz-Pankreas-Meridian entspringt an der medialen Nagelecke der Großzehe und endet am Brustkorb an der 7. Rippe. Von hier zieht ein Ast weiter nach oben durch den ersten Lungenpunkt zum Kehlkopf und zur Zungenwurzel. Am Bauch bestehen zahlreiche Querverbindungen zu Punkten des Konzeptionsgefäßes, wodurch die Beziehungen des Meridians zum gesamten Verdauungstrakt und zu den Unterleibsorganen zum Ausdruck gebracht werden.

Wirkung. In der altchinesischen Medizin galt das Organ *Pi* (Milz-Pankreas) als der Sitz des Intellekts. Tatsächlich haben die Punkte des Milz-Pankreas-Meridians einen bedeutenden Einfluß auf die Hirntätigkeit, besonders auf das Denk- und Konzentrationsvermögen. In Paris schon vor vielen Jahren durchgeführte Reihenuntersuchungen haben ergeben, daß Kinder nach Tonisierung von Milz-Pankreaspunkten wesentlich bessere Schulleistungen, vor allem im Rechnen, aufwiesen *(Abb. 14).*

Magen-Meridian

Verlauf. Er beginnt am vorderen Rand der Schläfenbeingrube und endet an der äußeren Nagelecke der 2. Zehe. Am Kopf bestehen Verbindungen mit GG 23, B 1, Di 20 und KG 24. Ferner gehen von M 12 und M 30 Äste zum Oberbauch ab.

Wirkung. Der Magen-Meridian hat wegen seiner großen Ausdehnung Beziehungen zu fast allen Organen am Kopf und Rumpf. Sein Haupteinfluß erstreckt sich jedoch auf den Magen-Darm-Trakt.

Bemerkenswert ist auch die von einigen Magenpunkten aus erzielbare Wirkung auf die Psyche. Am meisten gebraucht wird dafür M 36 *(Abb. 12)*.

Herz-Meridian

Verlauf. Der Herzmeridian beginnt in der Achselhöhle und endet an der inneren Nagelecke des kleinen Fingers. Vom Oberbauch erhält er einen Ast, der über KG 17 zu seinem Anfangspunkt führt. Ein zweiter Ast verläuft von KG 17 entlang der Trachea zum Gesicht und zu den inneren Augenwinkeln. Ein dritter Ast senkt sich von KG 17 aus in den Oberbauch und geht eine Verbindung mit dem Magen und Dünndarm ein.

Wirkung. Im Fernen Osten ist das Wort »Herz« ein synonymer Ausdruck für Gott und Seele. Tatsächlich haben eine Reihe von Herz-Meridian-Punkten eine bemerkenswerte psychische Wirkung. Für eigentliche Herzstörungen kommen hauptsächlich die Therapiepunkte des Kreislauf-Meridians in Frage *(Abb. 16)*.

Dünndarm-Meridian

Verlauf. Er beginnt an der äußeren Nagelecke des kleinen Fingers und endet am mittleren Ansatz des Tragus. Von der Schulter verläuft vom 15. Punkt aus ein Ast zum 13. Punkt des Gouverneurgefäßes, zieht von dort nach vorn in die obere Schlüsselbeingrube (M 12), steigt dann ab zum Oberbauch, wo er sich bei KG 10 in den Dünndarm begibt. Vom 18. Punkt aus verbindet er sich mit dem Blasen- und Gallenblasen-Meridian an deren Ausgangspunkten.

Wirkung. Die Wirkung des Dünndarm-Meridians erstreckt sich in erster Linie auf die Körperpartien, über die er mit seinem Hauptstamm hinwegzieht: Arme, Schulter, Hals, Gesicht, Augen, Ohren. Über seine Äste gewinnt er auch Einfluß auf Herz, Magen und Dünndarm. Es besteht eine enge Beziehung zwischen ihm und dem 27. Blasenpunkt (Zustimmungspunkt des Dünndarms). Ist letzterer druckempfindlich, beispielsweise bei rheumatischen Erkrankungen, dann sind auch stets mehrere Punkte des Dünndarm-Meridians, insbesondere Dü 10, 11, 14, druckschmerzhaft.

Bemerkenswert ist schließlich noch die von den Dünndarmpunkten ausgehende antispasmodische Wirkung bei Krampfzuständen verschiedener Art *(Abb. 18)*.

Nieren-Meridian

Verlauf. Er beginnt am vorderen Teil der Fußsohle und endet am lateralen Sternalrand unterhalb der Klavikula. Von seinem Endpunkt N 27 steigt ein Ast zum Kehlkopf und zu den Gaumenmandeln auf.
Nach traditioneller Auffassung sind die Nieren Sitz der angeborenen Vitalenergie und der Sexualkraft. Sie sind demnach verantwortlich für das geistige und körperliche Leistungsvermögen und die Zeugungsfähigkeit.
Im mittleren und unteren Bauchabschnitt steht er in Verbindung mit den Nieren, Nebennieren und ableitenden Harnwegen, am Thorax mit den Bronchien und dem Herzen.

Wirkung. Eine Wirkung auf Trachea, Larynx, Tonsillen, Ohren und Augen geht besonders von den Punkten N 1 bis N 7 aus *(Abb. 22)*.

Blasen-Meridian

Verlauf. Er beginnt am inneren Augenwinkel und endet an der äußeren Nagelecke der Kleinzehe. Auf dem Kopf geht er Verbindungen ein mit GG 23 und GG 19, am Hinterkopf von B 10 aus mit GG 13 und GG 12. Bei B 10 gabelt er sich in 2 Bahnen. Eine verläuft nach B 36 und zieht im Abstand von 3,5 Zoll zur Mittellinie zum äußeren Kreuzbeinrand über das Gesäß und auf der Mitte der Hinterseite des Oberschenkels nach unten. Von B 49 aus führt ein Seitenast nach G 30 und von dort abwärts nach B 52, wo er bei B 54 wieder in die Hauptbahn einmündet. Die innere Bahn verläuft im Abstand von 1,5 Zoll zur Mittellinie nach unten bis B 30, steigt nach innen zu B 31 etwas auf und zieht dann über B 34 abwärts in die Mitte der Gesäßfalte, wo er sich mit der äußeren Bahn vereinigt. Die Punkte auf der inneren Blasenlinie werden mehr für akute und die der äußeren Linie mehr für chronische Krankheitszustände verwendet.

Wirkung. Die alten chinesischen Ärzte betrachteten die Blase nicht nur als einen Behälter zur

Aufnahme und Abgabe des Harns, sondern in erster Linie als ein Organ zur Anregung und Regulierung der Nierentätigkeit. Dies ist nach ihrer Meinung auch die Hauptaufgabe des Blasenmeridians. Tatsächlich üben eine Reihe von Blasenpunkten eine nachweisbare Wirkung auf die Nieren- und Nebennierenfunktion aus. Der wichtigste Punkt dafür ist B 23. Die meisten Punkte auf der inneren Blasenlinie haben segmentäre Beziehungen zu inneren Organen. Sie werden daher Zustimmungspunkte genannt und mit den Namen des jeweils entsprechenden Organs bezeichnet. Man verwendet sie vor allem für subakute und chronische Krankheiten.
Eine große Bedeutung kommt auch den Sakralpunkten zu. Diese sind nicht nur unentbehrlich für die Behandlung von Blasen- und Genitalerkrankungen, sondern auch für arterielle Durchblutungsstörungen der unteren Extremitäten *(Abb. 20).*

Kreislauf-Meridian

Verlauf. Er beginnt im 5. Zwischenrippenraum, 1 Zoll außerhalb der Brustwarzenlinie, und endet an der inneren Nagelecke des Mittelfingers. Sein eigentlicher Ursprung ist aber in der Mitte des Sternums (KG 17), von wo aus er Wurzeln sowohl zum Herzen als auch zu den Oberbauchorganen aussendet.

Wirkung. Wie sein chinesischer Name *Xin Bao,* »Hülle des Herzens«, ausdrückt, steht er in Verbindung mit dem Herzbeutel. Er wird auch *Xin Zhu,* »Meister des Herzens«, genannt, weil ihm die Energie- und Blutversorgung des Herzens untersteht. Ferner erstreckt sich sein Einfluß auf die Tätigkeit der Oberbauchorgane *(Abb. 24).*

Drei-Erwärmer-Meridian

Verlauf. Er beginnt an der äußeren Nagelecke des 4. Fingers und endet vor dem Ohr am oberen Ansatz des Tragus.
Am Kopf geht er zahlreiche Verbindungen mit anderen Meridianen ein. Von 3E 15 führt über G 21 und M 12 ein wichtiger Ast abwärts zu KG 17, KG 12 und KG 7, den sogenannten Befehlspunkten des Drei-Erwärmer-Meridians. Über ersteren befehligt er die Organfunktionen im Brustraum (oberer Erwärmer), über den zweiten die des Oberbauches (mittlerer Erwärmer) und über letzteren die des Unterbauches (unterer Erwärmer). Von M 12 verläuft ebenfalls ein Ast über die Schulter nach GG 13 und von dort zur Halsseite, wo er bei 3E 16 in den Meridian einmündet.

Wirkung. Der Ausdruck »Drei-Erwärmer« erklärt sich wohl aus dem Wärmegefühl, das bei der Tonisierung von Punkten des Drei-Erwärmer-Meridians und der drei Befehlspunkte infolge einer Verbesserung der Durchblutung in den genannten drei Räumen auftritt. Die Drei-Erwärmer-Punkte wirken außerdem anregend auf die Blutzirkulaltion im Kopf und in den Extremitäten.
In den alten Schriften wird der Drei-Erwärmer-Meridian als »Überbringer der Energie« bezeichnet. Damit wird seine Verwendungsmöglichkeit zur Beeinflussung der Energielage des Körpers zum Ausdruck gebracht. In der Tat erreicht man durch Tonisierung zum Beispiel des 3E 4 eine Erhöhung der allgemeinen Spannkraft und Vitalität. Andererseits werden durch eine ableitende Nadelbehandlung, beispielsweise durch Dispergierung des 3E 10, körperliche und seelische Spannungen beseitigt *(Abb. 26).*

Leber-Meridian

Verlauf. Er beginnt an der äußeren Nagelecke (Kleinzehenseite) der Großzehe und endet am Rippenbogen an der Ansatzstelle der 9. Rippe. Von seinem 12. Punkt in der Leistenbeuge zieht ein Ast nach außen zu MP 12 und MP 13 und von dort zur Mittellinie nach GG 2, von wo aus er Zweige in die Geschlechtsorgane abgibt. Dann steigt er mit dem Konzeptionsgefäß bis KG 4 auf und findet von hier aus bei Le 13 Anschluß an seinen Hauptstamm. (Diese Nebenbahn wird in den klassischen Büchern vielfach als der eigentliche Verlauf des Leber-Meridians beschrieben.) Vom Endpunkt Le 14 gehen wiederum 2 Äste ab. Der eine steigt seitlich am Thorax hoch und zieht über Lu 1 vorn am Hals hoch zum Larynx, Nasen-Rachenraum, zu den Augen und dann weiter über die Stirn nach GG 19. Der andere Ast geht durch die Leber und die Lungen und senkt sich dann in die Mitte des Oberbauchs, wo er mit Magen und Darm Verbindung aufnimmt.

Wirkung. Von den genannten Organen, die zum Einflußbereich des Leber-Meridians gehören, stehen die Geschlechtsorgane, die Leber und die Augen an erster Stelle. Ferner haben die Leberpunkte eine nicht unerhebliche Bedeutung für die Therapie von Erkrankungen der Bronchien, des Nasen- und Rachenraumes sowie des Magen-Darm-Traktes.

Gallenblasen-Meridian

Verlauf. Er beginnt am äußeren Orbitalrand und endet an der lateralen Nagelecke der 4. Zehe. Am Kopf geht er zahlreiche Verbindungen mit allen Yang-Meridianen ein. Auf unserer Abbildung sind nur die wichtigsten eingezeichnet. Vom 21. Punkt aus führt eine Nebenbahn über GG 13, G 11 und Dü 12 in die obere Schlüsselbeingrube nach M 12 und von dort weiter abwärts über K 1 nach Le 14 und G 24, fällt dann über Le 13 in die Leistenbeuge ab und findet über M 30 bei G 30 Anschluß an den Hauptmeridian. Von G 29 zweigt eine Bahn ab, die über B 31, B 33 und GG 1 verläuft und bei G 30 wieder den Meridian erreicht. Vom Alarmpunkt G 24 aus führt eine direkte Verbindung zur Gallenblase *(Abb. 28).*

Wirkung. Die Punkte des Gallenblasen-Meridians finden vorzugsweise Verwendung bei jeder Art von Schmerzen und Muskelspannungen. Sie sind nahezu unentbehrlich zur Behandlung von zerebralen und okulären Durchblutungsstörungen, sowie von Kopfschmerzen, Migräne, Gesichtsneuralgien und Lähmungen.

Konzeptionsgefäß

Verlauf. Es verläuft auf der vorderen Mittellinie des Körpers vom Damm bis zur Unterlippe. An seinem Endpunkt gabelt es sich in 2 Äste, die um den Mund herum zur Mitte der Oberlippe und dann weiter zum Unterrand der Augenhöhle (M 4) aufsteigen *(Abb. 32).*

Wirkung. Das Konzeptionsgefäß ist das Sammelbecken für alle Yin-Meridiane und trägt deshalb die Bezeichnung »Meer der Yin-Meridiane«. Es erhält an mehreren Stellen auch Zustrom von den meisten Yang-Meridianen, deren Energie es an die entsprechenden Organe weiterleitet. Der Einfluß des Konzeptionsgefäßes erstreckt sich in seinem unteren Abschnitt auf die Harn- und Geschlechtsorgane, im mittleren Teil, vom Nabel bis zum Brustbein, auf die Verdauungsorange und im oberen Abschnitt einschließlich seiner Gesichtsäste auf die Atemwege, Schilddrüse, Mund, Rachen, Gesicht und Augen.
Bei Erkrankungen innerer Organe sind die Punkte des Konzeptionsgefäßes meist schon frühzeitig spontan oder auf Druck schmerzhaft. Sie finden deshalb vorzugsweise Verwendung bei akuten und subakuten Krankheiten. Eine besondere diagnostische und therapeutische Bedeutung kommt den Punkten KG 17, KG 12 und KG 7, den sogenannten Befehls- oder Alarmpunkten des Drei-Erwärmer-Meridians, zu, da sie in direkter Beziehung zu dem Herz-, Sonnen- und Unterbauchnervengeflecht stehen.

Gouverneurgefäß

Verlauf. Das Gouverneurgefäß ist gewissermaßen Sammelbecken der Yang-Meridiane und heißt deshalb auch »Meer der Yang-Meridiane«. Es verläuft vom Ende des Steißbeins über die Mittellinie des Rückens und Kopfes zum Oberkiefer. Am 13. Punkt verbinden sich mit ihm alle Yang-Meridiane und am 1., 19. und 23. Punkt nochmals der Blasen- und Gallenblasen-Meridian.
Eine Verbindung mit dem Yin-Meridiansystem kommt zustande am 25. Punkt durch die beiden Gesichtsäste des Konzeptionsgefäßes und an seinem 1. Punkt durch einen von N 11 abgehenden Zweig des Nieren-Meridians *(Abb. 34).*

Wirkung. Das Gouverneurgefäß hat nach überlieferter Auffassung die Aufgabe, die Tätigkeit der Yang-Meridiane zu kontrollieren und den Körperteilen, ihren Bedürfnissen entsprechend, das richtige Maß an Yang-Energie zuzuleiten.
Wenn das Gouverneurgefäß infolge einer Störung diese Funktion nicht mehr erfüllen kann, treten nach dem klassischen Buch *Nan Jing* folgende Krankheitserscheinungen auf: Steifheit und Schmerzhaftigkeit der Wirbelsäule, insbesondere im Nacken, Kopfschmerzen, Augenschmerzen, Gesichtsschwellung, Halsschmerzen, Wahnvorstellungen, Krampfzustände verschiedener Art, sowie auch Nachlassen der körperlichen und seelischen Kräfte.

Abb. 7 bis Abb. 34:

Die 14 Meridiane
nach chinesischen Originalzeichnungen
Zhen Jiu Ju Yin, 1546
und in schematischer Darstellung

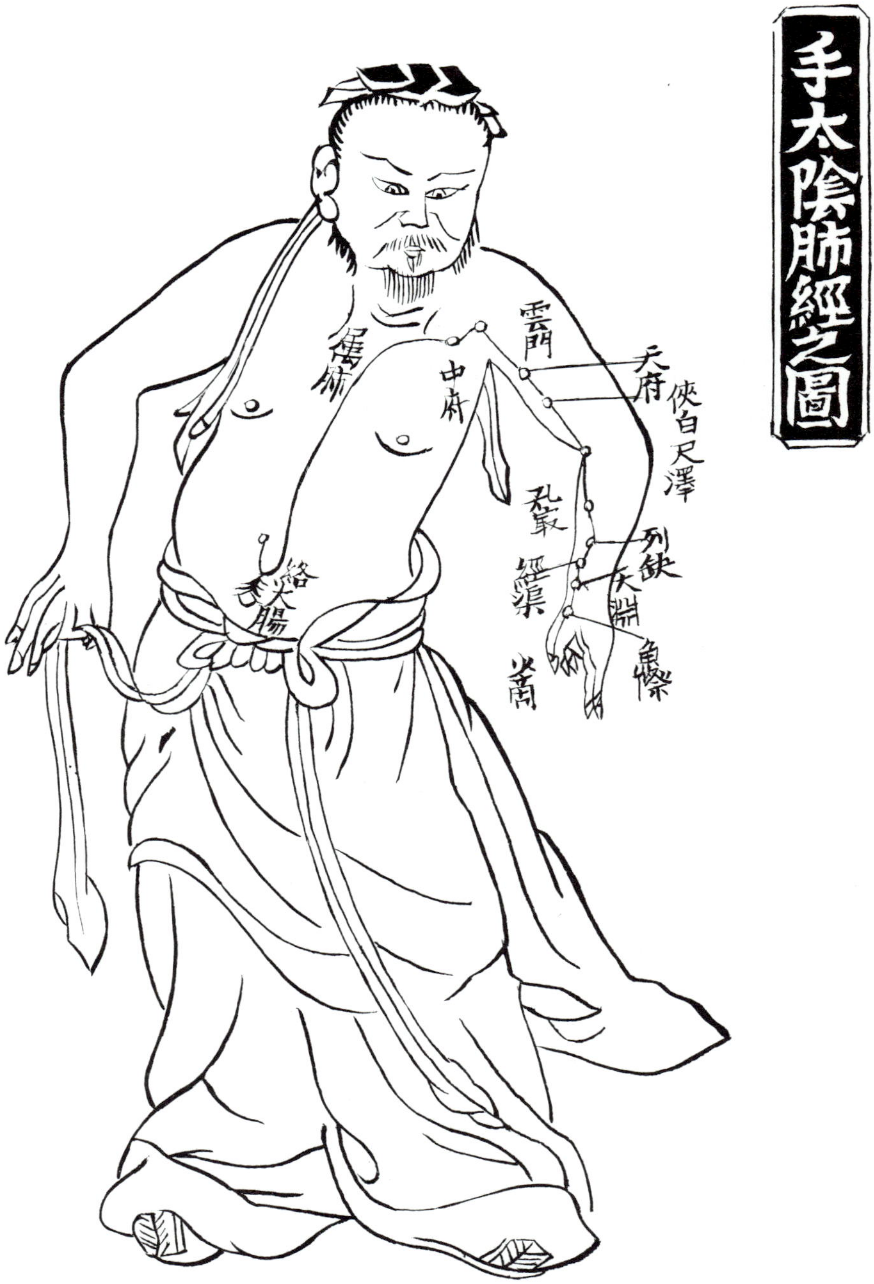

Abb. 7 Großes Yin der Hand Lungen-Meridian

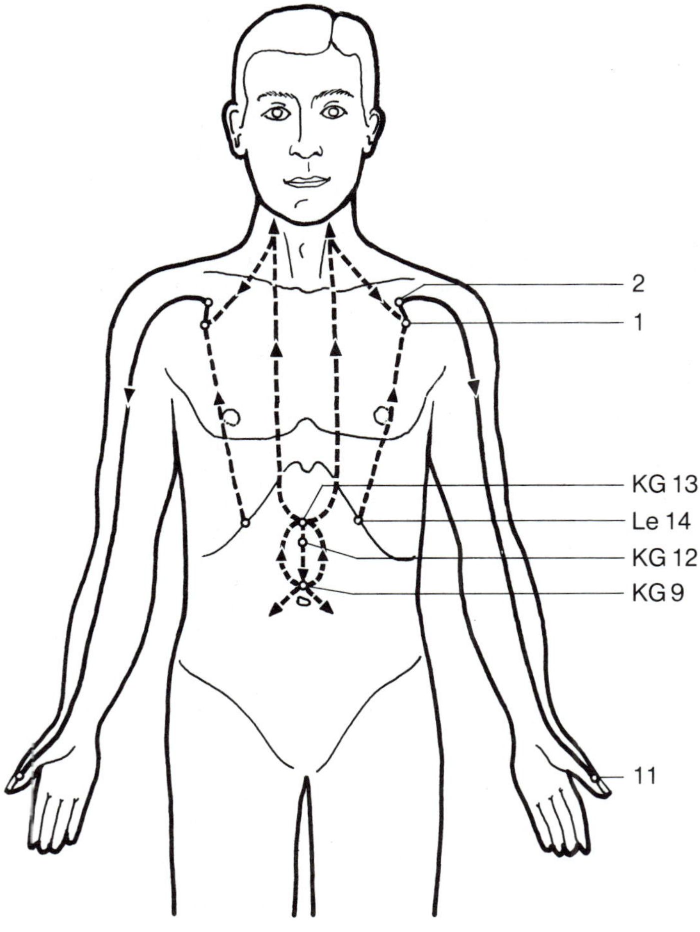

Abb. 8 Ausbreitungsgebiet des Lungen-Meridians

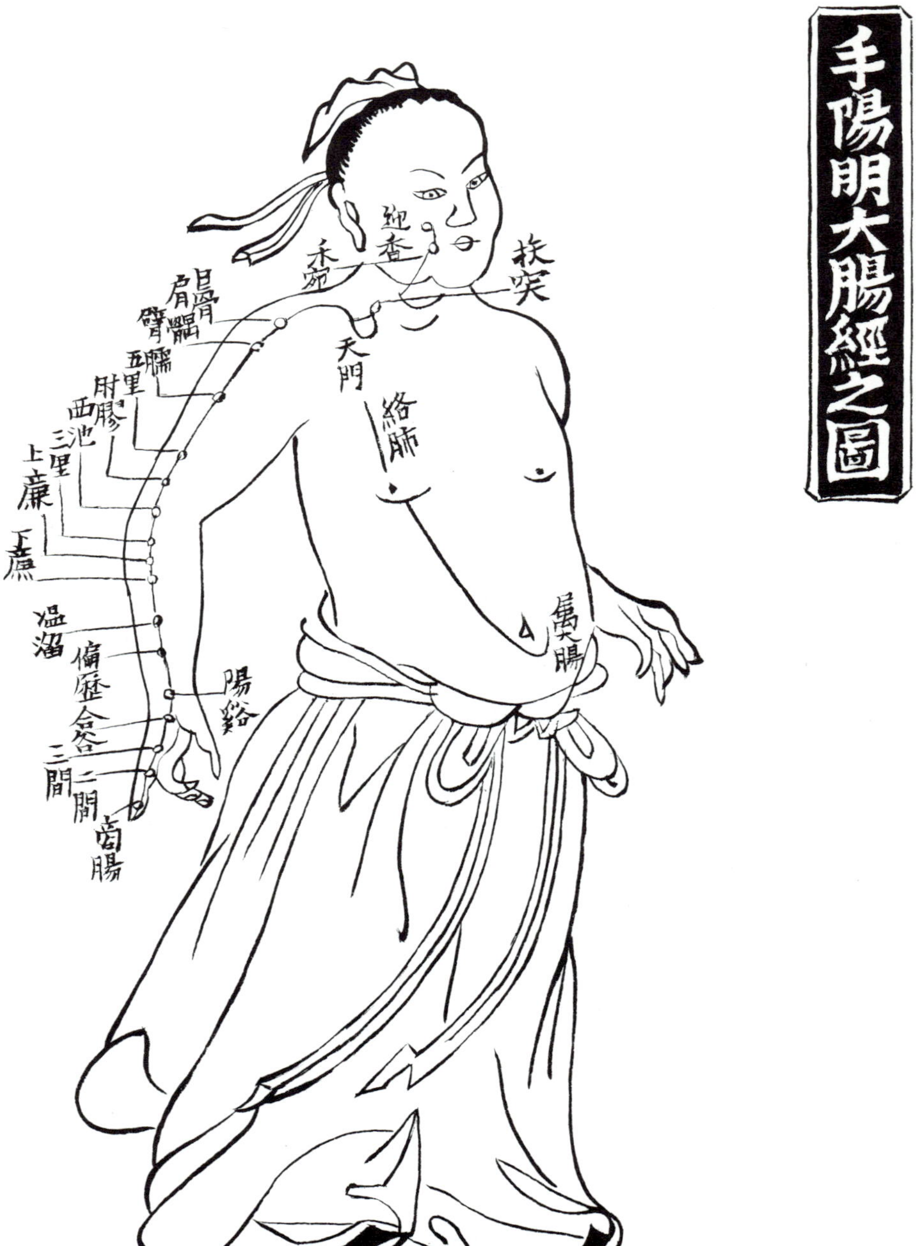

Abb. 9 Helles Yang der Hand Dickdarm-Meridian

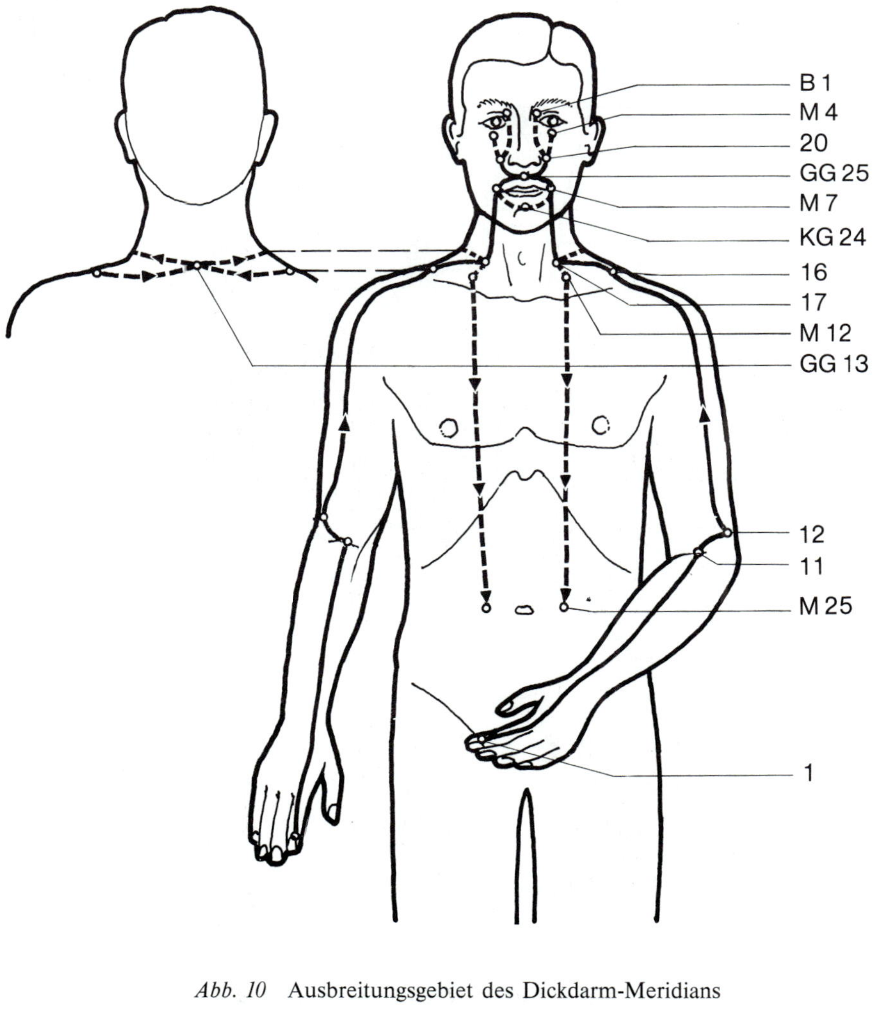

Abb. 10 Ausbreitungsgebiet des Dickdarm-Meridians

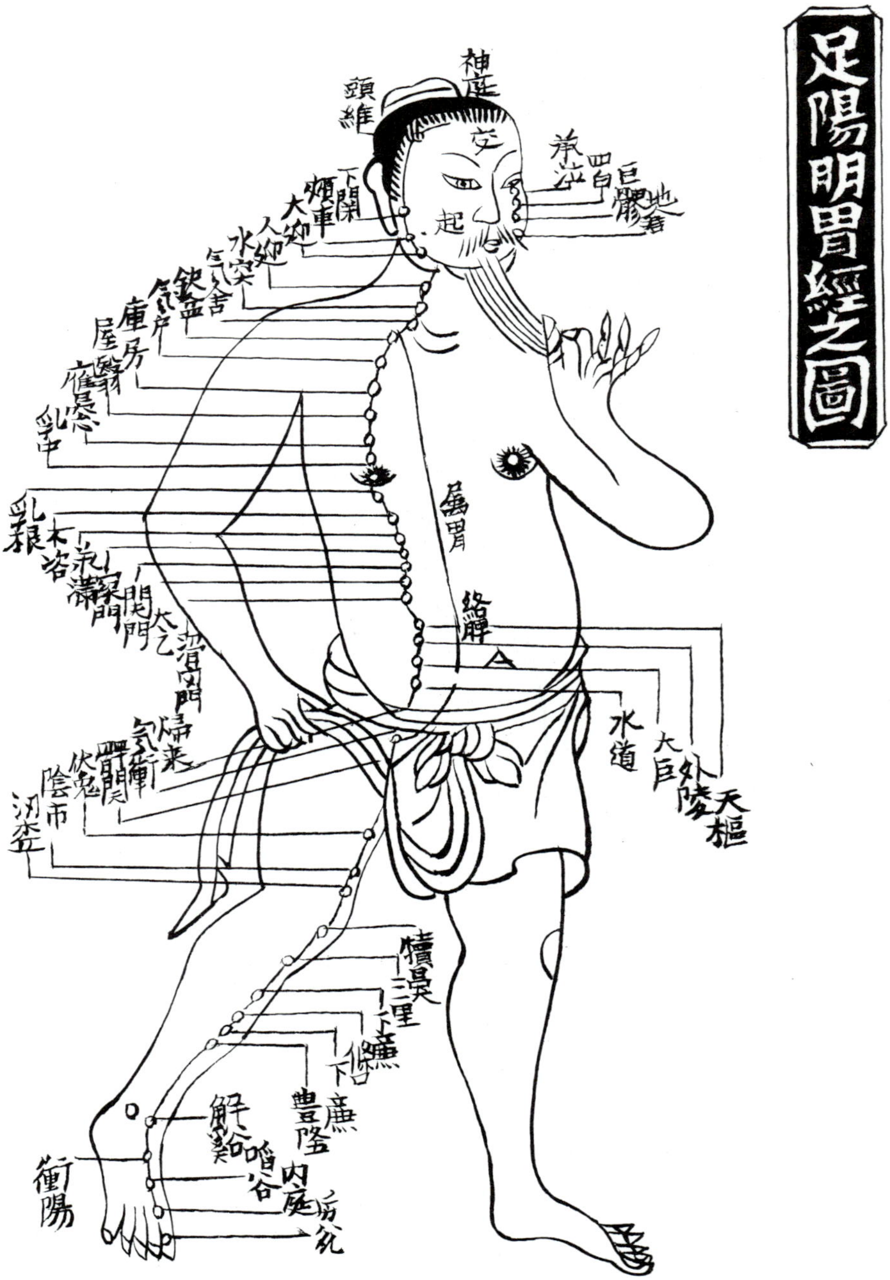

Abb. 11 Helles Yang des Fußes Magen-Meridian

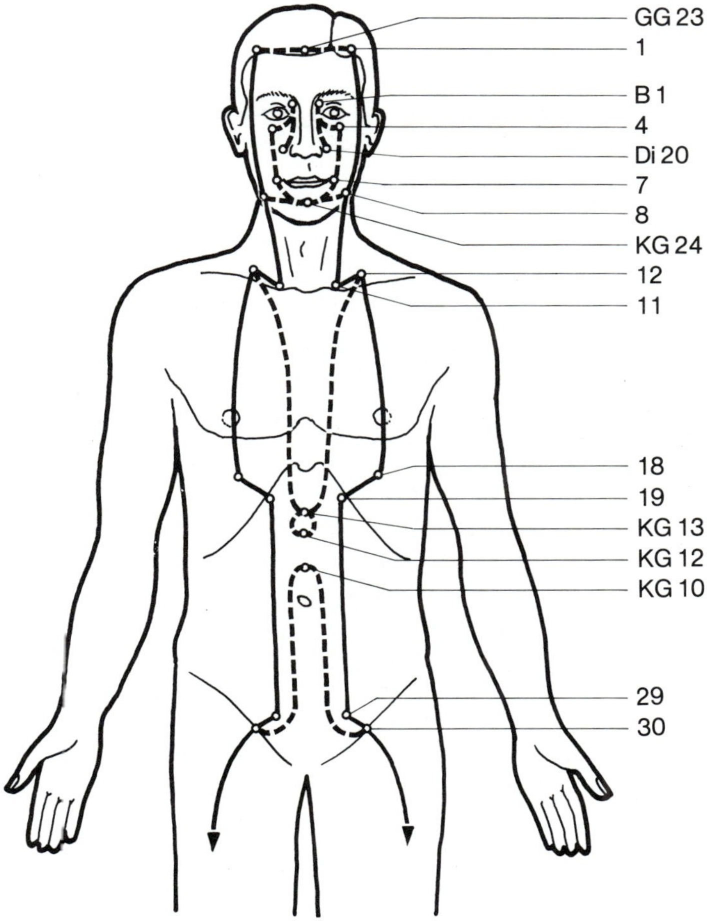

Abb. 12 Ausbreitungsgebiet des Magen-Meridians

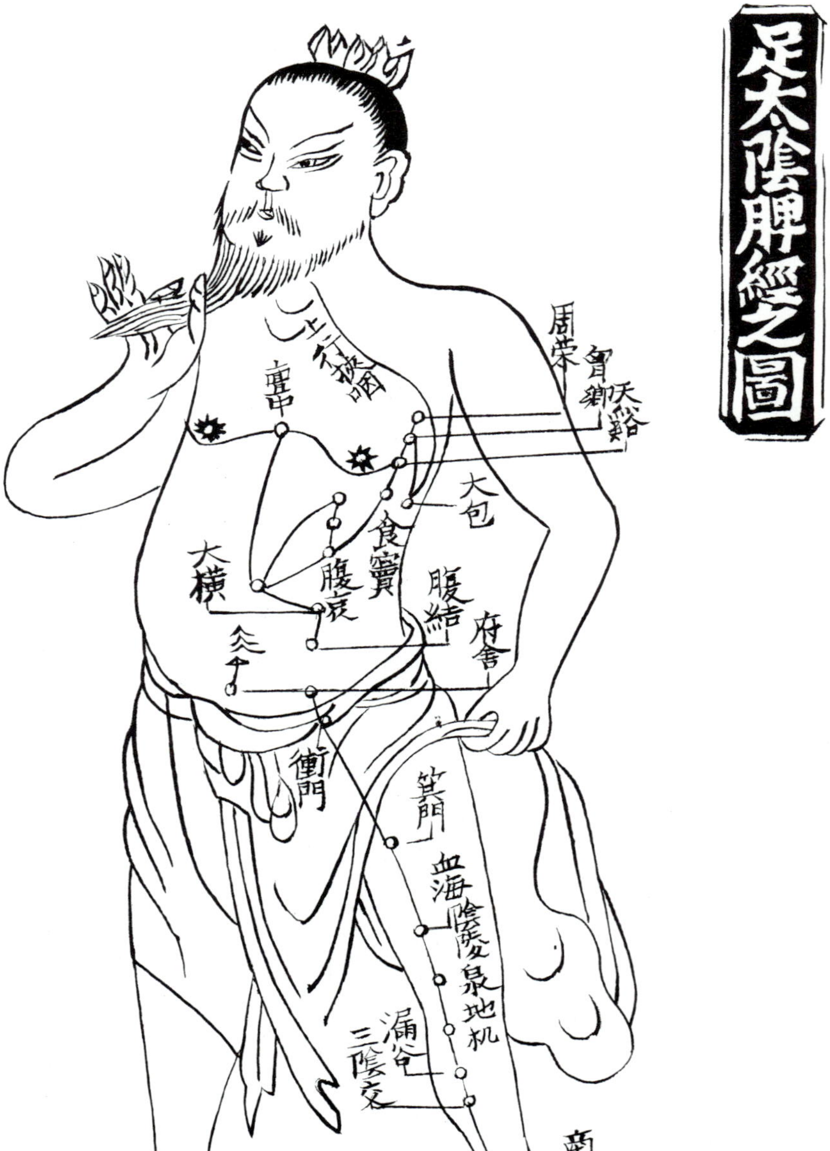

Abb. 13 Großes Yin des Fußes Milz-Meridian

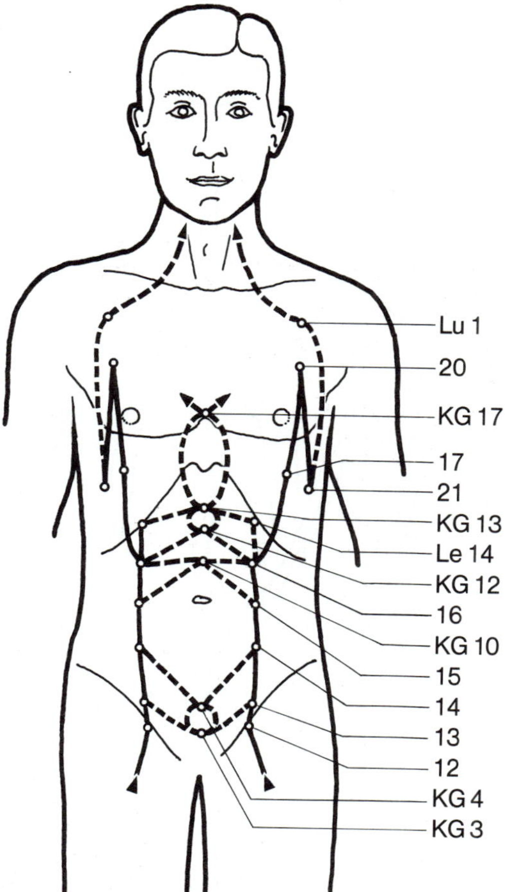

Abb. 14 Ausbreitungsgebiet des Milz-Pankreas-Meridians

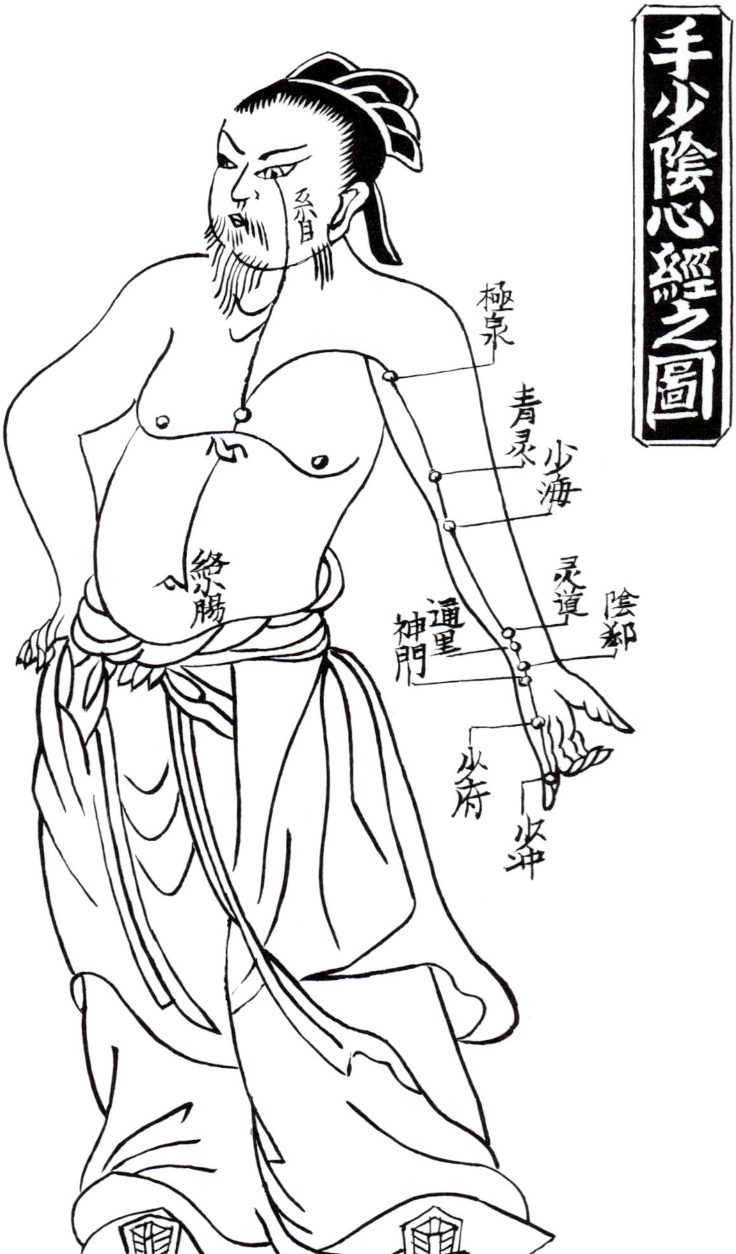

Abb. 15 Kleines Yin der Hand Herz-Meridian

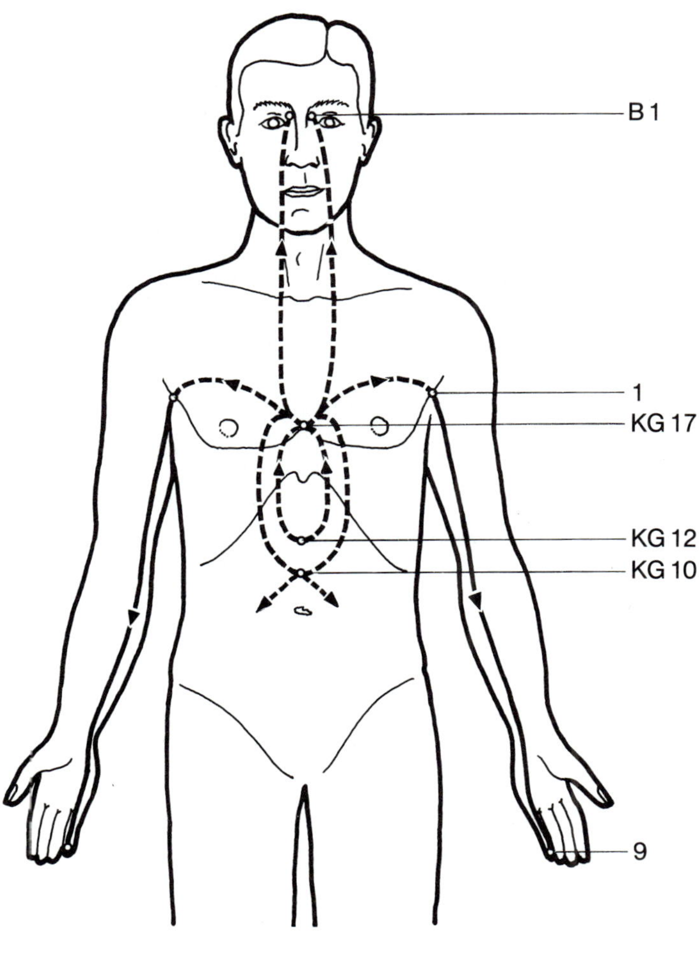

Abb. 16 Ausbreitungsgebiet des Herz-Meridians

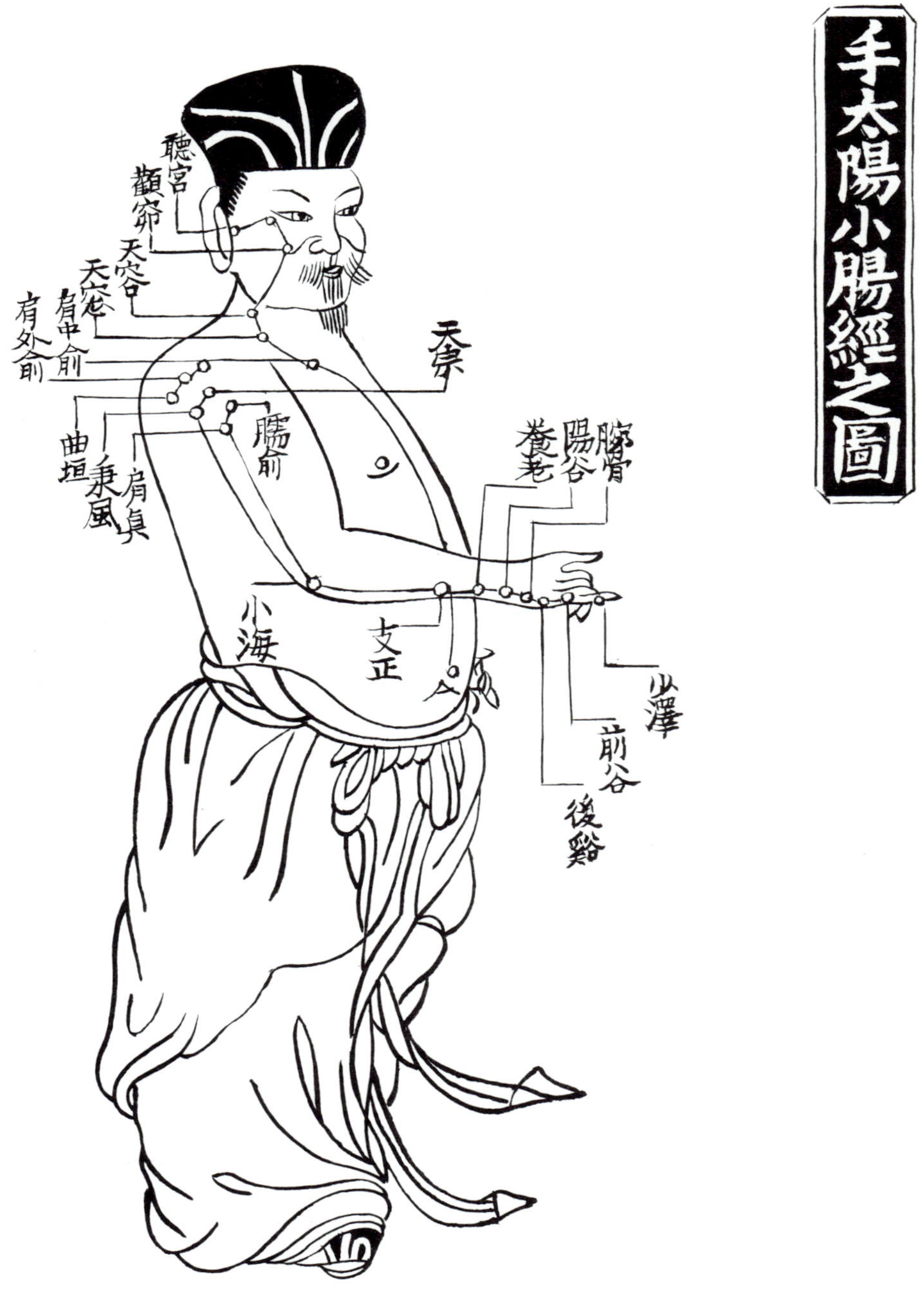

Abb. 17 Großes Yang der Hand Dünndarm-Meridian

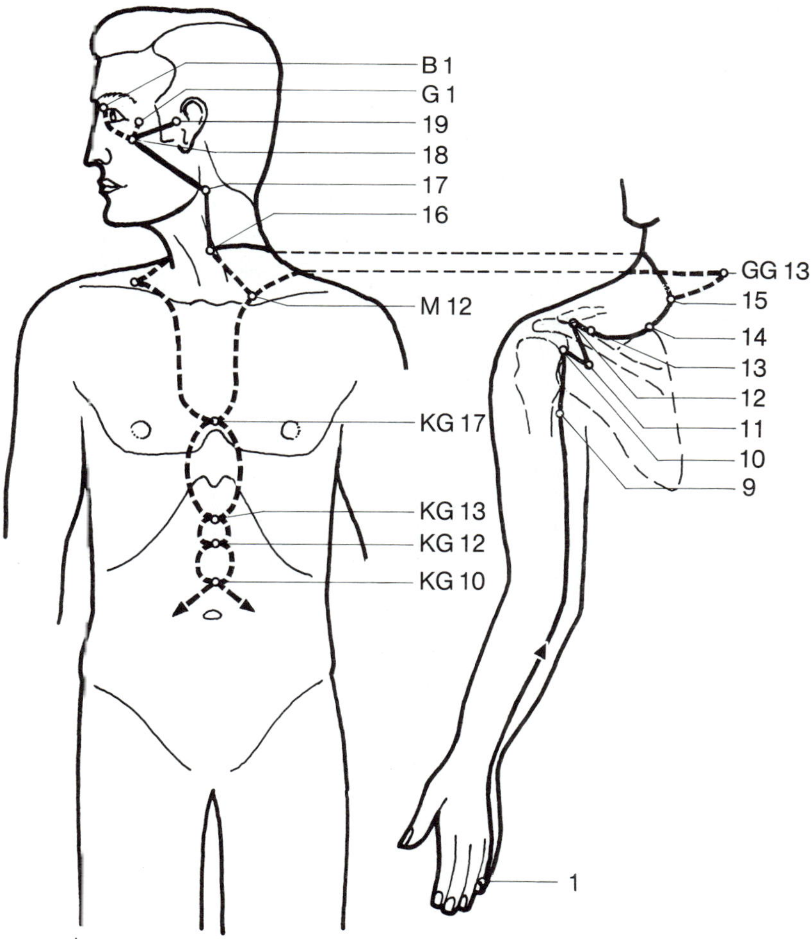

Abb. 18 Ausbreitungsgebiet des Dünndarm-Meridians

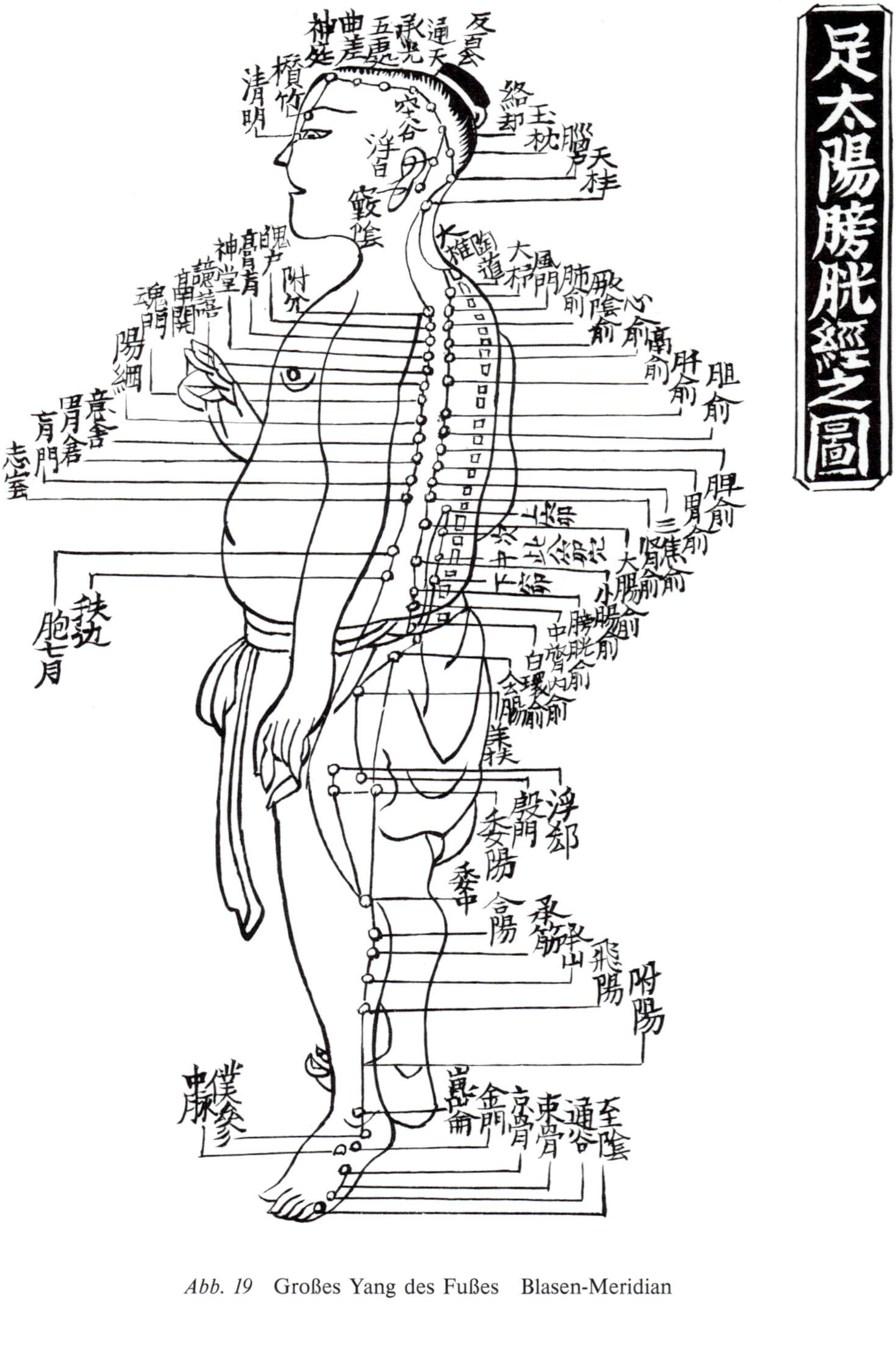

Abb. 19 Großes Yang des Fußes Blasen-Meridian

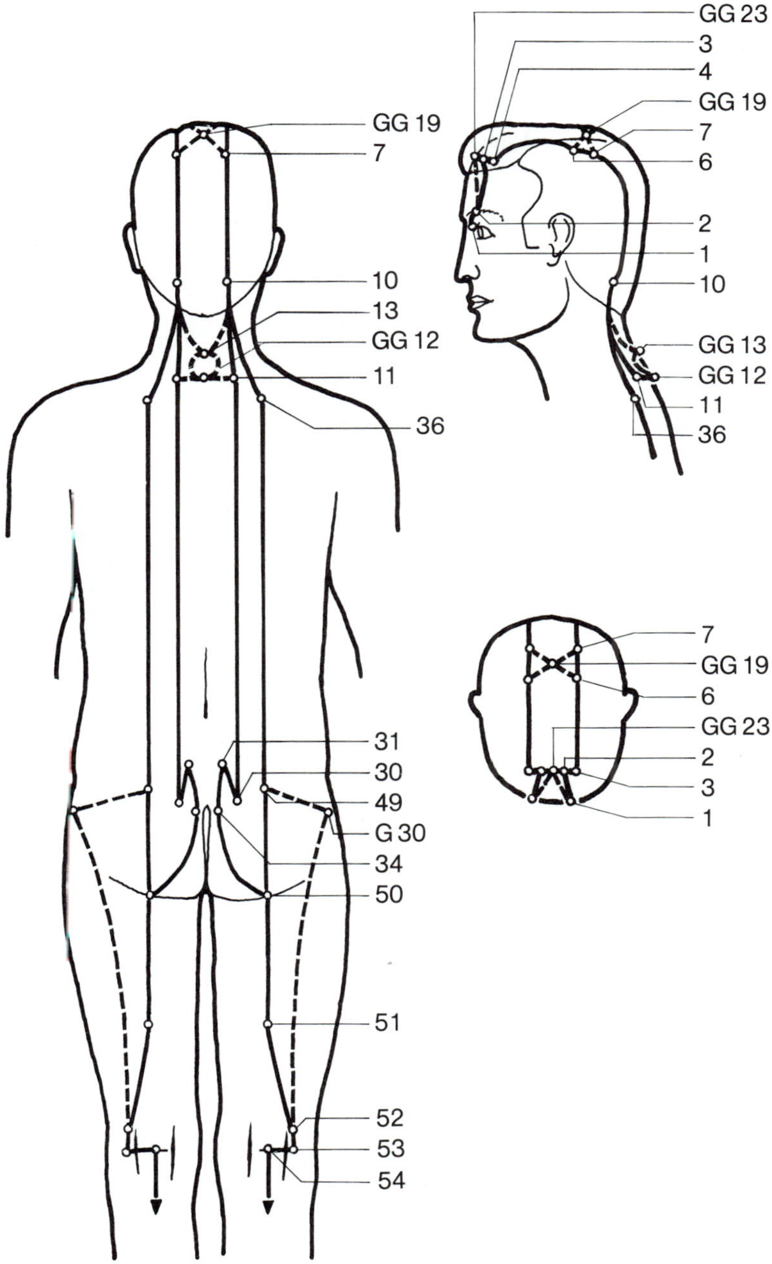

Abb. 20 Ausbreitungsgebiet des Blasen-Meridians

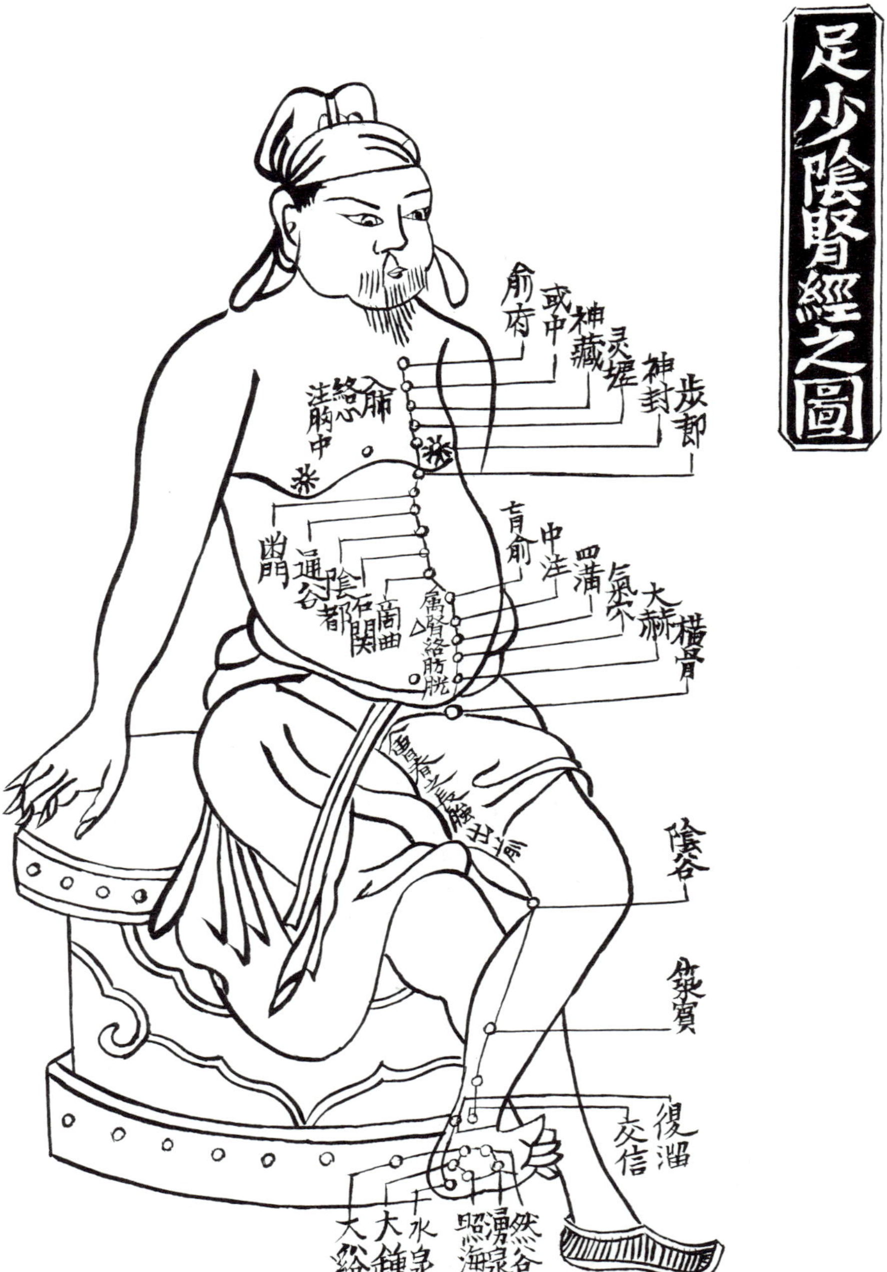

Abb. 21 Kleines Yin des Fußes Nieren-Meridian

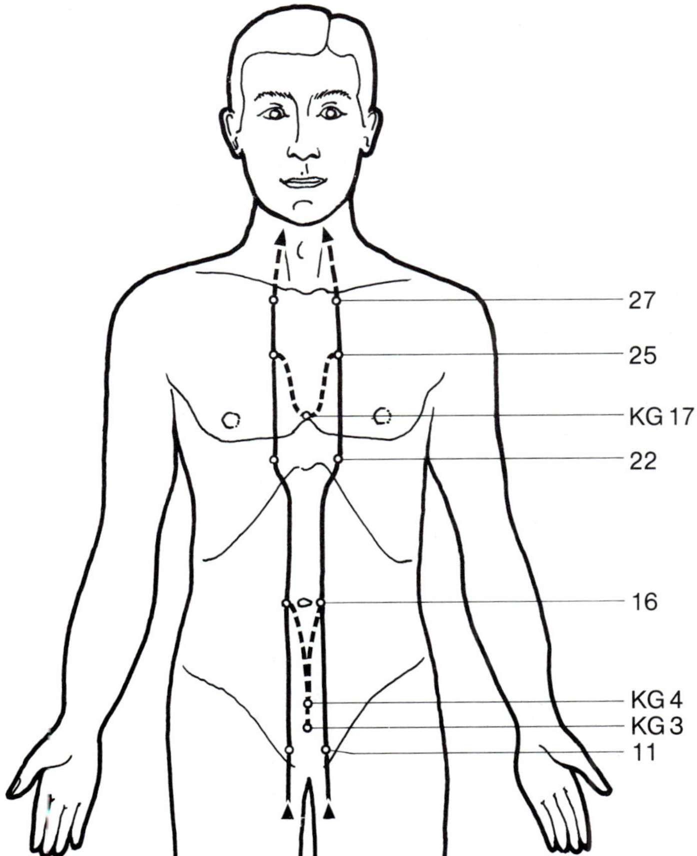

Abb. 22 Ausbreitungsgebiet des Nieren-Meridians

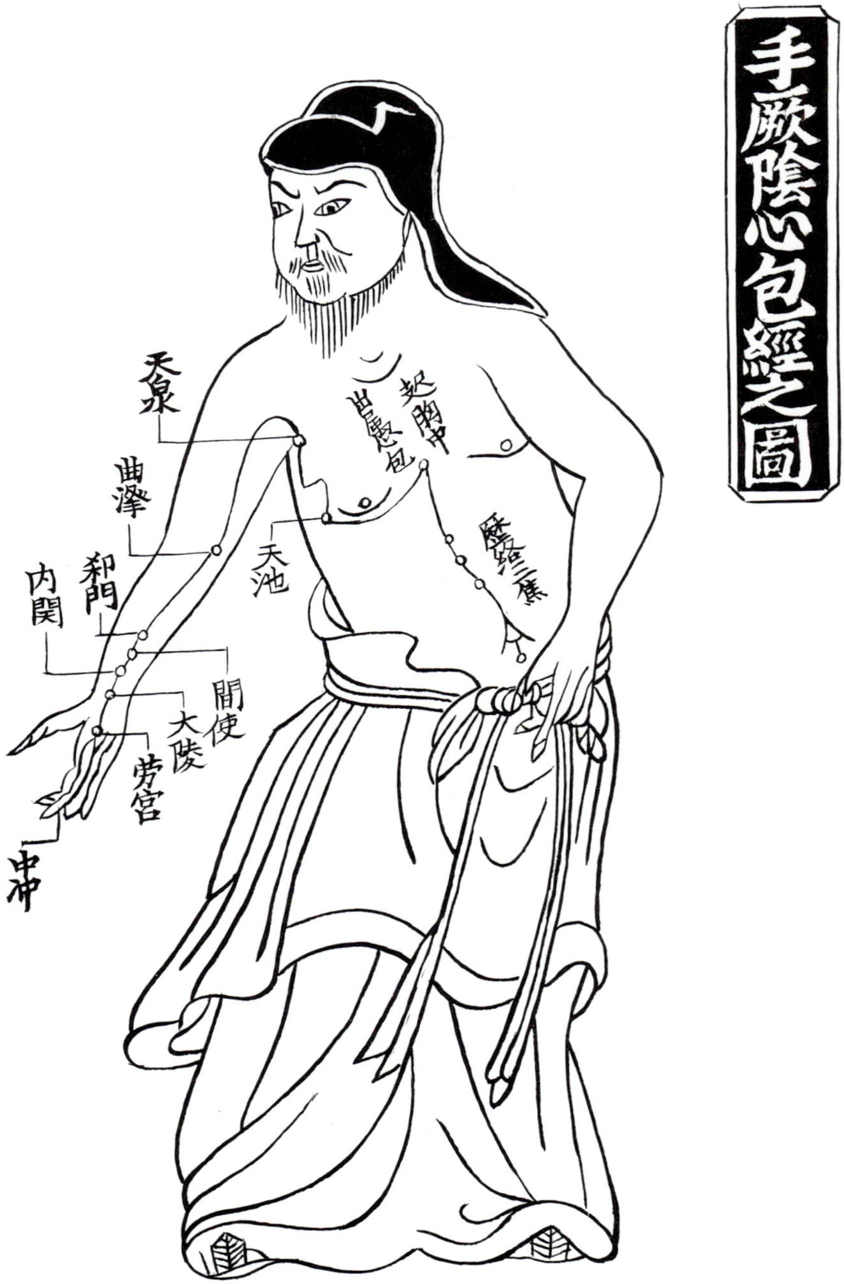

Abb. 23 Leeres Yin der Hand Hülle des Herzens Kreislauf-Meridian

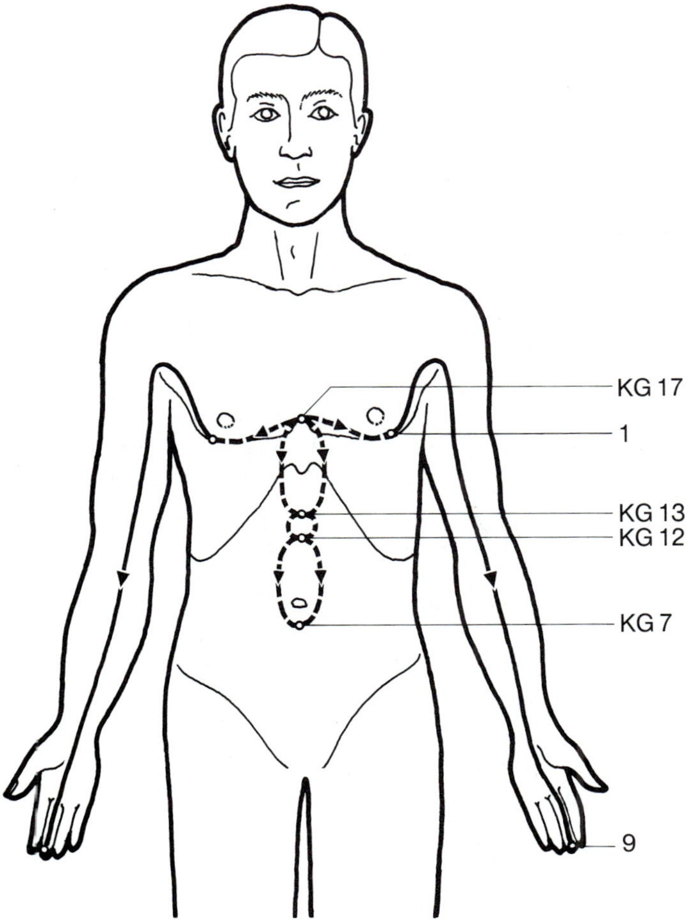

Abb. 24 Ausbreitungsgebiet des Kreislauf-Meridians

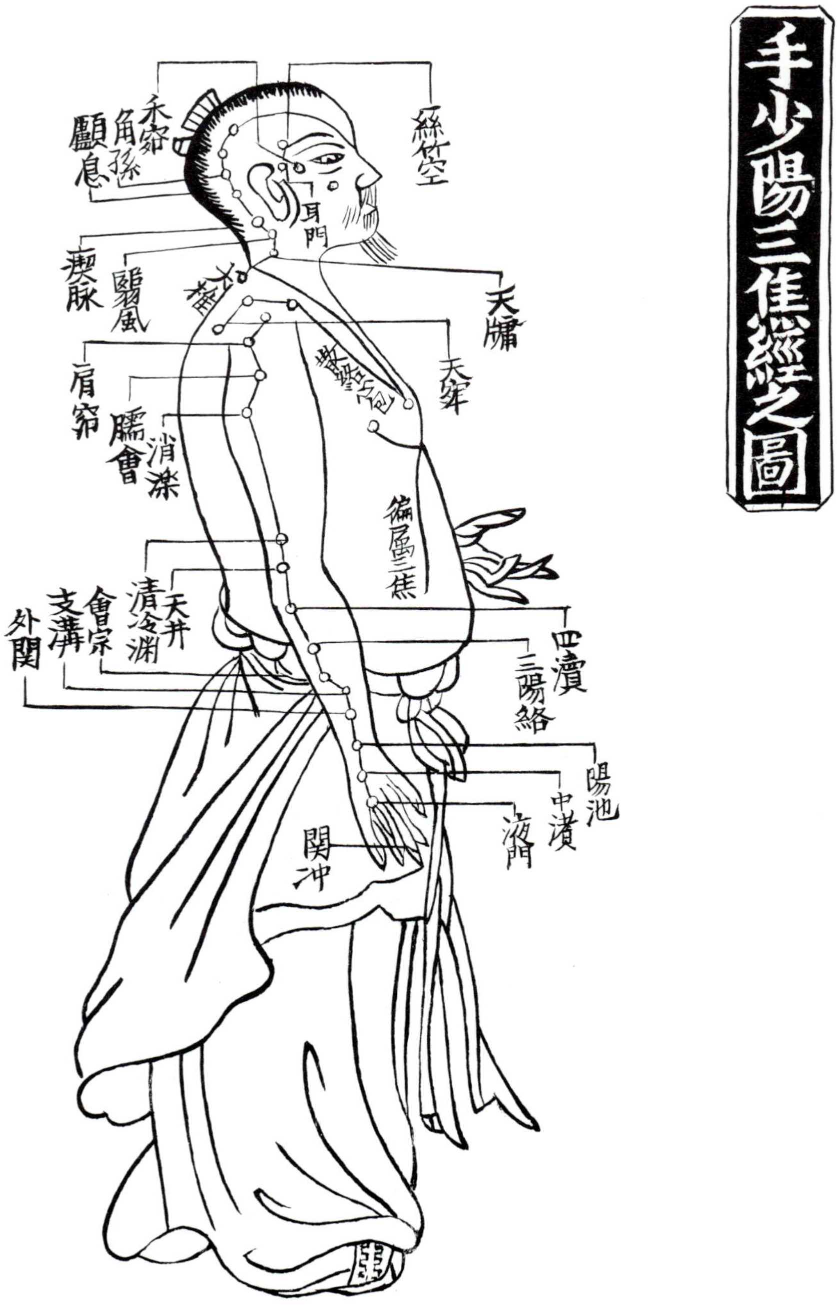

Abb. 25 Kleines Yang der Hand Drei-Erwärmer-Meridian

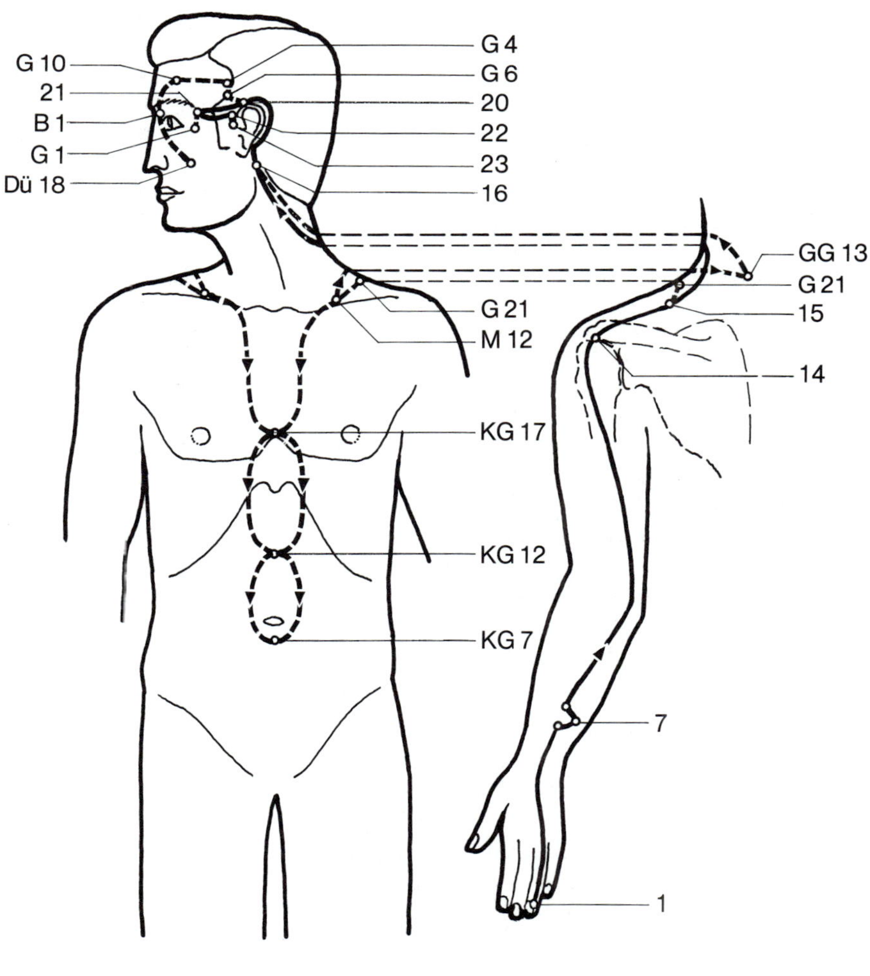

Abb. 26 Ausbreitungsgebiet des Drei-Erwärmer-Meridians

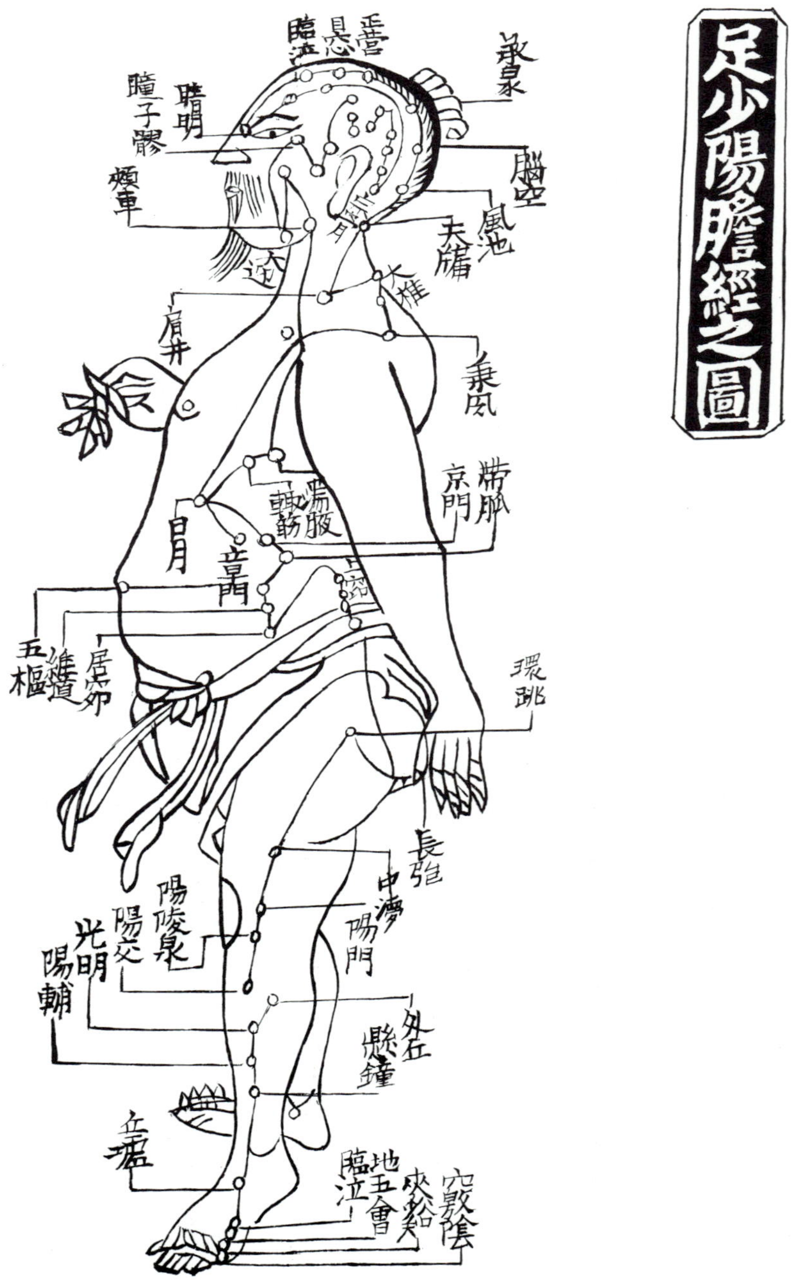

Abb. 27 Kleines Yang des Fußes Gallenblasen-Meridian

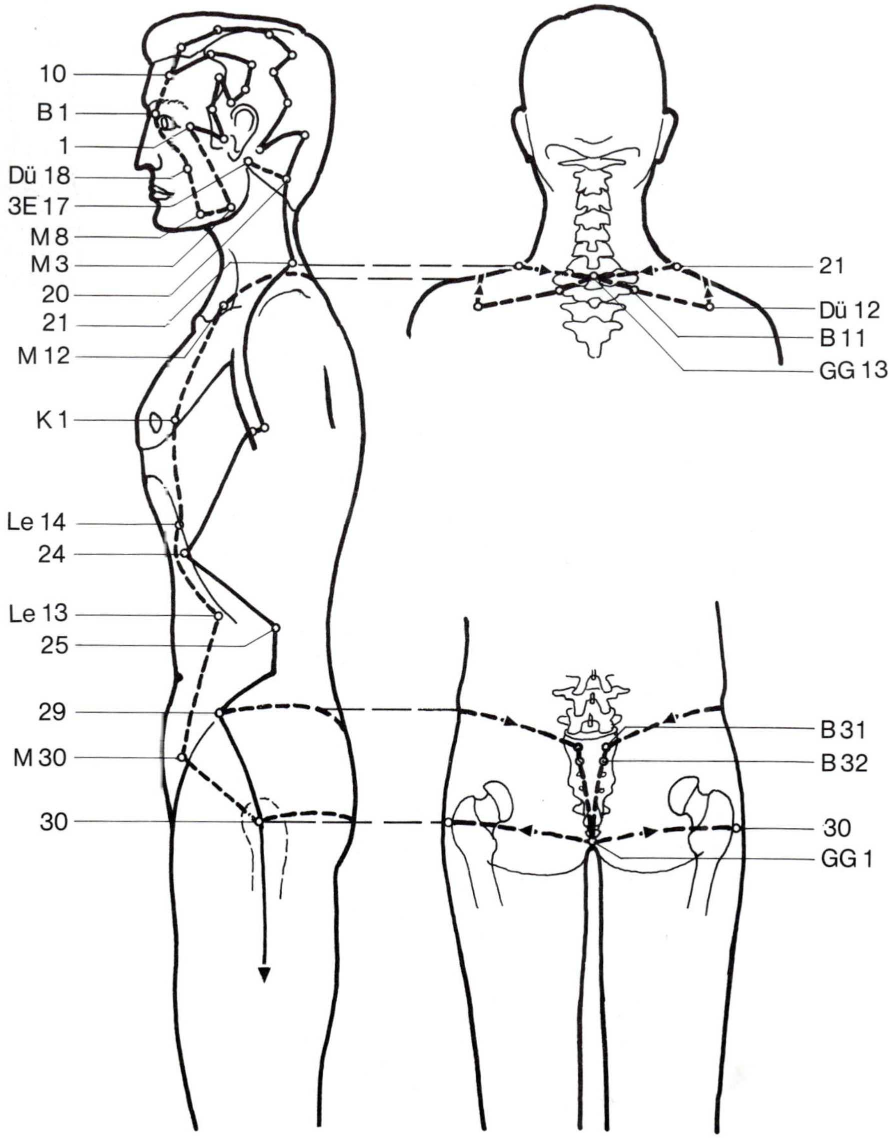

Abb. 28 Ausbreitungsgebiet des Gallenblasen-Meridians

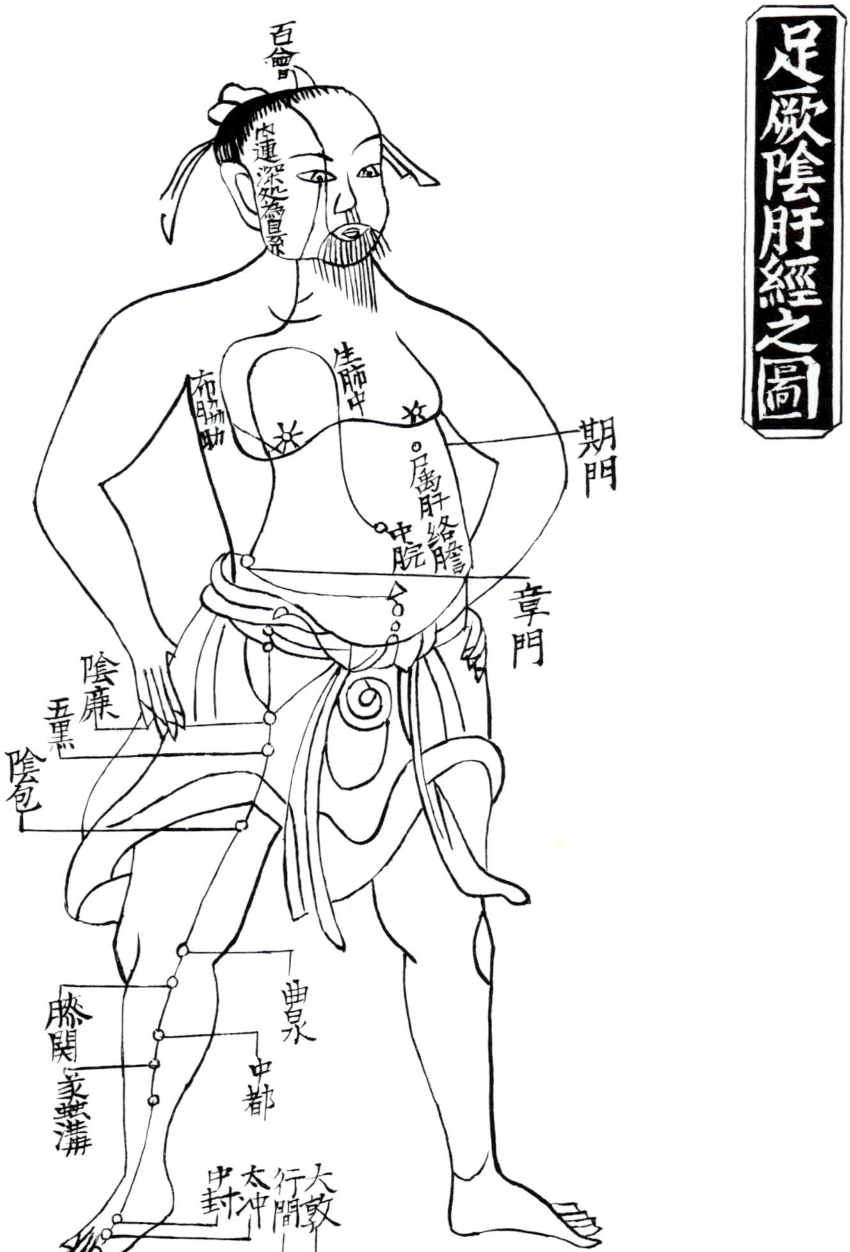

Abb. 29 Leeres Yin des Fußes Leber-Meridian

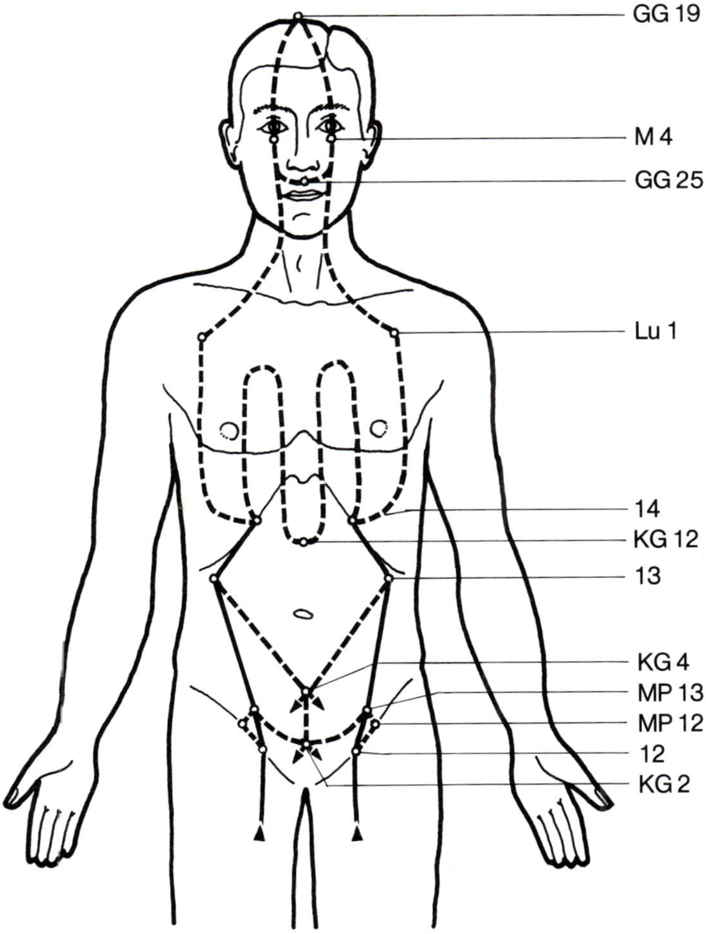

Abb. 30 Ausbreitungsgebiet des Leber-Meridians

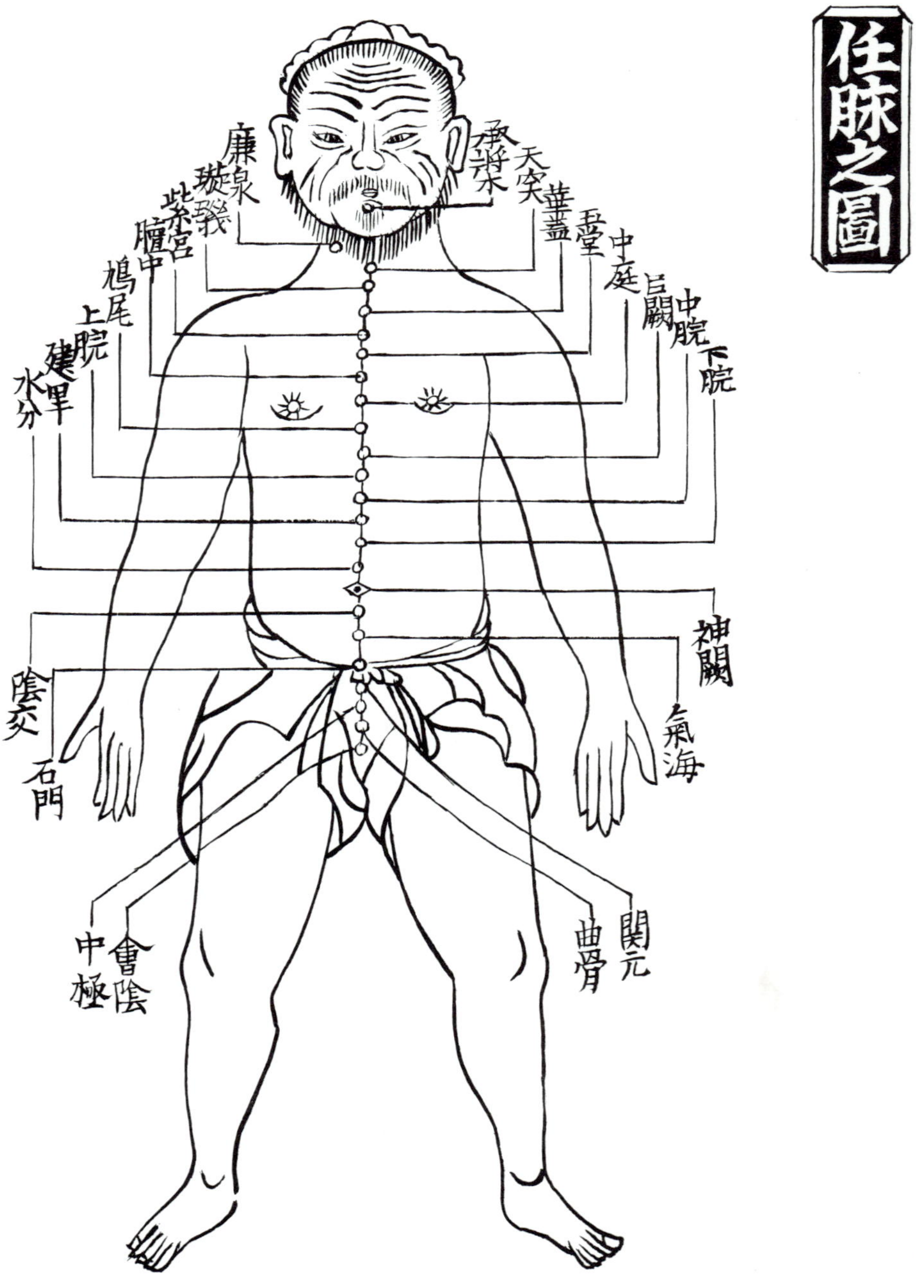

Abb. 31 Ren Mai Konzeptionsgefäß

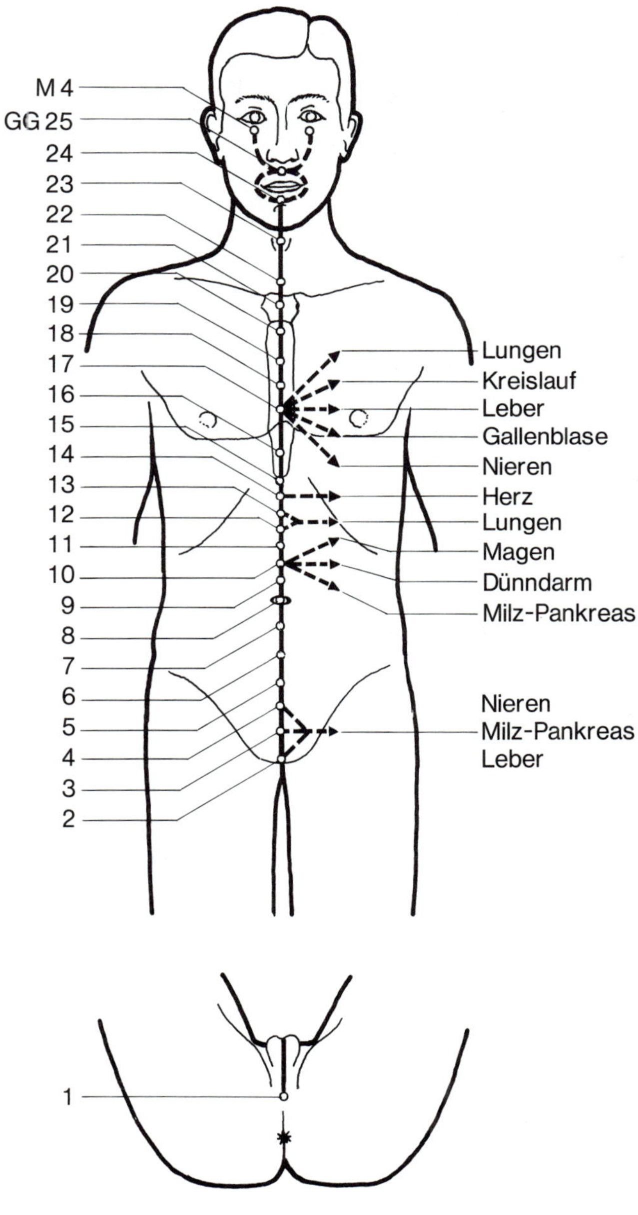

Abb. 32 Konzeptionsgefäß

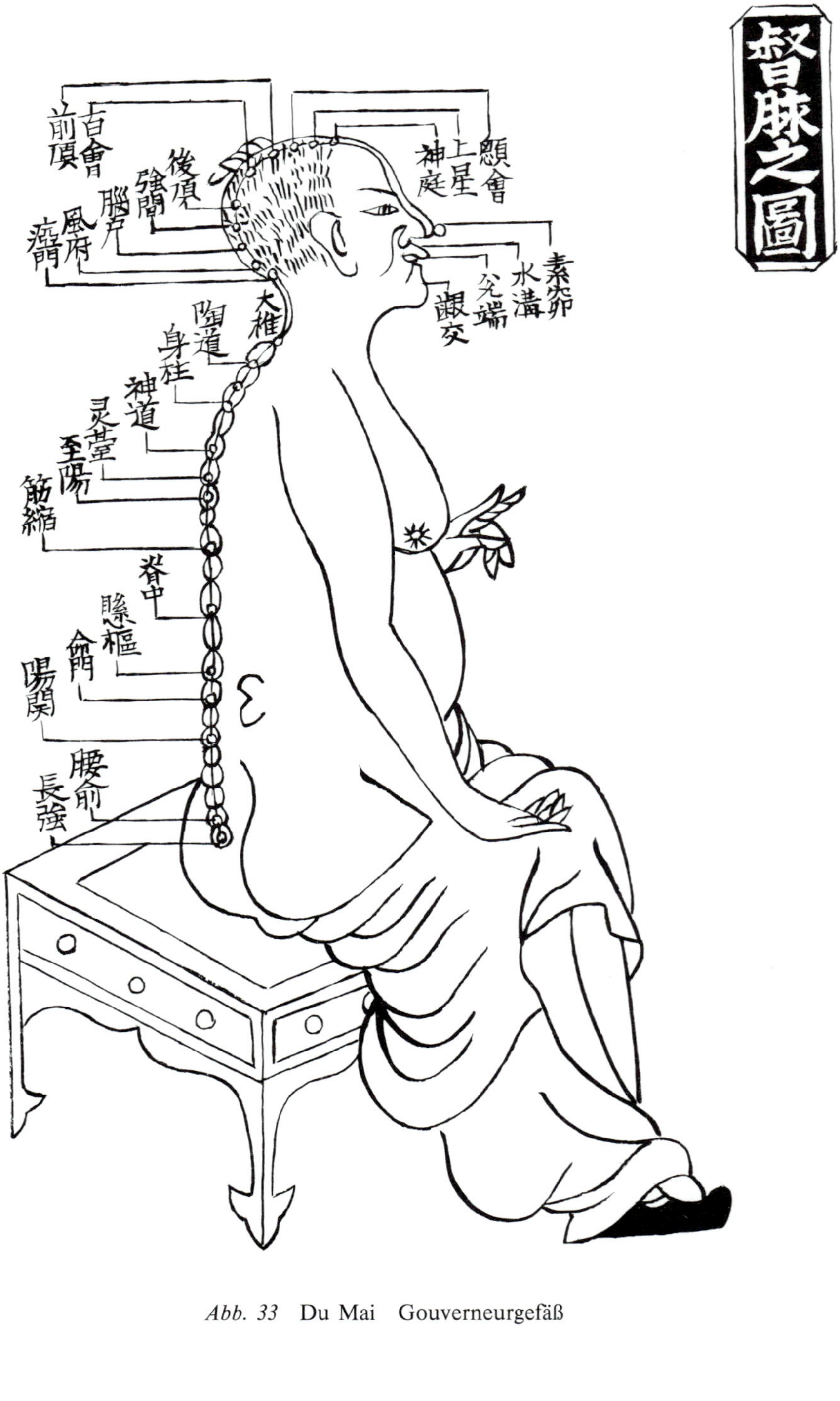

Abb. 33 Du Mai Gouverneurgefäß

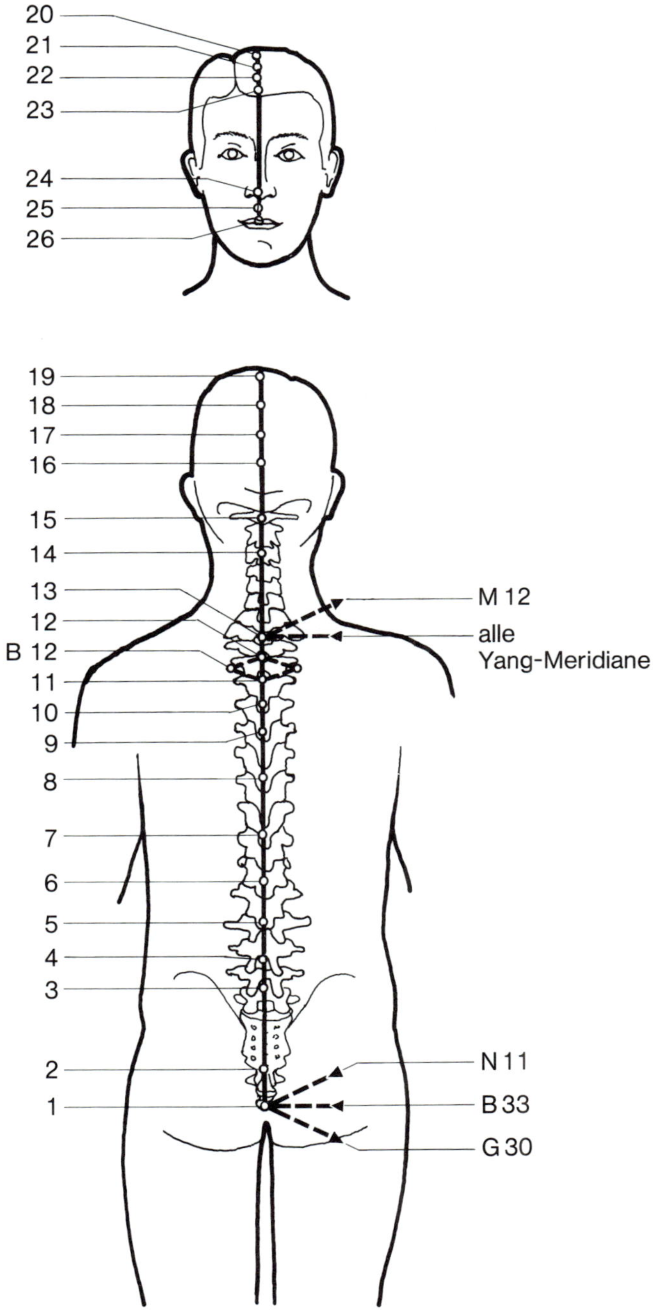

Abb. 34 Gouverneurgefäß

Die Meridianpunkte

Definition

Von den etwa 700 beschriebenen Akupunkturpunkten liegen rund 340 auf den Meridianen, die übrigen außerhalb davon. Charakteristisch für die Meridianpunkte ist, daß im Krankheitsfalle stets mehrere von ihnen auf dem gleichen Meridian Reaktionen aufweisen, während die Punkte außerhalb der Meridiane einzeln oder in getrennten Gruppen in Erscheinung treten. Ferner beobachtet man, wie schon erwähnt wurde, beim Einstechen der Nadel in einen Meridianpunkt das Phänomen der Ausstrahlung in Richtung des betreffenden Meridians.

Gemeinsames Merkmal aller Akupunkturpunkte sind die an ihnen nachweisbaren umschriebenen Veränderungen der Haut und des darunter liegenden Gewebes als Reaktionen auf krankhafte Vorgänge in entfernt gelegenen Körperabschnitten. Diese Gewebsveränderungen werden entweder in Form von Knötchen oder als eng begrenzte Gewebserschlaffung in Form von näpfchenartigen Vertiefungen getastet, außerdem lassen sie sich mit den im Handel erhältlichen elektrischen Punktdetektoren nachweisen.

Einteilung und Beschreibung der Kardinalpunkte

Es handelt sich, wie der Name schon andeutet, um Meridianpunkte, denen eine besondere Bedeutung beigemessen wird und die infolgedessen in der Therapie am häufigsten verwendet werden.

Fünf-Elementen-Punkte. Sie sind den fünf chinesischen Elementen zugeordnet und werden nach diesen traditionsgemäß zur Tonisierung und Dispergierung verwendet. Ihre Reihenfolge ist, wie nachstehende Tabelle zeigt, bei den Yang-Meridianen anders als bei den Yin-Meridianen. Wie die beiden Therapieregeln nach der Elementenlehre bei ihnen zur Anwendung kommen, ist bereits beschrieben worden. Ihren Bezeichnungen *Brunnen, Bach, Fluß, Strom, Meer,* liegt die Vorstellung eines Energiestromes zugrunde, der an den Terminalpunkten *(Jing)* der Extremitäten entspringt und an den Punkten in der Knie- und Ellbogengegend *(He)* seine größte Ausdehnung erreicht.

Tab. 7 Zuordnung der Fünf-Elementen-Punkte

Punkte		Yang-Meridiane	Yin-Meridiane
1. Jing	(Brunnen)	Metall	Holz
2. Yung	(Bach)	Wasser	Feuer
3. Shu	(Fluß)	Holz	Erde
4. Jing	(Strom)	Feuer	Metall
5. He	(Meer)	Erde	Wasser

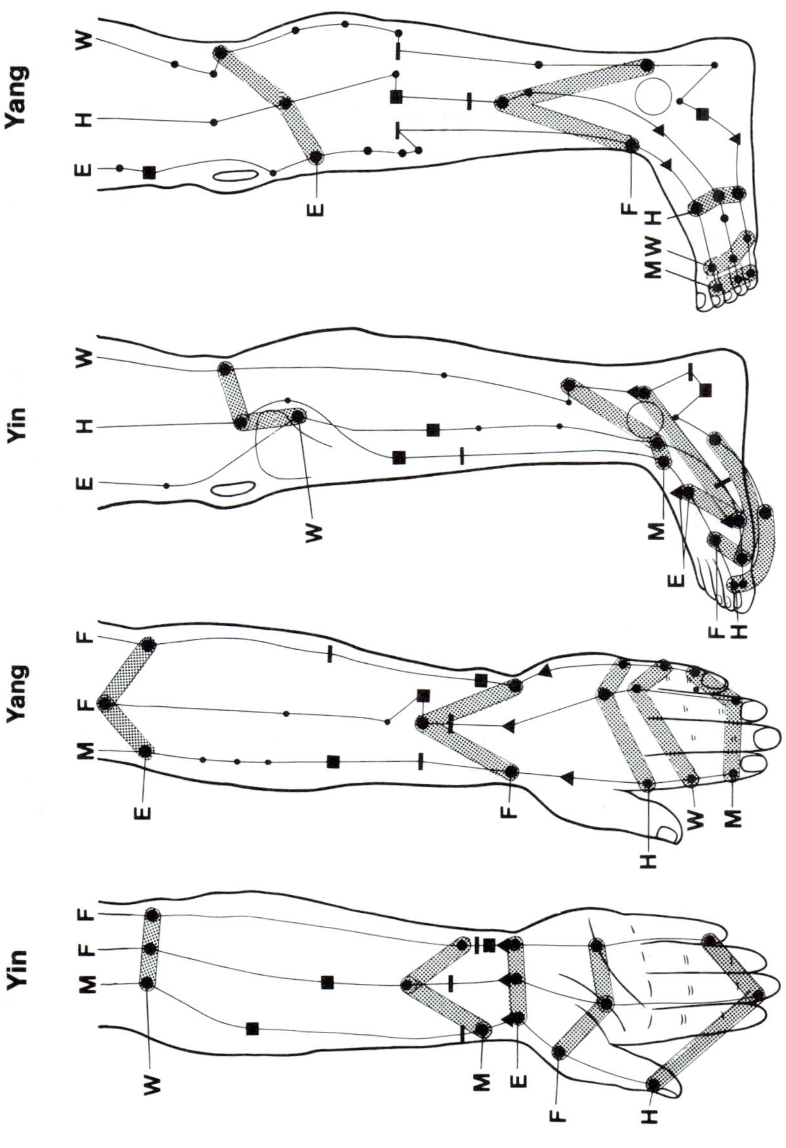

● Fünf-Elementen-Punkt
▲ Quellpunkt
■ Zwischenpunkt
▬ Luo-Punkt

H Holz
F Feuer
E Erde

M Metall
W Wasser

Abb. 35 Schematische Darstellung der Kardinalpunkte an den Extremitäten (nach *Honma*)

Quellpunkte. Die Quellpunkte der Yin-Meridiane sind identisch mit den Shu-Punkten, die der Yang-Meridiane haben eigene Lokalisationen. Sie werden als die Energiequelle des betreffenden Meridians aufgefaßt.
Der Quellpunkt findet Verwendung zum Tonisieren wie auch zum Dispergieren besonders dann, wenn eine Störung im Bereich des betreffenden Meridians vorliegt.

Zwischenpunkte. Altchinesische Bedeutung: »Sammelstelle von Energie und Blut zwischen Knochen und Muskeln.« Sie sind akute Reaktionspunkte und werden deshalb für akute Krankheitszustände gebraucht.

Luo-Punkte. *Luo* bedeutet »Verbindung«. Von diesen Punkten gehen Verbindungsäste zu anderen Meridianen ab. Die überschüssige krankhafte Meridianenergie wird von den *Luo*-Punkten aus in die Verbindungskanäle geleitet. Sie sind dann als druckempfindliche Indurationsstellen tastbar. Bei mangelnder Meridianenergie sind sie als Vertiefungen zu fühlen.

Mu-Punkte. *Mu* bedeutet »versammeln«, d. h. die Energie sammelt sich an diesen Stellen an, wenn eine Störung vorliegt. Sie liegen mit Ausnahme des Lungen-Mu-Punktes alle am Bauch. Sie werden auch als »Alarmpunkte« bezeichnet, weil ihre Schmerzhaftigkeit ein Warnsignal ist für eine drohende oder schon bestehende Krankheit.

Shu-Punkte des Rückens. Ihre deutsche Bezeichnung ist »Zustimmungspunkte«. Sie liegen auf der inneren Linie des Blasenmeridians am Rücken und stehen jeweils in funktioneller Beziehung mit je einem der 12 Meridiane. Es sind wichtige Therapiepunkte, besonders für chronische Krankheiten.

Tab. 8 Die Quell-, Zwischen-, Luo-, Mu- und Shu-Rücken-Punkte der Meridiane

Meridiane	Quell-punkt	Zwischen-punkt	Luo-Punkt	Mu-Punkt	Shu-Rücken-Punkt
Lunge	Lu 9	Lu 6	Lu 7	Lu 1	B 13
Kreislauf	K 7	K 4	K 6	KG 17	B 14
Herz	H 7	H 6	H 5	KG 14	B 15
Dickdarm	Di 4	Di 7	Di 6	M 25	B 25
Drei-Erwärmer	3E 4	3E 7	3E 5	KG 5	B 22
Dünndarm	Dü 4	Dü 6	Dü 7	KG 4	B 27
Milz-Pankreas	MP 3	MP 8(6)	MP 4	Le 13	B 20
Leber	Le 3	Le 6	Le 5	Le 14	B 18
Nieren	N 6	N 4	N 5	G 25 (KG 5)	B 23
Magen	M 42	M 34	M 40	KG 12	B 21
Gallenblase	G 40	G 36	Gf 37	G 24	B 19
Blase	B 64	B 63	B 58	KG 3	B 28

Der Krankheitsbegriff

Grundbedingungen der Krankheit

Krankheit beruht nach traditioneller Akupunkturauffassung auf einer Störung des Yang-Yin-Gleichgewichts im Organismus. Dabei handelt es sich um eine Energieverlagerung von einem Yang-Teil des Körpers nach einem Yin-Teil und umgekehrt, ein Mißverhältnis zwischen den beiden antagonistischen Lebenskomponenten »Energie« (Yang) und »Blut« (Yin) sowie um ein Ungleichgewicht der komplementären Yang- und Yin-Wirkkräfte des Körpers.

Die Energieverlagerung

Entsprechend der bereits geschilderten Körperaufteilung in Yang- und Yin-Bezirke *(Tab. 1)* liegen im Krankheitsfalle also unterschiedliche Energieverhältnisse vor: im oberen und unteren Körperabschnitt, auf der rechten und linken Seite, auf der Vorder- und Rückseite, in äußeren und inneren Körperschichten, in Yang- und Yin-Meridianbereichen einschließlich der dazugehörigen Yang- und Yin-Organe. In dem Körperteil mit der höheren Energielage besteht eine gesteigerte Aktivität und eine vermehrte Gewebs- und Muskelspannung, während in dem antagonistischen Teil mit dem niedrigen Energieniveau die Leistungsfähigkeit sowie der Gewebs- und Muskeltonus herabgesetzt sind. Andere Merkmale von Funktionsasymmetrien sind im Kapitel Diagnostik angegeben. Auch auf die dort beschriebene *Akabane*-Methode zur Feststellung von Seitendifferenzen sei jetzt schon hingewiesen.

Ungleichgewicht von Energie und Blut

Wie bereits erwähnt, wird als Ursache einer Krankheit ein Mißverhältnis zwischen den Komponenten Energie und Blut angenommen. Aufgrund ihres gegenseitigen Abhängigkeitsverhältnisses besteht bei einem Übermaß an Energie (Energie-Fülle) ein Mangel an Blut (Blut-Leere) und bei einem Mangel an Energie (Energie-Leere) ein Übermaß an Blut (Blut-Fülle). Manche Autoren sprechen auch von »Energiestauung« und »Blutstauung« als Krankheitsursachen.
Bei »Energie-Fülle« in Begleitung von »Blut-Leere« handelt es sich meist um einen gesteigerten Tonus der quergestreiften und glatten Muskulatur in Verbindung mit arteriellen Durchblutungsstörungen. Hierbei sind dispergierende Maßnahmen erforderlich.
Erscheinungen einer »Energie-Leere« in Kombination mit »Blut-Fülle« sind beispielsweise Paresen, Parästhesien, langanhaltende oder chronisch rezidivierende Schmerzen, trophische Haut- und Gewebsveränderungen und Ekzeme. In diesen Fällen erweist es sich oft als nützlich, lokale Blutstauungen zu beseitigen, entweder durch Eröffnen von Kapillarerweiterungen und kleinen Venen mit einer Dreikantnadel oder durch blutiges Schröpfen an den dafür in Frage kommenden Örtlichkeiten. Selbstverständlich ist hierbei auch eine Tonisierung der betreffenden Meridiane notwendig.

Das Ungleichgewicht von Yang- und Yin-Kräften

Schließlich gilt als Krankheitsursache ein unkoordiniertes Zusammenspiel der Yang- und Yin-Kräfte des Körpers. Infolge ihres ungleichen Kräfteverhältnisses können sie sich nicht mehr ausreichend kontrollieren, so daß die Lebensvorgänge einen eingleisigen Yang- oder Yin-Verlauf nehmen. Wenn die Yin-Bremswirkung nachläßt, kommt es zu einer gesteigerten Yang-Aktivität, wenn die Yang-Anregung absinkt, steigt die Tendenz zur Passivität. Diese Vorstellungen stimmen weitgehend mit dem überein, was die heutige Medizin als *Ergotropie* und *Trophotropie* bzw. als *Sympathikotonie* und *Vagotonie* bezeichnet.
Krankheitserscheinungen aufgrund einer gesteigerten Yang-Aktivität erkennt man also an ihrem ergotropen Charakter und solche infolge einer passiven Yin-Verhaltensweise an ihrem trophotropen Charakter. Man spricht von *Yang-Fülle-* und *Yin-Fülle*-Symptomen. Demgegenüber versteht man unter *Yang-Leere* eine Funktionsschwäche und Tonusverminderung in

einem Yang-Bereich und unter *Yin-Leere* dasselbe in einem Yin-Bereich sowie auch im Extremfalle eine Erschöpfung der körperlichen Kraftreserven.
Da die Begriffspaare Yang-Yin und Fülle-Leere häufig miteinander verwechselt werden, sei nochmals klargestellt:

▷ *Yang* und *Yin* sind Leitkriterien zur Unterscheidung von polar-gegensätzlichen Eigenschaften, Verhaltensweisen und Lokalisationen. Sie drücken für sich allein nicht etwas Krankhaftes aus.

▷ *Fülle* und *Leere* sind Ausdrücke für ein Zuviel und Zuwenig an Leistung und Körpersubstanzen und damit für das, was krankhaft ist.

Ganzheitliche Ordnung. Dem chinesischen Krankheitsbegriff liegt ferner die Vorstellung zugrunde, daß der menschliche Organismus eine Ganzheit darstellt, die sich auf alle Teile auswirkt und mit diesen in Wechselbeziehung steht. Jede Alteration eines Einzelteiles durch schädliche Einwirkungen von innen oder außen führt zu einer Störung der Gesamtordnung und diese wiederum zum Auftreten von Krankheitserscheinungen in anderen Körperabschnitten. Andererseits aber kann aufgrund dieser Wechselwirkung durch Beseitigung einer Einzelstörung die ganzheitliche Ordnung wieder hergestellt werden. So wird nicht selten beobachtet, daß nach dem Einstich einer Akupunkturnadel in einen besonders auffälligen Reaktionspunkt selbst jahrelange Beschwerden schlagartig zum Verschwinden kommen.

Krankheit als Symptomenbild. Die bisherigen Ausführungen über den wesentlichen Inhalt des chinesischen Krankheitsbegriffes haben bereits deutlich gemacht, daß Krankheit, formal gesehen, nichts anderers bedeutet als die Verhaltens- und Reaktionsweise des kranken Menschen. Sie ist nach östlicher Auffassung identisch mit dem jeweils vorliegenden Symptomenbild, genauer gesagt, mit den vom Kranken geäußerten Beschwerden und an ihm unmittelbar wahrnehmbaren körperlichen und seelischen Veränderungen.
Krankheiten sind typische Symptomenbilder, d. h. häufig beobachtete, gleichartige Symptomengruppierungen, die nicht in direktem Zusammenhang stehen mit einer bestimmten körperlichen Störung. In der Pflanzenheilkunde werden sie im allgemeinen nach den Namen der dafür verwendeten Arzneimittel bezeichnet. Die Krankheitsbilder der Akupunktur werden größtenteils nach Organen bzw. Meridianen benannt, da es sich hierbei um Symptomenverbände handelt, die regelmäßig in Verbindung mit Haut- und Gewebsveränderungen im Verlaufsgebiet der betreffenden Meridiane auftreten. Sie sind infolgedessen wichtige Wegweiser zur Erkennung von krankhaft veränderten Reaktionslagen in bestimmten Meridianbereichen und damit letztlich auch zur Auffindung der in Frage kommenden Therapiepunkte.

Die Krankheitsursachen

Als krankheitsverursachende Faktoren gelten 6 äußere und 6 innere Einflüsse.

Innere Krankheitsursachen sind die Gemütsbewegungen Angst, Freude, Ärger, zuviel Denken, Kummer, Schreck. Von ihnen wird angenommen, daß sie über die Yin-Meridiane oder auch unmittelbar in die Organe eindringen. Angst und ausschweifende Lustbarkeit schädigen das Herz, anhaltender Ärger die Leber, zuviel Denken und Grübeln die Organe Milz-Pankreas, großer Kummer die Lungen und Schreck die Nieren. Die Folgen solcher exzessiver Gemütserregungen sind eine Verminderung der Yin-Energie dieser Organe und damit Zustände, die als Herz-, Leber-, Milz-, Lungen- und Nieren-Leere bezeichnet werden.
Äußere Krankheitsursachen sind Wind, Kälte, Sommerhitze, Feuchtigkeit, Trockenheit, Feuer. Nach traditioneller Meinung dringen die exogenen Krankheitsfaktoren durch die äußere Haut zunächst in die Meridiane und von dort in die inneren Organe ein, wo sie die jeweils für sie charakteristischen Störungen verursachen.

Wind (Feng). Von ihm heißt es: Solange er sich noch in der äußeren Haut aufhält, besteht ein allgemeines Krankheitsgefühl wie zu Beginn einer Grippe; später, wenn er in die Meridiane und Organe eingedrungen ist, treten Schmerzen, Lähmungen und Muskelkrämpfe auf.

Symptome: Schwindel, Kopfschmerz, Nacken- und Schultersteifheit, Schweiß, oberflächlich fließender, weicher Puls, Krämpfe, Zittern, Taubheitsgefühl, Lähmungen.

Kälte (Han). Sie gilt als der wichtigste äußere Krankheitsfaktor. Der von ihr ausgelöste Krankheitsprozeß läuft, wie weiter unten noch ausführlich beschrieben wird, in sechs Phasen ab.

Außensymptome: Kopfschmerz, Frostgefühl, Nacken-Schulterspannung, Gliederschmerzen, Schweißlosigkeit, oberflächlicher und gespannter Puls.
Innensymptome: Bauchschmerz, wäßrige Diarrhö, Schmerz- und Kältegefühl in der Lenden- und Kreuzbeingegend, große Kälteempfindlichkeit, Unverträglichkeit von kalten Speisen und Getränken, farbloser Urin, langsamer und tiefer Puls.
Halb-Innen-Halb-Außen-Symptome: Appetitlosigkeit, Erbrechen, Bauchschmerz, der sich durch Wärme bessert, Unverträglichkeit der Kälte, kalte Extremitäten.

Sommerhitze (Shu).

Symptome: Fieber, Kopfschmerz, Schwindel, Erbrechen, Kurzatmigkeit, trockener Mund, Durst, große innere Unruhe, Schweißausbrüche, rascher, überflutender Puls.

Feuchtigkeit (Shi). Anhaltend hohe Luftfeuchtigkeit und ein längerer Aufenthalt an feuchten Orten führt zu einer Schädigung der Organe Milz-Pankreas und Magen. Die Folgen sind Verdauungsstörungen und Stauung der Körperflüssigkeiten.

Außensymptome: Dumpfer Kopfschmerz mit Reifengefühl, Müdigkeit, Völlegefühl in der Brust, Gelenkschmerzen, Schmerz- und Schweregefühl in den Gliedmaßen.
Innensymptome: Appetitlosigkeit, Diarrhö, Völlegefühl im Bauch, trüber Urin, blaßgelbe Gesichtsfarbe, Ödeme an den unteren Extremitäten.

Trockenheit (Zao). Ein langer Aufenthalt in einem sehr trockenen Klima schädigt die Yin-Vitalkraft der inneren Organe und führt zu einer Verminderung der Körperflüssigkeit.

Außensymptome: Augenrötung, Trockenheit des Mundes und Nasenrachenraumes, trockene, glanzlose und welke Haut, trockener Husten.
Innensymptome: Abmagerung, Trockenheit der Haut, Schlaffheit des Bindegewebes und der Muskulatur.

Feuer (Huo). Feuer-Symptome können auftreten bei einer starken Hitzeeinwirkung von außen, bei entzündlichen Vorgängen oder aufgrund einer nervösen Übererregbarkeit.

Feuer-Fülle: Gesichts- und Augenrötung, rote Zunge, gelbbräunlicher Zungenbelag, trockener Mund, nervöse Erregung, Abneigung gegen Wärme, Verstopfung oder Durchfall, dunkle Urinfarbe, schneller, kräftiger Puls.
Feuer-Leere: Wangenrötung, innere Unruhe, Gefühl der Unsicherheit, Bangigkeit, Herzklopfen, Neigung zu Ohnmachtsanfällen, Schlaflosigkeit trotz großer Müdigkeit, Nachtschweiß, trockener Mund und Rachen, rote Zunge ohne Belag, rascher und feiner Puls.

Zum besseren Vergleich sind in *Tab. 9* einige besonders charakteristische Hitze- und Kälte-Symptome einander gegenübergestellt.

Tab. 9 Hitze-Kälte-Entsprechungen

	Hitze	Kälte
Temperatur	erhöht	erniedrigt
Puls	schnell (mehr als 4 Pulsschläge in einem Atemzug)	langsam (weniger als 4 Pulsschläge in einem Atemzug)
Atmung	rasch, flach	langsam, tief
Gesichtsfarbe	rot	blaß
Stuhl	hart, verstopft	weich, durchfällig
Harn	dunkel, trübe	farblos, klar
Zunge	trocken	feucht
Muskel	hart, gespannt	schlaff, gelähmt

Die sechs Krankheitsphasen nach *Su Wen*

»Am *ersten* Tag der Kälteschädigung tritt das Kälteübel in das Große Yang (Bereich des Blasen- und Dünndarm-Meridians) ein und verursacht Kopf- und Nackenschmerzen sowie Steifheit des Rückens und der Lenden.
Am *zweiten* Tag gelangt es in das Helle Yang (Bereich des Magen- und Dickdarm-Meridians). Das Helle Yang kontrolliert das Fleisch und steht in Verbindung mit der Nase und den Augen. Dadurch wird der Körper heiß (Fieber), die Augen schmerzen, die Nase ist trocken, und der Kranke findet keine Ruhe.
Am *dritten* Tag befindet sich die Krankheit im Bereich des Kleinen Yang (Gallenblasen- und Drei-Erwärmer-Meridian). Das Kleine Yang kontrolliert die Gallenblase. Es erstreckt sich auf die Körperseiten und steht in Verbindung mit den Ohren. Die Folgen davon sind Rippen- und Brustschmerzen und die Ohren werden taub. – Bis jetzt befindet sich die Krankheit noch in den drei Yang-Regionen und ist noch nicht in die inneren Organe eingedrungen; deshalb kann sie noch durch Schwitzenlassen beseitigt werden.
Am *vierten* Tag wird die Krankheit vom Großen Yin (Bereich des Milz-Pankreas- und Lungen-Meridians) aufgenommen. Dieses erstreckt sich bis in das Innere des Magens (Oberbauch) und hat Verbindung mit dem Schlund. Die Folge davon ist ein Völlegefühl im Oberbauch und eine Trockenheit der Kehle.
Am *fünften* Tag nimmt das Kleine Yin (Bereich des Herz- und Nieren-Meridians) die Krankheit auf. Diese Meridiane ziehen durch die Nieren und haben Verbindung mit der Lunge und der Zungenwurzel. Deshalb werden der Mund und die Zunge trocken, und es stellt sich Durst ein.
Am *sechsten* Tag empfängt das Leere Yin (Bereich des Leber- und Kreislauf-Meridians) die Krankheit. Damit sind die Geschlechtsorgane und die Leber angegriffen und infolgedessen kommt es zu einer Anschwellung des Oberbauchs und einer Schrumpfung der Geschlechtsorgane.
Jetzt sind alle 3 Yin- und 3 Yang-Regionen, die 5 Yin- und die 5 Yang-Organe von der Krankheit ergriffen. Das Blut und die Lebenskräfte können in den 5 Eingeweide-Organen nicht mehr länger zirkulieren, so daß der Tod eintritt.«[1)]

[1)] Zit. aus *Su Wen,* Teil 1, Kap. 31

Die sechs Krankheitsstadien nach *Shang Han Lun*

Die im *Su Wen* grob skizzierten sechs Phasen einer akuten Krankheitsentwicklung sind in dem etwa zur gleichen Zeit entstandenen Standardwerk der chinesischen Medizin *Shang Han Lun,* dem »Buch von den akuten Fieberkrankheiten«, ausführlich beschrieben. Der Autor *Zhang Zhong-Jing,* auch *Hippokrates* des Ostens genannt, benutzte als Unterlagen für sein Buch die Symptomlisten von gesammelten Rezepten älteren und neueren Datums, die er nach den obengenannten sechs Krankheitsstadien ordnete. Daraus entwickelte er eine Symptomatologie der drei Yang- und drei Yin-Krankheiten. Spätere Bearbeiter haben dann noch Angaben aus der Akupunkturliteratur hinzugefügt. Der große Vorzug dieses Werkes besteht darin, daß es ganz auf Beobachtungstatsachen aufbaut und nur Yin-Yang, Fülle-Leere als Ordnungsprinzipien Verwendung finden. Wegen seiner klaren Konzeption und empirisch begründeten Aussagen ist das Buch auch heute noch von großem Wert nicht nur für die östliche Arzneiheilkunde, sondern auch für den Gebrauch in der Akupunktur.
Die nachstehenden Ausführungen sind teilweise dem Kommentar des japanischen Arztes *Komon Morita* entnommen.

Übersicht über die Leitsymptome der sechs »Krankheiten«

1. **Krankheit Großes Yang:** Oberflächlicher Puls, Fieber, Schüttelfrost, Kopfschmerzen, Nackensteifheit
2. **Krankheit Helles Yang:** Großer oder überschwemmender Puls, Hitzegefühl in den Extremitäten, Schwitzen, Unverträglichkeit von Wärme, einmal am Tage hoher Fieberanstieg, kein Frostgefühl, Fieberdelirien, Neigung zu Obstipation
3. **Krankheit Kleines Yang:** Gespannter Puls, bitterer Mundgeschmack, Trockenheit des Mundes und Rachens, Schwindel, Wechselfieber, Druckgefühl im seitlichen Oberbauch, Appetitlosigkeit, Unruhegefühl in der Herzgegend
4. **Krankheit Großes Yin:** Tiefliegender, schwacher Puls, aufgetriebener Bauch mit

Brechneigung, Appetitlosigkeit, Polyurie, Durstlosigkeit, schwächende Durchfälle
5. **Krankheit Kleines Yin:** Der Puls ist tief, fein und klein, Neigung zum Hinlegen und Schlafen, Kältegefühl am ganzen Körper, besonders der Extremitäten, Gelenkschmerzen, Herzunruhe, Durst, helle Urinfarbe
6. **Krankheit Leeres Yin:** Schwacher, unregelmäßiger Puls, abnormaler Durst, zum Herzen aufsteigendes Bangigkeitsgefühl, Schmerzen und Krampfgefühl in der Brust, chronische Stauung der Magenflüssigkeit, Erbrechen von Schleim, Neigung zu dünnen Stühlen mit unverdauten Speiseresten, Kältegefühl im Körperinnern und Hitzegefühl an der äußeren Haut, Schwitzen und gleichzeitiges Frieren

Sitz der Krankheit

Hierfür werden im *Shang Han Lun* drei anatomisch nicht genau definierte Körperbereiche angegeben.

Das »Außen« (Biao) ist die traditionelle Bezeichnung für die äußere Schicht der Körperhülle (Haut, Subkutangewebe, oberflächliche Muskeln). Die hier auftretenden Krankheitserscheinungen werden »Außensymptome« genannt.

Das »Innen« (Li) entspricht dem Magen, Darm, Pankreas und Mesenterium. Die von dort ausgehenden Krankheitserscheinungen heißen »Innensymptome«.

Das »Halb-Außen-Halb-Innen« ist die Region des Zwerchfells und der ihm benachbarten Organe.

Die Außen- und Innensymptome werden nach Fülle, Leere, Hitze, Kälte in Gruppen aufgeteilt.

Tab. 10 Gruppierung der Außen- und Innensymptome

Außen-Fülle	Kopfschmerz, Nackensteifheit, Frost, Fieber ohne Schweiß, Muskel-und Gelenkschmerzen, oberflächlicher gespannter Puls
Außen-Leere	Kopfschmerz, Schultersteifheit, Frösteln, Fieber mit Schweiß, oberflächlicher schwacher Puls
Außen-Hitze	kongestiver Kopfschmerz, Hitzegefühl, Durst, beschleunigter Puls
Außen-Kälte	Frostgefühl, Gliederschmerzen, Zerschlagenheitsgefühl, gespannter Puls, dünner weißer Zungenbelag
Innen-Fülle	Völlegefühl, Meteorismus, Obstipation, Durst, gelber Zungenbelag, tiefer kräftiger Puls
Innen-Leere	erschlaffte Bauchdecke, Appetitlosigkeit, Übelkeit, Erbrechen, tiefer schwacher Puls
Innen-Hitze	inneres Hitzegefühl, Unverträglichkeit der Wärme, erhöhte Reizbarkeit, Durst, dunkle Urinfarbe, schneller kräftiger Puls, rote Zunge mit einem trockenen bräunlichen Belag
Innen-Kälte	Unverträglichkeit kalter Speisen und Getränke, inneres Kältegefühl, Magen-Darm-Atonie, kalte Gliedmaßen, langsamer, tiefer, schwacher Puls, blasse Zunge mit einem feuchten weißen Belag

Einzelheiten

Krankheit Großes Yang. Oberflächenpuls, Schüttelfrost, Fieber (Hitzegefühl), Steifheit und Schmerzhaftigkeit des Nackens und Rückens sind charakteristische *Außensymptome* und, nach östlicher Auffassung, Hinweise dafür, daß das Krankheitsübel sich in den Außenbezirken des Körpers, sozusagen in der Vorhalle des Hauses, aufhält. Daraus ergibt sich für die Arzneitherapie: Verabreichung von schweißfördernden Mitteln, um das Krankheitsübel durch die Haut nach außen zu befördern, um es sozusagen durch die Haustüre wieder hinauszuwerfen.

Therapiehinweis: Im ersten Krankheitsstadium die Nadel nur wenig tief in die Haut einstechen.

Krankheit Helles Yang. Hier ist das »Innen«, d. h. der Magen-Darm-Kanal, Sitz der Krankheit. Die dafür charakteristischen Krankheitserscheinungen: Fieber ohne Frost und mit Schweiß, der keine Erleichterung bringt, Unverträglichkeit von Wärme. Große innere Unruhe und Obstipation kommen von innen heraus und werden deshalb *Innensymptome* genannt. Es müssen Abführmittel gegeben werden, um das Krankheitsübel gleichsam durch die Hintertür hinaus zu befördern. Schweißmittel sind streng verboten, denn das würde bedeuten, den Dieb durch die inneren Räume bis zur Haustüre zu jagen, wobei er auf diesem Wege noch großen Schaden im Hause anrichten könnte.

Therapiehinweis: Ableitende Nadelbehandlung an den Dickdarm- und Magenpunkten.

Krankheit Kleines Yang. Sie hat ihren Sitz im »Halb-Außen-Halb-Innen« des Körpers. Zu diesem Gebiet gehören Leber, Gallenblase, die Thorax-Organe, Kehlkopf, Rachen, Eustachi-Röhre und die Ohren. Außerdem steht es in Verbindung mit dem Magen und der äußeren Haut, die auch mitbetroffen sind. Nach *Shang Han Lun* dürfen in diesem Stadium weder Schweiß- noch Abführmittel verabfolgt werden, sondern nur harmonisierende Arzneistoffe, weil sonst Komplikationen auftreten können.
Es wäre, um bei dem Vergleich zu bleiben, gefährlich, den Dieb aus dem Inneren des Hauses zur Haustüre oder zur Hintertüre zu jagen, weil er dann Schaden anrichten könnte. Man sollte ihn vielmehr ruhig auffordern, das Haus friedlich zu verlassen.

Therapiehinweis: Harmonisierende Behandlung durch Tonisierung des Leber- und Kreislauf-Meridians und Sedierung des Gallenblasen- und Drei-Erwärmer-Meridians.

Krankheit Großes Yin. Sie ist das Yin-Gegenstück zu der des Hellen Yang. Die Symptome von beiden sind ihrem Charakter nach in bezug auf Yang-Yin, Hitze-Kälte, Fülle und Leere genau gegenteilig. Bei der Krankheitsform Helles Yang ist der Puls voll und kräftig, das Fieber dynamisch, das Gesicht gerötet, der Bauch hart aufgetrieben und druckempfindlich, und es besteht eine Neigung zu Obstipation. Im Stadium Großes Yin ist der Puls schwach, das Fieber schleichend und nicht hoch ansteigend, das Gesicht blaß, die Bauchdecke kraftlos und es besteht eine Neigung zu Durchfällen.

Krankheit Kleines Yin. Hier liegen umgekehrte Verhältnisse vor wie im Stadium Großes Yang. Im ersteren hat der Kranke das Bedürfnis nach Ruhe und Schlaf, in letzterem dagegen besteht eine nervöse Unruhe durch Erregung der Hirnnerven. Schüttelfrost kommt in beiden Fällen vor: im Großen Yang in Verbindung mit Fieber und einem Oberflächenpuls, dagegen im Kleinen Yin ohne Temperaturerhöhung und mit einem Tiefenpuls *(s. Kap. Pulsdiagnose).*

Krankheit Leeres Yin. Sie ist wiederum das Yin-Gegenstück zu der des Kleinen Yang. Wegen der erethischen Erscheinungen, die beide in ihrem Symptombild haben, können sie leicht miteinander verwechselt werden. In der Phase Leeres Yin sind sie Ausdruck einer reizbaren Schwäche und damit keine echten Yang- oder Fülle-Symptome. Charakteristisch für diese Krankheitsform ist die immer vorhandene Kreislauflabilität und das geringe körperliche Leistungsvermögen.

Therapiehinweis: In diesem wie auch in den beiden anderen Yin-Stadien dürfen selbstverständlich nur tonisierende Behandlungsmaßnahmen zur Anwendung kommen.

Übergangsphasen

Die hier in ihren wichtigsten Leitsymptomen aufgezeigten Symptomenbilder des *Shang Han Lun* repräsentieren sechs Wandlungszustände eines kontinuierlich fortschreitenden Krankheitsprozesses. Sie werden deshalb in der Praxis in reiner Form nur selten angetroffen. Vielmehr gelangen in der Regel nur Bruchstücke von ihnen zur Beobachtung, denen Symptome von vorausgehenden oder darauffolgenden Krankheitsphasen beigesellt sind.

Die Reihenfolge, in der bei einer fortlaufenden Krankheitsentwicklung die Umwandlung von einem Krankheitsstadium in ein anderes erfolgen kann, zeigt nachfolgendes Schema *(Abb. 36)*. Eine Krankheit beginnt im allgemeinen im Großen-Yang-Stadium und durchläuft, wenn sie nicht vorher zur Ausheilung gelangt, in Richtung der äußeren Pfeile alle Stadien bis zum Leeren Yin. Die Helle-Yang-Phase kann aber auch direkt auf das Große-Yang-Stadium folgen und in das Stadium Kleines Yang übergehen.

Bei einer schwachen Konstitution kann jede Yang-Krankheitsform direkt in eine Yin-Form überwechseln, wie die gestrichelten Linien in der Abbildung zeigen. Bei sehr geschwächten Personen erfolgt in der Regel ein Umschwung von einem Yang- in das gegenteilige Yin-Stadium, also in Richtung der dicken gestrichelten Pfeile:

Großes Yang → Kleines Yin,
Kleines Yang → Leeres Yin,
Helles Yang → Großes Yin.

Da dies immer eine Gefahr für den Kranken bedeutet, ist es wichtig, den drohenden Übergang von einer Yang- in eine Yin-Phase zu erkennen, damit dem noch rechtzeitig vorgebeugt werden kann.

Im Verlaufe eines Heilungsprozesses werden die Krankheitsstadien in umgekehrter Richtung durchschritten. Den Austritt aus einem Yin-Stadium erkennt man daran, daß wieder Yang-Symptome auftauchen. Es versteht sich, daß diese positiv zu bewerten sind und daß sich daraus für die Therapie wichtige Schlußfolgerungen ergeben *(s. S. 145 ff)*.

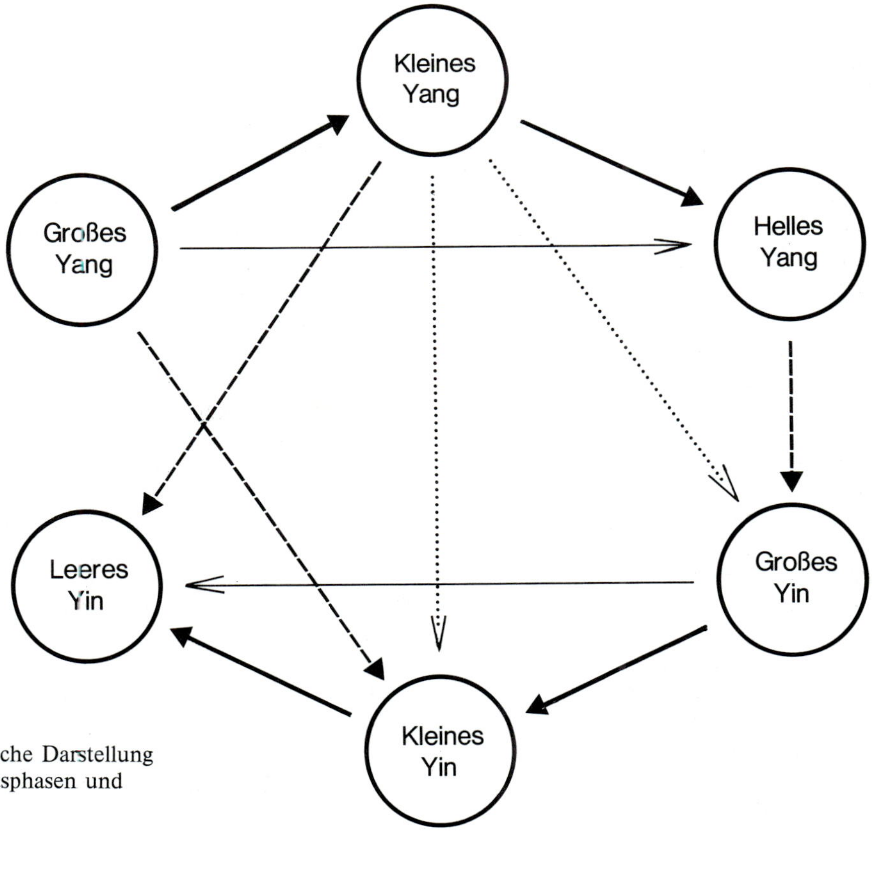

Abb. 36 Schematische Darstellung der sechs Krankheitsphasen und ihrer Übergänge

Krankheits- und Typenbilder

Die drei Yang- und drei Yin-Krankheitstypen

Die vorausgehend beschriebenen sechs Krankheitsstadien werden nicht nur bei akuten, sondern auch bei chronischen Krankheiten beobachtet. Da bei letzteren eine Einzelphase oft lange Zeit bestehen bleibt und als solche nicht mehr deutlich hervortritt, spricht man dann besser vom *Krankheitstypus* statt vom Krankheitsstadium. Auch der Ausdruck *Konstitutionstypus* ist angebracht, da der jeweils vorliegende Symptomenkomplex die typische Reaktionsweise des Kranken widerspiegelt. Im folgenden werden die bereits in Kürze geschilderten Symptomenkomplexe des *Shang Han Lun,* nunmehr mit zusätzlichen Erklärungen und Angaben aus der späteren Literatur sowie mit Hinweisen für die Akupunkturdiagnose und Therapie versehen, ausführlich beschrieben.

Krankheitstypus Großes Yang

Die Krankheitsreaktionen spielen sich in den äußeren Schichten der Körperdecke ab, und zwar vorwiegend im Bereich der beiden Großes Yang genannten Meridiane *Blase* und *Dünndarm.* Besonders betroffen ist der oberste Körperabschnitt: Kopf, Nacken und Schultern. Da die Krankheitserscheinungen an der Körperoberfläche auftreten, spricht man von Oberflächensymptomen. Dazu gehört auch ein charakteristischer Pulsbefund: Der Radialispuls ist schon bei leichter Berührung gut fühlbar, er ist ein sogenannter Oberflächenpuls.

Symptomenbild

Oberflächenpuls, Schüttelfrost oder Frostgefühl in der Nacken-Schulter- und oberen Rückenregion, Abneigung gegen Kälte und Wind, übermäßiges Schwitzen, Schmerzen im Bereich des Kopfes, des Nackens und der Schultern, Nackensteifheit, schmerzhafte Verspannung der Schulter- und Rückenmuskulatur.

Fülle- und Leere-Merkmale

Fieber mit Frost, Schweißlosigkeit und ein hart gespannter Oberflächenpuls sind charakteristische Yang-Fülle-Erscheinungen. Dies gilt auch für die in der Regel damit einhergehenden Begleitsymptome: Kopfschmerz, Nackensteifheit, schmerzhafte Verspannung der Schulter- und Rückenmuskulatur.
Fieber mit spontaner Schweißbildung und einem weichen, leicht unterdrückbaren Oberflächenpuls sind Zeichen einer Yang-Leere. Auch übermäßiges Schwitzen ohne Fieber und ohne äußeren Anlaß deuten auf eine Yang-Leere hin. Die beschriebenen Pulsqualitäten sind differentialdiagnostisch von großer Bedeutung. Wenn beispielsweise über Frösteln, Abneigung gegen Wind und Kälte oder Kopf- und Nackenschmerzen geklagt wird und der Puls nicht an der Oberfläche der Radialarterie, sondern in der Tiefe gefühlt wird, dann ist dies ein sicheres Zeichen, daß die Krankheit sich nicht im Stadium Großes Yang sondern in einem Yin-Stadium befindet. Fieber mit Frost und ohne Schweiß gilt als »Kälteschädigung« und Fieber mit spontaner Schweißbildung als »Windschädigung«.

Therapieregel

Grundsätzlich dürfen die Nadeln nicht tiefer als bis in die äußeren Schichten der Körperdecke eingeführt werden, da sonst mit einer Verschlimmerung des Krankheitszustandes gerechnet werden muß.
Im Falle einer Yang-Fülle (gespannter Oberflächenpuls in Begleitung von Fieber ohne Schweiß, Kopf-, Nacken-, Schulter- und Rückenschmerzen) ist eine dispergierende Nadelbehandlung erforderlich. Bei der Yang-Leere-Form (schwacher Oberflächenpuls in Begleitung von Fieber mit Schweiß oder spontane Schweißbildung mit starker Abneigung gegen Wind) muß die tonisierende Nadel- und Moxatechnik angewandt

werden. Im ersten Fall sind schweißanregende Mittel angezeigt, in letzterem Fall jedoch streng verboten. Übermäßiges Schwitzen in diesem Stadium kann zu Kreislaufstörungen und anderen Komplikationen führen.

Übergangsstadien

Das Auftreten neuer Symptome zu den obengenannten sind alarmierende Zeichen für den drohenden Übergang in eine andere Krankheitsphase.

Krankheits-Stadium Kleines Yang. Es wird angekündigt durch Schwindel, Übelkeit, Erbrechen, Druckgefühl im Oberbauch.

Therapieregel:
Zuerst müssen die eben genannten, neu hin zugekommenen Symptome beseitigt werden, und danach wird die Behandlung nach den oben angegebenen Richtlinien fortgesetzt.

Krankheits-Stadium Helles Yang. Es wird angekündigt durch ansteigendes Fieber, unruhiges Hin- und Herwerfen im Bett, Trockenheit des Mundes, Durst, Schmerz-, Druck- und Spannungsgefühl im Bauch, Kurzatmigkeit, Obstipation.

Therapieregel:
Zunächst die noch im Großen-Yang-Bereich bestehenden Krankheitserscheinungen behandeln und dann die Helles-Yang-Symptome in Angriff nehmen. Dies kann in einer Sitzung geschehen. Wenn aber die Helles-Yang-Erscheinungen ein bedrohliches Ausmaß angenommen haben, sind diese zuerst zu behandeln.

Krankheits-Stadium Kleines Yin. Es meldet sich an mit den Symptomen innere Unruhe, große Mattigkeit, Verkleinerung der Pulsamplitude. Der Übergang von einem Oberflächenpuls in einen Tiefenpuls ist ein sicheres Zeichen für den drohenden Umschlag der Krankheitsform Großes Yang in die des Kleinen Yin.

Therapieregel:
Zuerst die Yin-Symptome behandeln und nach deren Verschwinden erst die Yang-Symptome.

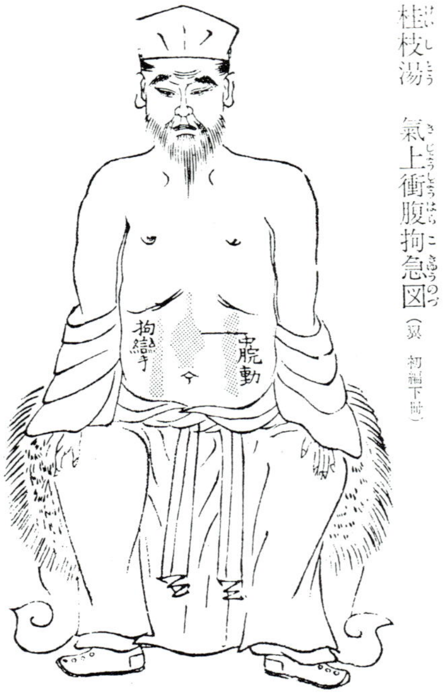

Abb. 37 Keishi-tō

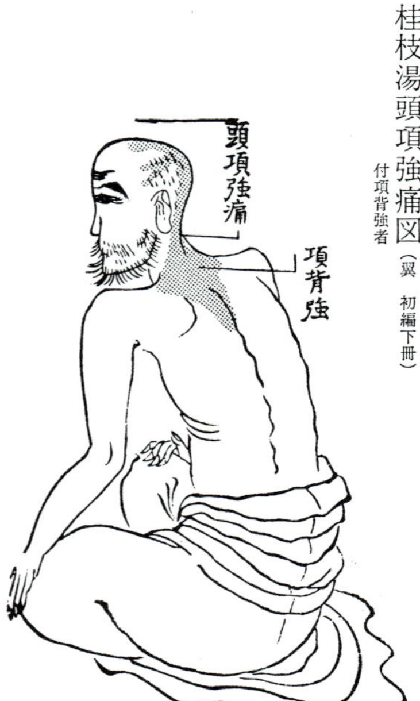

Abb. 38 Keishi-tō

Symptomenbilder[1] Großes Yang

Guizhi tang (chin.) Keishi-tō (jap.)

Leitsymptome
Fieber mit Schweißbildung, Frösteln, Kopfschmerz, Nacken-Schultersteifheit und Gliederschmerzen; Windscheu, Mattigkeit, Neigung zu spontanen Schweißausbrüchen, Bauchschmerz durch Kälteeinwirkung
Puls: oberflächlich, schwach
Bauch: häufig vermehrte Spannung der Rektursmuskeln und Pulsation in der Mitte des Oberbauches

Typus: Großes Yang (Leere)

Krankheiten
Fieberhafte Krankheiten im Anfangsstadium, insbesondere Erkältungskrankheiten, Grippe; Neuralgien und rheumatische Erkrankungen leichten Grades.

Therapiepunkte

Dü 3 (ton.)	Kopfschmerz, Nacken- und Schultersteifheit
Di 4 (ton.)	Mattigkeit, überstarkes Schwitzen (5 Moxen)
B 10, 12 (ton.)	Fieber, Kopfschmerz, Okzipitalneuralgie
KG 12 (ton., Intrakutannadel)	fühlbare Aortapulsation, Druckschmerz

[1] Symptomenbilder der traditionellen chinesisch-japanischen Arzneiheilkunde.
Zu den entsprechenden Arzneimittelrezepturen vgl. S. 215 ff.

Gegen tang (chin.) Kakkon-tō (jap.)

Leitsymptome
Fieber ohne Schweiß, mit Frostgefühl; Nacken- und Schultersteifheit, Verspannung der oberen Rückenmuskulatur; Kopfschmerz, Druck- und Schweregefühl im Kopf, Nasenverstopfung; Auftreten oder Verschlimmerung der Beschwerden durch Kälte
Puls: oberflächlich, kräftig

Typus: Großes Yang (Fülle)

Krankheiten
Fieberhafte Erkrankungen im Anfangsstadium (Grippe, Rhinitis, Sinusitis, Tonsillitis, Laryngitis), Okzipitalneuralgie

Therapiepunkte

Dü 3 (disp.)	Schüttelfrost, Nacken-Schultersteifheit
Di 4, 20, B 2, 10 (disp.)	Entzündung und Schwellung der Nasen- und Rachenschleimhaut
GG 15, 19 (disp.)	Fieber, Frost, psychische Unruhe
G 20 (disp.)	Okzipitalneuralgie
B 11 (disp.)	Nacken- und Schulterschmerzen
KG 13 (disp.)	erhöhte Bauchdeckenspannung im Epigastrium

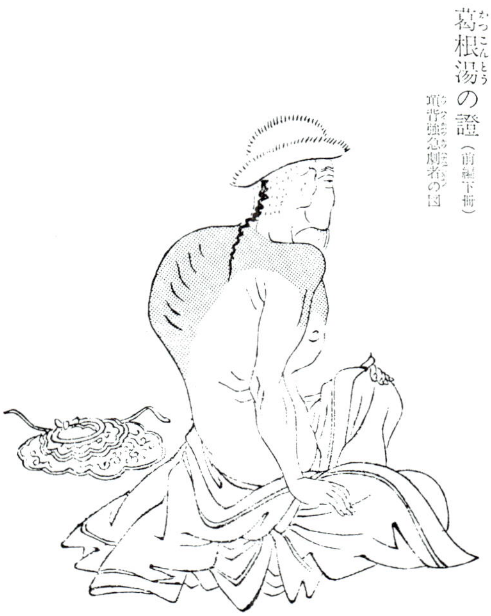

Abb. 39 Kakkon-tō

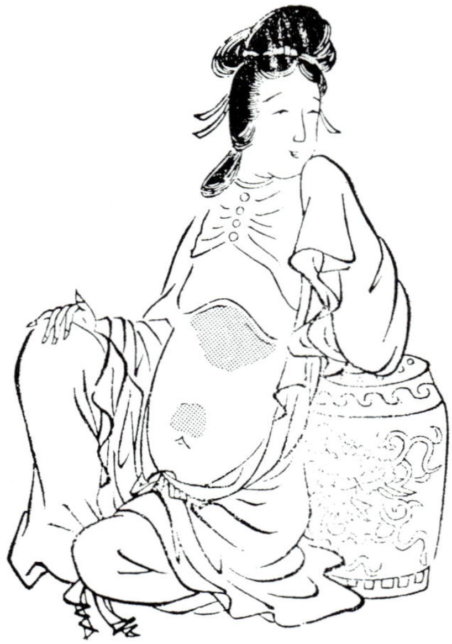

五苓散図 (ごれいさん) ([illegible] 四編下冊)

Abb. 40 Gorei-san

Symptomenbild
Großes Yang – Kleines Yang

Wuling san (chin.) Gorei-san (jap.)

Leitsymptome
Kopfschmerz; Fieber mit Frösteln, Durst und verminderter Harnausscheidung; Völlegefühl im Epigastrium; Erbrechen nach Flüssigkeitsaufnahme; wäßriger Durchfall nach kaltem Essen und Trinken
Puls: oberflächlich, schwach, häufig frequent
Bauch: Hypotonie der Bauchwand im Epigastrium; druckschmerzhafte Resistenz oder Pulsation oberhalb des Nabels.

Typus: Großes Yang - Kleines Yang (Leere)

Krankheiten
Akute und subakute Krankheiten mit mäßig hohem Fieber, Durst und Oligurie; Magenatonie, akute Gastroenteritis, Dyspepsie (Kleinkinder), Schwangerschaftserbrechen, Alkoholvergiftung, Sonnenstich, Nephritis, Nephrose, Hydrozele

Therapiepunkte

Le 3 (ton., 3 Moxen), Le 14 (ton.)	Völlegefühl im Oberbauch
G 33 oder G 34 je nach Druckschmerzhaftigkeit (5 Moxen)	Durchfall
K 9 (bei Pulsation Intrakutannadel, bei Druckschmerz 5 Moxen)	Völlegefühl, Oligurie
M 24 (ton., 3 Moxen)	Völlegefühl im Oberbauch
B 27 (5 Moxen)	Durchfall
Dü 3, B 10, 12 (ton.)	Kopfschmerz

Krankheitstypus Kleines Yang

Die Krankheitsreaktionen erscheinen vorwiegend im Einflußbereich der beiden Kleines Yang genannten Meridiane *Gallenblase* und *Drei-Erwärmer*. Dazu gehören die dem Zwerchfell benachbarten Organe und die seitlichen Körperpartien. In diesem Stadium ist, nach chinesischer Meinung, die Krankheit in das Innere des Körpers eingedrungen und sitzt im Halb-Außen-Halb-Innen.

Symptomenbild

Wechselfieber, Gefühl einer inneren Hitze und Kälte, seitlicher Kopfschmerz, Ohrenschmerzen, Schwindel, Taubheit, Ohrensausen, Beklemmungsgefühl im Thorax, Herzunruhe, bitterer und pappiger Mundgeschmack, Übelkeit, Erbrechen, Schmerz- oder Druckgefühl im Oberbauch unterhalb des Rippenbogens, weißer Zungenbelag, großes Schlafbedürfnis, Abneigung gegen Sprechen, gespannter Radialipuls.

Druckschmerzhaftigkeit in der lateralen Lendengegend, am inneren Skapularrand, an den Sehnenansätzen der seitlichen Nackenmuskeln, Spannung der Schulter- und seitlichen Halsmuskulatur.

Erkennungsmerkmal: Fühlbare Spannung und Druckschmerzhaftigkeit unterhalb des Rippenbogens meist in Verbindung mit einem subjektiven Druckgefühl im rechten Hypochondrium. Es ist ein Zeichen für eine gestörte Galle- und Lebertätigkeit, die bei diesem Typus häufig angetroffen wird.

Puls: Der gespannte Puls weist auf einen erhöhten Muskeltonus hin. Bei spastischen Zuständen im Körperinnern ist er in der Regel tiefliegend und gespannt.

Weitere Merkmale. Das Schwindel- und Unsicherheitsgefühl ist stärker am Morgen, es verschlimmert sich beim Aufrichten und bessert sich beim Schließen der Augen. Auch der *Ménière*-Schwindel gehört zum Krankheitsbild Kleines Yang.
Taubheit und Ohrensausen sind hier die Begleitsymptome eines Tubenverschlusses oder einer Mittelohraffektion.
Beklemmungsgefühl im Thorax und Herzunruhe gehören hier dem *Römheld*-Symptomenkomplex an.
Man findet bei diesem Typus immer druckempfindliche Punkte auf den Meridianen Gallenblase und Drei-Erwärmer sowie auch druckschmerzhafte Stellen an der seitlichen Hals-, Schulter- und oberen Rückenpartie.

Therapieregel

Den Leber- und Kreislauf-Meridian tonisieren und den Drei-Erwärmer- und Gallenblasen-Meridian dispergieren.

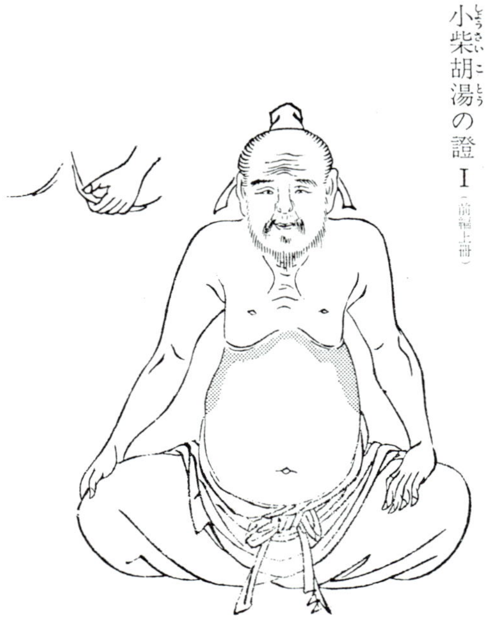

Abb. 41 Shōsaiko-tō

Symptomenbilder Kleines Yang

Xiao chaihu tang (chin.)
Shōsaiko-tō (jap.)

Leitsymptome

Intermittierendes Fieber; Zunge trocken, weiß belegt; Trockenheit der Mund- und Rachenschleimhaut; bitterer Mundgeschmack, Appetitlosigkeit, Übelkeit, Erbrechen, Schluckbeschwerden, Husten mit zähflüssigem Auswurf, Schmerz- oder Spannungsgefühl in der Schulter-, oberen Rücken- und seitlichen Thoraxregion; Schmerz- und Beengungsgefühl in der Brust; Druck- und Völlegefühl im Oberbauch
Puls: gespannt
Bauch: Resistenz, Druck- und Kneifempfindlichkeit der Bauchdecke im Bereich des unteren Rippenbogens, besonders im rechten Hypochondrium

Typus: Kleines Yang

Krankheiten

Grippe, Gastritis, Cholezystitis, Hepatitis

Therapiepunkte

Le 3 (ton., 3 Moxen), Le 14 (ton.)	Völlegefühl im Oberbauch
Kr 6 (ton., 3–5 Moxen)	Beklemmungsgefühl in der Brust
KG 13 (ton.)	Appetitlosigkeit, Übelkeit, Erbrechen
3E 1 (Blut lassen)	akutes Fieber
3E 4 (ton.)	Trockenheit der Mund- und Rachenschleimhaut
B 18 (ton.), B 19 (disp.)	Schmerz- und Druckgefühl im Oberbauch
B 38, 39, 40 je nach Druckschmerz (disp.)	Husten

Banxia xiexin tang (chin.)
Hange-shashin-tō (jap.)

Leitsymptome
Innere Unruhe, Schlaflosigkeit, Appetitlosigkeit, Übelkeit, Erbrechen und Bauchschmerz mit Durchfall, Druck- und Stauungsgefühl im Oberbauch, Sodbrennen, Darmkollern, weißer Zungenbelag
Puls: gespannt
Bauch: erhöhte Bauchdeckenspannung im Epigastrium, Plätschergeräusch des Magens

Typus: Kleines Yang

Krankheiten
Neurasthenie, Magenatonie, Hyperazidität, Hypersekretion, akute und chronische Gastroenteritis

Therapiepunkte

Le 3 (ton.),	Druckgefühl im Ober-
MP 3 (ton.)	bauch
G 34 (ton., 5 Moxen),	Bauchschmerz, Diarrhö
3E 6 (ton., 5 Moxen)	
KG 12 (ton.),	Völlegefühl im Ober-
M 24 (ton.)	bauch
M 19 (3–5 Moxen),	Sodbrennen
B 38(39) (5 Moxen)	
B 27 (5 Moxen)	Diarrhö
G 17 (ton.),	Schlaflosigkeit
G 20 (ton.)	

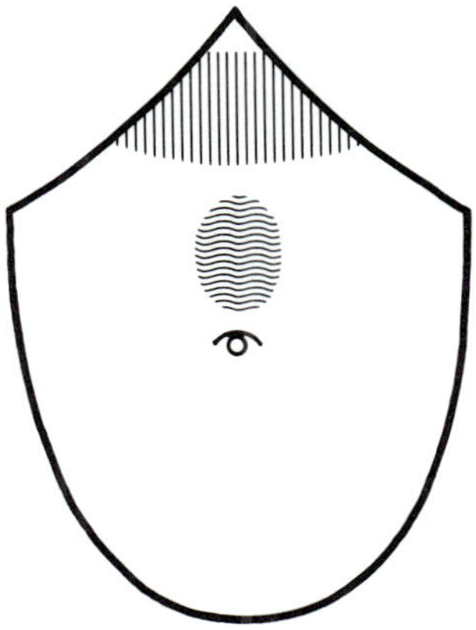

Abb. 42 Hange-shashin-tō

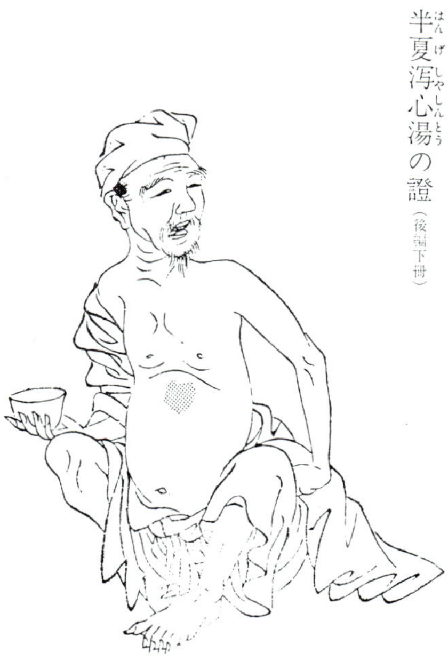

Abb. 43 Hange-shashin-tō

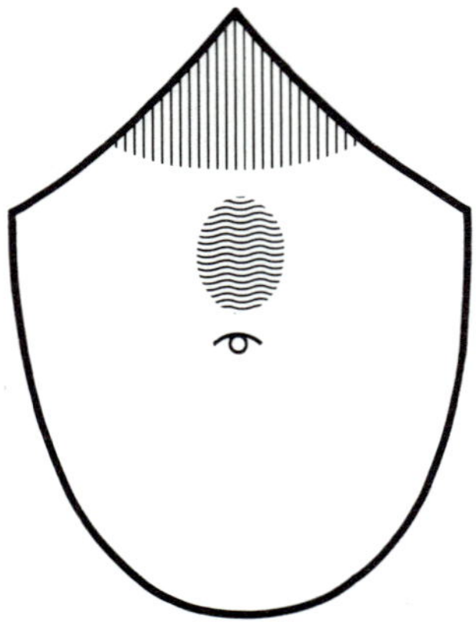

Abb. 44 Hange-Kōboku-tō

Banxia honpo tang (chin.)
Hange-Kōboku-tō (jap.)

Leitsymptome
Nervöse Erregtheit und Erschöpfung, Gefühl allgemeiner Schwäche; seelische Depression, Interesselosigkeit, große Ängstlichkeit, Schreckhaftigkeit, anfallsweise Herzklopfen, Kloßgefühl im Hals, Heiserkeit, Reizhusten, Druckgefühl in der Brust und in der Magengegend, Übelkeit, Erbrechen, Appetitlosigkeit, Stauungs- und Auftreibungsgefühl im Oberbauch, Schweißausbrüche, kalte Extremitäten.
Puls: schwach
Bauch: Bauchhaut atonisch, in langen Falten abhebbar; Bauchwand dünn, kraftlos, leicht aufgetrieben, in einigen Fällen Resistenz im Epigastrium; Plätschergeräusch des Magens

Typus: Kleines Yang (Leere)

Krankheiten
Neurasthenie, Globus hystericus, paroxysmale Tachykardie, Ösophagospasmus, Kardiospasmus, Hypersekretion des Magens, Hyperemesis

Therapiepunkte

Le 3 (ton.)	seelische Depression, Druckgefühl im Oberbauch
N 7 (ton.), H 7 (ton.), Kr 6 (ton.)	nervöse Erregung, Ängstlichkeit, Tachykardie, Kloßgefühl
KG 4, 13 (ton.)	Appetitlosigkeit, Übelkeit, Stauungsgefühl im Oberbauch
3E 4 (ton.)	allgemeine Schwäche
G 17, 20 (ton.)	Hyperhidrosis, Schlaflosigkeit
B 15 (ton. Dauernadel)	paroxysmale Tachykardie

Chaihu jia longgu muli tang (chin.) Saiko-ka-ryūkotsu-borei-tō (jap.)

Leitsymptome
Innere Unruhe, nervöse Erregtheit, Schreckhaftigkeit, Überempfindlichkeit gegen Geräusch, Schlaflosigkeit, Blutandrang zum Kopf, Kopfschmerz, Schwindelgefühl, Verspannung der Nacken- und Schultermuskulatur, Schmerz- und Beengungsgefühl in der Brust, Herzklopfen, Stauungs- und Auftreibungsgefühl im Oberbauch, Neigung zu Obstipation.
Bauch: Oberbauch meist aufgetrieben, vermehrte Bauchdeckenspannung in der oberen und seitlichen Oberbauchregion, erhöhter Haut- und Gewebsturgor im Bereich des unteren Rippenbogens, fühlbare Pulsation zwischen Nabel und unterem Sternumrand.

Typus: Kleines Yang

Krankheiten
Vegetative Dystonie, Schlaflosigkeit, Hypertonie, Hyperthyreose, paroxysmale Tachykardie, funktionelle Angina pectoris, *Roemheld*-Symptomenkomplex.

Therapiepunkte

Le 3 (ton.)	Stauungsgefühl im Oberbauch
N 7 (ton.), H 7 (ton.), Kr 6 (ton.)	innere Unruhe, Angstgefühl, Herzklopfen
KG 4 (ton.), KG 10–14 je nach Pulsation (ton., Dauernadel)	Stauungsgefühl im Oberbauch
Le 14 (ton.)	Druckgefühl im seitlichen Oberbauch
KG 17 (ton.)	Beklemmungsgefühl in der Brust
G 17, 20 (ton.)	Schlaflosigkeit, nervöse Reizbarkeit
B 15, 39 (ton., Dauernadel)	Herzschmerzen, Herzjagen
Di 11 (leicht disp.), M 36 (leicht disp.)	nervöse Erregtheit, Blutandrang zum Kopf

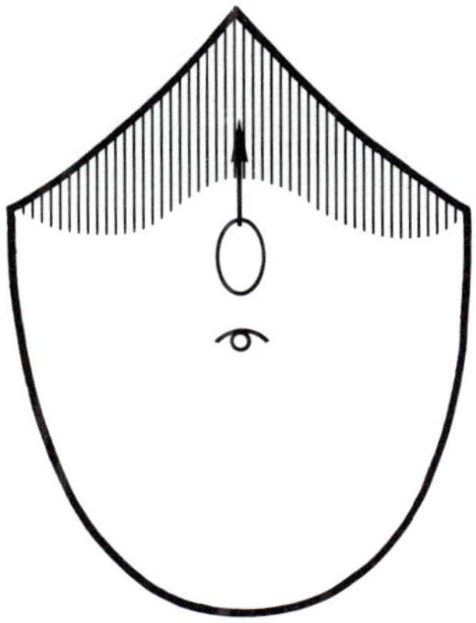

Abb. 45 Saiko-ka-ryūkotsu-borei-tō

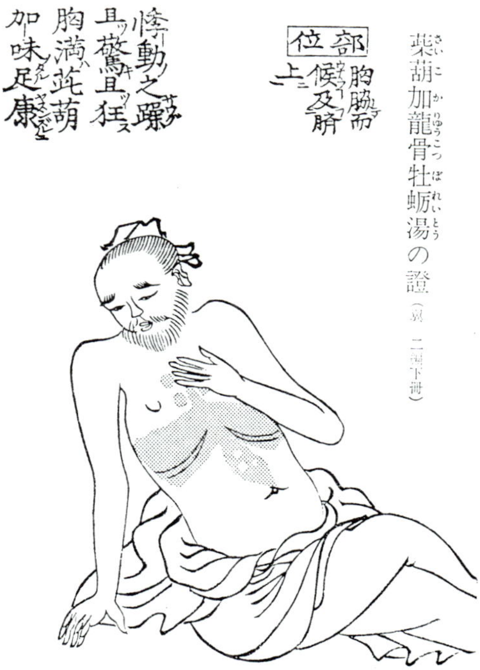
柴胡加龍骨牡蛎湯の證
部位
胸脇而候及臍上
悸動之躁
且驚且狂
胸満茈胡
加味足康

Abb. 46 Saiko-ka-ryūkotsu-borei-tō

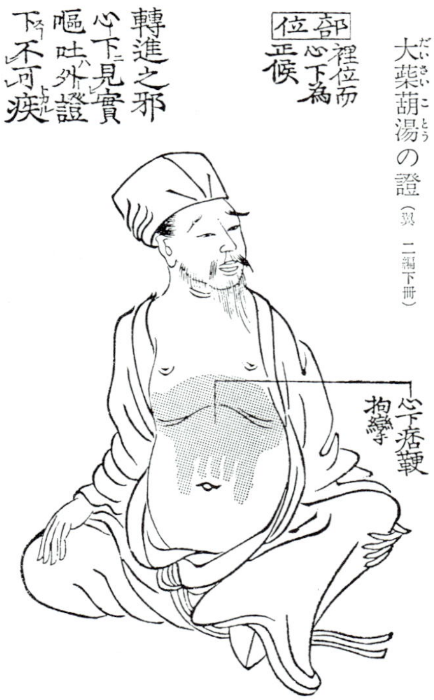
大柴胡湯の證
部位
裡位而
心下為
正候
轉進之邪
心下見實
嘔吐外證
下不可疾
心下痞鞕
拘攣

Abb. 47 Daisaiko-tō

Symptomenbild
Typus Kleines Yang – Helles Yang

Dachaihu tang (chin.)
Daisaiko-tō (jap.)

Leitsymptome
Dieselben wie im Symptomenbild Xiao chaihu tang. Die Krankheitserscheinungen sind jedoch heftiger; die Zunge hat einen gelblichen Belag und es besteht eine Obstipation.
Puls: groß, kräftig
Bauch: harte Spannung und Druckempfindlichkeit der Bauchdecke im Epigastrium und an den Oberbauchseiten, besonders in der Lebergegend; Verdickung (erhöhter Turgor) und Kneifempfindlichkeit der Bauchdecke im Bereich des unteren Rippenbogens; erhöhte Rektusspannung vom Rippenrand bis in Höhe des Nabels.

Typus: Kleines Yang – Helles Yang

Krankheiten
Hypertonie, Asthma bronchiale, akute und chronische Leberkrankheiten, Fettsucht

Therapiepunkte

Le 2, 14 (disp.), KG 12 (disp.), M 24-27 je nach Druckschmerz (disp.) Kr 4 (disp.), 3E 5 (disp.), G 35-39 je nach Druckschmerz (disp.), KG 17 (ton.)	Druck- und Völlegefühl im Oberbauch Husten, Schmerz- und Beklemmungsgefühl im Thorax und in der Gegend des unteren Rippenbogens
Di 4 (disp.), MP 15 (disp.)	Obstipation
B 17 (disp.), B 38-40 je nach Druckempfindlichkeit (disp.)	Husten, Schmerz- und Beklemmungsgefühl im Thorax und Oberbauch

Krankheitstypus Helles Yang

Das Krankheitsstadium Helles Yang ist die dritte oder auch schon die zweite Phase einer akuten Krankheitsentwicklung. Die Reaktionen treten vorwiegend im Einflußbereich der Helles Yang genannten Meridiane *Magen* und *Dickdarm* auf.
Betroffene Organe sind hauptsächlich: Augen, Nase, Lippen, Kehlkopf, Speiseröhre, Magen und Darm. Nach alter Auffassung ist die Krankheit in das »Innen« des Körpers eingedrungen. Unter »Innen« versteht man die dem Pfortaderkreislauf angeschlossenen Organe und Gewebe mit Ausnahme der Gallenblase und Leber.

Symptomenbild

Hohes Fieber mit Unruhe, Delirien, Kopfhyperämie, starkes Schwitzen, das aber keine Erleichterung bringt, Blutandrang zum Kopf, Unverträglichkeit von Wärme, Trockenheit der Zunge und der Lippen, gelblicher oder bräunlicher Zungenbelag, Durst und Trinken großer Flüssigkeitsmengen, Beklemmungsgefühl in der Brust. Der Bauch ist hart aufgetrieben und druckempfindlich. Völlegefühl und krampfartige Schmerzen, die sich nach Wind-und Stuhlabgang bessern. Nach dem Essen Übelkeit und Sodbrennen. Neigung zur Obstipation oder Diarrhö und Hämorrhoiden. Dunkle Harnfarbe. Der Puls ist voll, kräftig und meist frequent.

Weitere Merkmale. Das Fieber ist hoch, gleichbleibend, nicht mit Schüttelfrost, aber mit starker Schweißabsonderung einhergehend. Der Kranke phantasiert, bewegt sich im Bett unruhig hin und her, die Bettdecke wird nicht ertragen, die Haut fühlt sich trotz reichlicher Schweißabsonderung sehr heiß an, Schwitzen bringt keine Erleichterung, das Gesicht ist stark gerötet. Die vorgewölbte, harte und druckempfindliche Bauchdecke ist für die Krankheitsform sehr charakteristisch. Das Beklemmungsgefühl im Thorax beruht auf einer Gasansammlung im Dickdarm, die zum Zwerchfellhochstand führt. Die übrigen Bauchsymptome sind letzten Endes die Folge einer venösen Stauung im Pfortadergebiet, für die ein sicheres Erkennungszeichen die Druckempfindlichkeit der linksseitigen Inguinalregion ist.
Der Konstitutionstypus Helles Yang wird häufig bei Frauen im Klimakterium angetroffen, die unter Hitzewallungen und Schweißausbrüchen leiden, ferner auch bei Menschen, die eine sitzende Beschäftigung haben oder zu viel essen und trinken.

Therapieregel

Dispergierung vorzugsweise an besonders druckempfindlichen Punkten des Dickdarm-und Magen-Meridians sowie auch der *Oketsu*-Therapiepunkte *(s. Oketsu-Konstitution).*

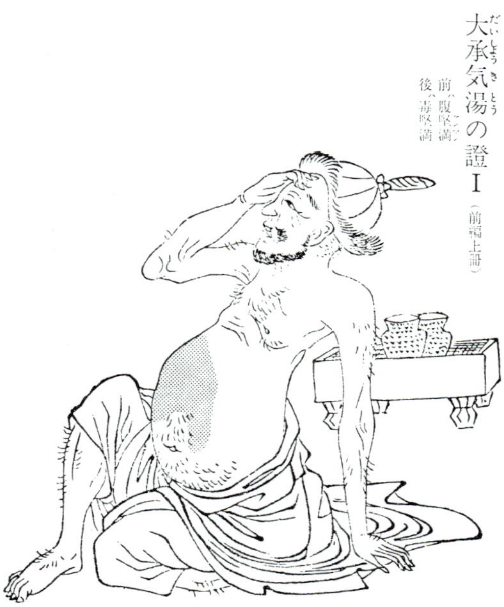

Abb. 48 Dai-jōki-tō

Symptomenbilder Helles Yang

Dachengqi tang (chin.)
Dai-jōki-tō (jap.)

Leitsymptome
Hohes Fieber mit Schweißausbruch, Unruhe und geistiger Verwirrtheit, Hitzegefühl, trockener, bräunlicher oder schwärzlicher Zungenbelag, großer Durst, Völlegefühl im Oberbauch, harter Stuhl, Obstipation, verminderte Harnausscheidung, dunkle Urinfarbe
Puls: tief, kräftig
Bauch: stark vorgewölbt (»Bierbauch«), kräftige Bauchmuskulatur, harte Bauchdeckenspannung, besonders in der oberen und mittleren Bauchregion.

Typus: Helles Yang

Krankheiten
Akute Fieberkrankheiten, Hypertonie, habituelle Obstipation, Adipositas.

Therapiepunkte

Di 1 (Blut lassen)	Fieber, Trockenheit der Mundschleimhaut
Di 4, 11 (disp.), M 36 (disp.)	Hitzegefühl, Blutandrang zum Kopf, nervöse Erregtheit, Hypertonie
KG 12 (disp.), M 25 (disp.), MP 15 (disp.)	Völlegefühl im Oberbauch, Obstipation
B 25, 31 (disp.)	Kopfkongestion, Obstipation
B 46 (disp.)	Völlegefühl, Hypertonus der Bauchmuskulatur

San huang xie xin tang (chin.)
San-ō-shashin-tō (jap.)

Leitsymptome
Rote Gesichtsfarbe, Blutandrang zum Kopf, Ohrensausen, psychische Unruhe, nervöse Reizbarkeit, Furchtsamkeit, Schlaflosigkeit, allgemeines oder lokalisiertes Hitzegefühl, Druck- und Völlegefühl im Oberbauch, Obstipation, Neigung zu Blutungen, Hautjucken
Puls: groß, kräftig
Bauch: Die Bauchdecke ist vorgewölbt, an der Oberfläche weich, in der Tiefe hart gespannt.

Typus: Helles Yang

Krankheiten
Psychovegetative Störungen, Schlaflosigkeit, Hypertonie, Apoplexie, habituelles Nasenbluten, Hämoptoe, Hämatemesis, Hämorrhoidalblutungen, klimakterische Beschwerden, Pruritus, juckender Hautausschlag

Therapiepunkte

Lu 11, MP 1, Di 1 (Blut lassen)	Kopfhyperämie, Blutungen, Apoplexie, Hautjucken
Di 11 (disp.), M 36 (disp.)	nervöse Reizbarkeit, Kopfhyperämie
KG 12 (disp.), M 25 (disp.), MP 15 (disp.) B 25 (disp.)	Völlegefühl im Oberbauch, Obstipation
B 31, 32, 33 (disp.)	Kopfhyperämie
Lu 6 (Druckschmerz! 5 Moxen)	Hämorrhoiden

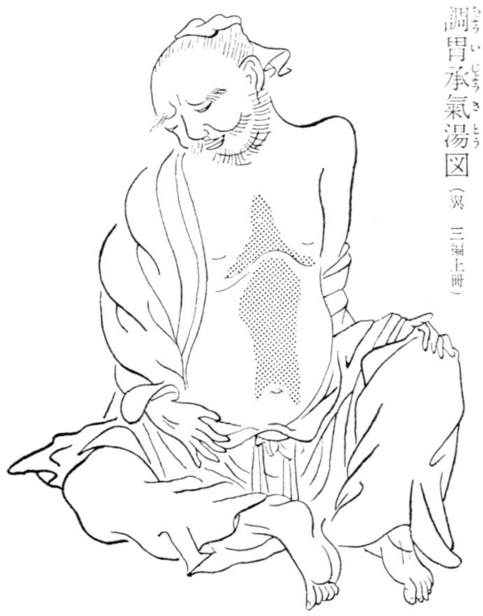

Abb. 49 Chōi-jōki-tō

Diaowei chengqi tang (chin.)
Chōi-jōki-tō (jap.)

Leitsymptome
Trockenheitsgefühl und schmerzhafte Schwellung, Rötung, Bläschen- und Geschwürbildung in der Mundhöhle (Zunge, Zahnfleisch, Lippen- und Wangenschleimhaut); übler Mundgeruch; Druck- und Beklemmungsgefühl in der Brust, Völle- und Auftreibungsgefühl im Oberbauch, Übelkeit, Erbrechen, Heißhunger, Hitzegefühl, Durst, Polyurie, Obstipation, juckender Hautausschlag
Puls: tief, kräftig
Bauch: Resistenz und Druckempfindlichkeit der Bauchwand im Epigastrium und in der Nabelgegend

Typus: Helles Yang

Krankheiten
Stomatitis, akute Gastritis (»verdorbener Magen«), Obstipation, Diabetes mellitus, Urtikaria, Hordeolum

Therapiepunkte

Di 1, Lu 11 (Blut lassen), Di 4 (disp.)	Stomatitis (Eröffnung der Sublingualvenen mit einer scharfen Dreikantnadel), Ekzem, Urtikaria, Hordeolum
KG 12 (disp.), M 25 (disp.), MP 15 (disp.)	Völlegefühl, Obstipation
Le 14 (disp.), M 19 (disp.)	Beklemmungsgefühl in der Brust

Die nun folgenden drei **Yin-Krankheitstypen** sind sich in ihrer Symptomatik in vielem ähnlich und lassen sich deshalb in der Praxis weniger leicht voneinander unterscheiden als die drei Yang-Typen.

Yin-Formen: Gemeinsame Merkmale

Typisch für alle drei Yin-Formen ist der adynamische Charakter der Krankheitsäußerungen, insbesondere die körperliche Schwäche, die Kreislauflabilität, die fast immer vorhandene Kälte der Extremitäten. Der Krankheitsverlauf ist meist schleppend, die Krankheitserscheinungen sind weniger heftig als in einem Yang-Stadium, dafür aber von längerer Dauer. Es besteht ein großes Wärmebedürfnis und eine Unverträglichkeit von kalten Speisen und Getränken, Neigung zu Durchfall ohne Tenesmus.

Krankheitstypus Großes Yin

Die Symptomatik ist in allem gegensätzlich zu der des Typus Helles Yang. Der gegenteilige Yin-Charakter ist schon äußerlich erkennbar an dem blassen Aussehen, dem müden Gesichtsausdruck und an der häufig beobachteten Unterlidschwellung. Hauptmerkmale sind die Symptome: Appetitlosigkeit, Völlegefühl, Meteorismus, dünne Stühle, die schlaffe oder hart gespannte Bauchdecke. Weitere Charakteristika sind das Gefühl der Schwere, Lähmigkeit und Unruhe in den Beinen sowie Ödeme und druckschmerzhafte Gewebsverhärtungen und Schwellungen im Bereich der großen Gelenke.

Symptomenbild

Blasses Aussehen, müder Gesichtsausdruck. Die Haut ist trocken, schuppig und neigt zu Rhagaden und Ekzemen. Die Haut ist schlaff, das Bindegewebe schwammig, die Muskulatur atonisch und kraftlos. Körperliche und geistige Arbeit führen zu rascher Ermüdung. Es besteht eine große Empfindlichkeit gegen Kälte und Abneigung gegen kalte Speisen und Getränke. Aber auch die Hitze wird schlecht vertragen, da die Wärmeregulation infolge mangelnder Schweißproduktion ungenügend ist. Es besteht eine große Anfälligkeit für Erkältungskrankheiten und Infektionen der oberen Luftwege, sowie für Magen-Darmstörungen, die sich hauptsächlich in Appetitlosigkeit, Meterorismus, wäßrigen und breiigen Stühlen äußern. Weitere charakteristische Merkmale sind: Schwellung der Unterlider, sogenannte Augensäcke, Kälte der Extremitäten, sowie Unruhe, Parästhesien und Schweregefühl der Beine.

Bauchbefund: Schlaffe oder brettartig gespannte dünne Bauchdecke, häufig in Verbindung mit einer fühlbaren Aortapulsation im Bereich des Nabels oder in der Mitte des Oberbauchs, und das schon bei leichter Perkussion vernehmbare Plätschergeräusch des Magens.

Subjektive Leitsyptome: Appetitlosigkeit, Gefühl der Völle und Auftreibung des Leibes, schwächende Durchfälle, Bauchschmerzen, die sich nach der Stuhlentleerung nicht bessern, sondern eher verschlimmern, Kälte, Schweregefühl und schmerzhafte Unruhe der Beine, die im Bett hin und her bewegt werden müssen. Der Puls ist tief, klein und schwach.
Auch die exsudative Diathese gehört zum Konstitutionsbild Großes Yin und ist über die Punkte dieser Meridiane gut beeinflußbar.

Therapieregel

Tonisierung des Milz-Pankreas- und Lungen-Meridians. Bei Vorliegen von Ödemen und venösen Stauungen kommen auch die Therapiepunkte für die *Oketsu-* und *Suidoku*-Konstitutionstypen in Frage.

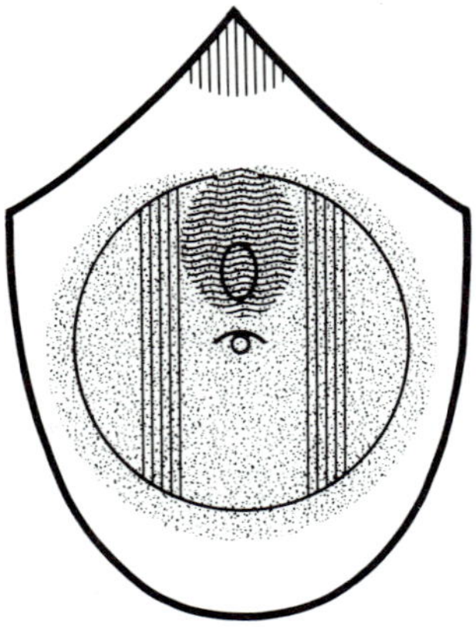

Abb. 50 Shin-bu-tō

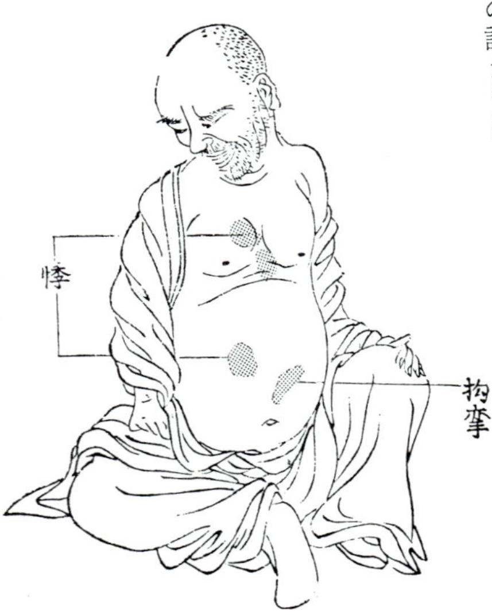

Abb. 51 Shin-bu-tō

Symptomenbilder Großes Yin

Zhenwu tang (chin.) Shin-bu-tō (jap.)

Leitsymptome
Mattigkeit, Antriebslosigkeit, Benommenheits- und Schwindelgefühl, Gleichgewichtsstörungen, Druck- und Beklemmungsgefühl in der Brust, weißer oder schwärzlicher Zungenbelag, wäßrige oder breiige Stühle frühmorgens und gleich nach dem Essen, Blähungen, Bauchschmerz abwechselnd mit Durchfall, große Kälteempfindlichkeit, Frösteln, kalte Extremitäten, Nerven- und Gliederschmerzen, Parästhesien, Schweregefühl in den Beinen, Neigung zu Ödemen, Oligurie
Puls: tief und klein oder oberflächlich und schwach
Bauch: Bauchdecke schlaff, vorgewölbt, im Epigastrium häufig bretthart gespannt; Plätschergeräusch und Aortapulsation, die Rektusmuskulatur ist im ganzen oder teilweise vermehrt gespannt.

Typus: Großes Yin

Krankheiten
Allgemeine Schwäche, Magenatonie, chron. rezidivierende Gastroenteritis, chronische Nephritis, Nephrose

Therapiepunkte

MP 2, 5, 9 (ton.)	Kälte, Ödeme, Schweregefühl in den Beinen, Oligurie
Lu 9, Kr 6 (ton.)	Druck- und Beklemmungsgefühl in der Sternalregion
KG 6 (ton.)	Meteorismus, Druck- und Völlegefühl im Oberbauch
KG 9, 12, 13, M 21, 25 (ton., Wärmemoxen, an Pulsationsstellen Intrakutannadeln), B 20, 21 (ton.)	Bauchschmerz, Meteorismus
Di 4, 3E 4 (ton.)	Mattigkeit, Benommenheit, Kältegefühl

Xiao jianzhong tang (chin.)
Shō-kenchū-tō (jap.)

Leitsymptome
Rasche Ermüdbarkeit, Schwindelgefühl, Trokkenheit des Mundes, Neigung zu Nasenbluten, Herzklopfen, krampfartigen Bauchschmerzen, Diarrhö und Obstipation; Schmerz-, Unruhe- und Lähmungsgefühl in den Extremitäten; Hitzegefühl in den Handflächen und Fußsohlen, vermehrte Harnausscheidung, Harninkontinenz, Spermatorrhö.
Bei Kindern: Anfälligkeit für Erkältungskrankheiten, Weinen in der Nacht, Bettnässen.
Puls: tief, klein und gespannt oder breit und leer
Bauch: stangartige Verhärtung der Bauchmuskulatur.

Typus: Großes Yin

Krankheiten
Asthenie, Skrofulose, habituelles Nasenbluten, Retinalblutungen, Konjunktivitis, Tonsillenhypertrophie, chronische Bronchitis, Hilitis, Asthma bronchiale, Magenatonie, chronische Peritonitis

Therapiepunkte

MP 2, 5, 6 (ton.)	Unruhe, Schwächegefühl in den Beinen, Hitzegefühl in den Fußsohlen
Lu 9 (ton.)	Hitzegefühl in den Händen, Nasenbluten, Augenrötung, Entzündung der Nasen-, Rachen- und Bronchialschleimhaut
KG 9, 12, M 21-27, MP 15, KG 6 (ton.) (Wärmemoxen, Moxazigarre!)	Bauchschmerz, Obstipation, Diarrhö, Entspannung der Bauchmuskulatur
B 20, 21 (ton.)	Bauchschmerz
Di 11, M 36 (ton.)	krampfartige Schmerzen im Oberbauch

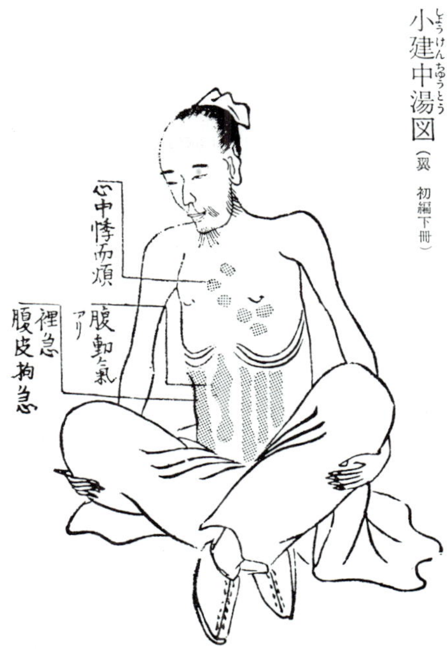

Abb. 52 Shō-kenchū-tō

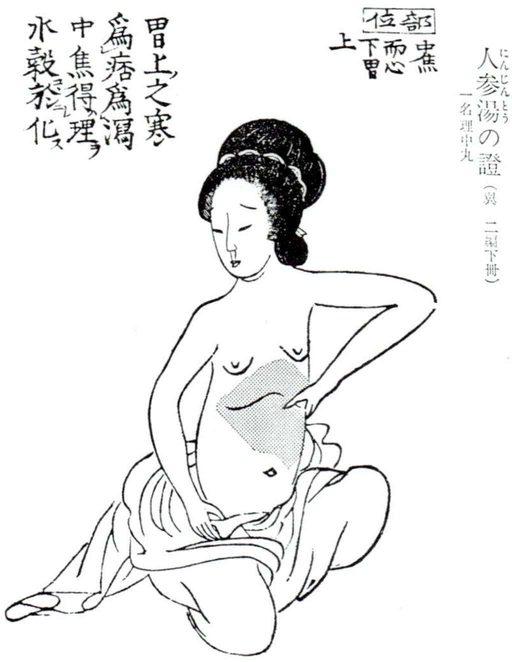

Abb. 53 Ninjin-tō

Renshen tang (chin.) Ninjin-tō (jap.)

Leitsymptome
Blasse Gesichtsfarbe, rasche Ermüdbarkeit, Appetitlosigkeit, Neigung zu Übelkeit und Erbrechen; Druck- und Stauungsgefühl im Oberbauch, zeitweise Bauchschmerz und Durchfall, große Kälteempfindlichkeit, Kälte in der unteren Körperhälfte, kalte Extremitäten, vermehrte Harnausscheidung, Durstlosigkeit
Puls: tief, langsam, schwach
Bauch: Bauchdecke im Epigastrium hart gespannt, im übrigen atonisch; Plätschergeräusch im Oberbauch.

Typus: Großes Yin

Krankheiten
Magenatonie, chronische Gastroenteritis, Magen- und Zwölffingerdarmgeschwür, Eingeweidesenkung.

Therapiepunkte

MP 2, 4 (ton.), M 36 (ton., 5 Moxen)	Schmerz, Druckgefühl im Oberbauch
Di 4 (ton.)	Gesichtsblässe, Müdigkeit, Appetitlosigkeit
K 12, M 21, 25 (ton., Wärmemoxen)	Appetitlosigkeit, Druckgefühl im Oberbauch, Übelkeit, Erbrechen
B 20, 21 (ton.)	Bauchschmerz

Sini tang (chin.) Shi-gyaku-tō (jap.)

Leitsymptome
Erbrechen unverdauter Nahrung, Stuhldrang gleich nach dem Essen, die Stühle sind ungeformt und enthalten unverdaute Speisereste; Mattigkeit, Hitzegefühl im oberen Körperteil, Frösteln, eiskalte Extremitäten bei subjektivem Wärmegefühl, Durstlosigkeit, verminderte Harnausscheidung, helle Urinfarbe
Puls: tief, schwach oder kaum fühlbar, langsam
Bauch: Bauchdecke im ganzen aufgetrieben und kraftlos

Typus: Großes Yin

Krankheiten
Anazidität, akute und chronische Gastroenteritis

Therapiepunkte

MP 3, Le 3 (ton.), Di 4, M 36 (ton., 5 Wärmemoxen)	Erbrechen, Diarrhö
KG 6, 10, M 21, 24 (ton., Wärmemoxen)	Druck- und Stauungsgefühl im Oberbauch, Appetitlosigkeit
B 20, 21, 31, 32, 33 (ton.)	Oligurie, Diarrhö, Kälte der unteren Körperhälfte

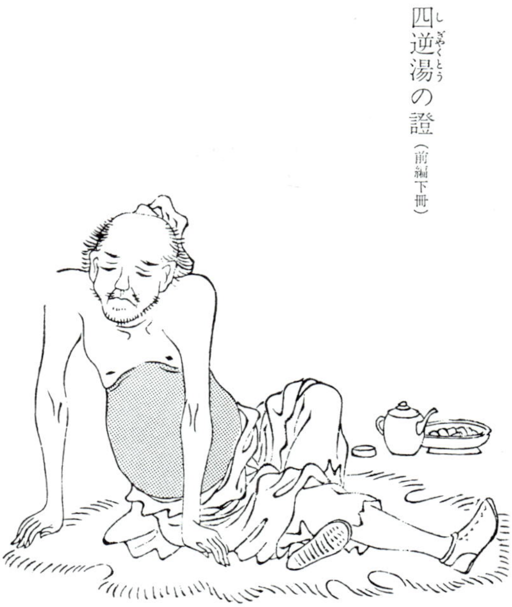

Abb. 54 Shi-gyaku-tō

Krankheitstypus Kleines Yin

Hauptsymptome dieses Krankheitstyps sind rasche Ermüdbarkeit, innere Unruhe, Herzklopfen, Neigung zu Ohnmachten, große Kälteempfindlichkeit, Kältegefühl am Rükken und in der Lenden-Kreuzbeingegend, kalte Extremitäten, fühlbare Aortapulsation, schwacher, tiefliegender Puls.

Symptomenbild

Körperliche und seelische Erschöpfung, dunkle Augenringe, Schlaflosigkeit trotz großer Müdigkeit, innere Unruhe, Herzklopfen, Herzjagen und die Neigung zum Kreislaufkollaps. Die Extremitäten sind kalt und zyanotisch, insbesondere sind die Füße kalt und erwärmen sich nicht im Bett, so daß auch im Sommer eine Wärmeflasche benötigt wird. Es besteht ein großes Wärmebedürfnis und eine Unverträglichkeit von kalten Speisen und Getränken.

Weitere Merkmale. Häufige Klagen sind kalter Schweiß, Nachtschweiß, Schmerzen in den Gelenken oder im ganzen Körper herumziehend, Frostgefühl am Rücken, Appetitlosigkeit, Übelkeit, Erbrechen und Durchfall im Wechsel mit Verstopfung. Charakteristisch ist auch ein vom Unterbauch nach oben aufsteigendes Übelkeits- und Schwächegefühl. Der Puls ist tief, klein und schwach.

Therapieregel

Es darf nur eine tonisierende Nadeltechnik zur Anwendung kommen. Die wichtigsten Therapiepunkte liegen auf dem Nieren- und Herz-Meridian sowie auch auf dem Blasen-Meridian (B 23, 15) und Konzeptionsgefäß (KG 5, 12, 15).

Symptomenbilder Kleines Yin

Guizhi jiafuzi tang (chin.)
Keishi-ka-bushi-tō (jap.)

Leitsymptome
Allgemeines Schwächegefühl, übermäßiges Schwitzen, Kälteempfindlichkeit, Windscheu; Verspannung der Rückenmuskulatur, Steifheit und Kälte der Gliedmaßen, Nerven- und Gelenkschmerzen, Parästhesien, Appetitlosigkeit, Schmerz- oder Stauungsgefühl im Epigastrium; ständig kalte Füße; verminderte Harnausscheidung
Puls: tief, kraftlos
Bauch: Bauchdecke weich, kraftlos; verminderte Hauttemperatur im Epigastrium.

Typus: Kleines Yin

Krankheiten
Magenatonie, Neuralgie, allgemeine Schwäche, Durchblutungsstörungen, Hyperhidrosis

Therapiepunkte

N 3, 7, H 7 (ton.)	Durchblutungsstörungen, Hyperhidrosis
Dü 4 (ton.), 3E 4 (ton., Wärmemoxen)	Kälteempfindlichkeit, Verspannung der Schulter- und Rückenmuskulatur, Gliederschmerz
KG 4, 12 (ton.)	Appetitlosigkeit, Schmerz- und Druckgefühl im Oberbauch

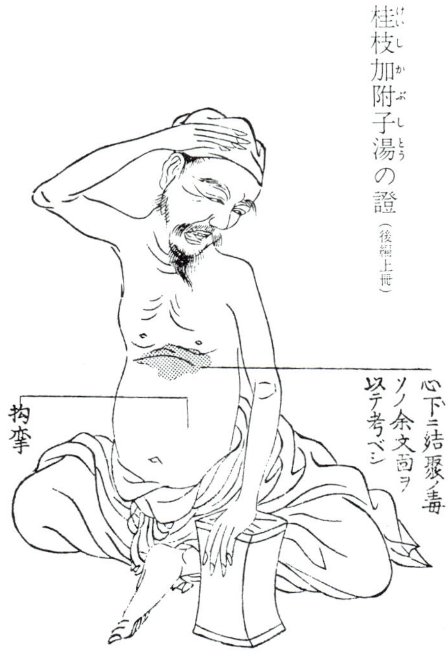

Abb. 55 Keishi-ka-bushi-tō

Suanzaoren tang (chin.)
Sansōnin-tō (jap.)

Leitsymptome
Allgemeines Schwächegefühl mit nervöser Unruhe, Mattigkeit, dringendes Bedürfnis nach Ruhe, kein Einschlafen trotz großer Müdigkeit, Nachtschweiß
Puls: schwach
Bauch: Bauchdecke weich, kraftlos

Krankheiten
Neurasthenie, Schlaflosigkeit, Nachtschweiß

Therapiepunkte

N 7, 10, H 6 (ton.)	Schwäche mit nervöser Unruhe, Nachtschweiß
3E 4 (ton., 5 Wärmemoxen)	Mattigkeit
KG 15 (Intrakutannadel), KG 4	innere Unruhe
GG 11, 15, G 17 (ton.), B 15 (ton., Dauernadel)	Schlaflosigkeit, Nachtschweiß

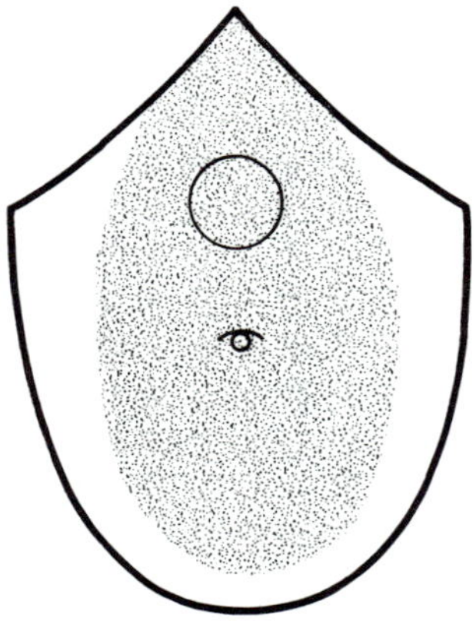

Abb. 56 Kanzo-bushi-tō

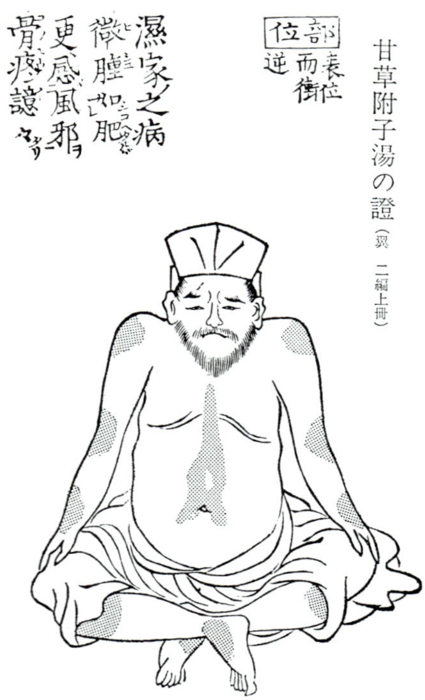

Abb. 57 Kanzo-bushi-tō

Gancao fuzi tang (chin.)
Kanzō-bushi-tō (jap.)

Leitsymptome
Schwellung, Schmerz und Druckschmerz an den Arm- und Beingelenken, Nervenschmerzen mit Verschlimmerung in der Nacht und bei Berührung; Erschöpfung, Appetitlosigkeit, Druck- und Beklemmungsgefühl im Epigastrium und auf der Brust, vermehrte Schweißsekretion, Frösteln, Unverträglichkeit von Kälte, Wind und Feuchtigkeit, verminderte Harnausscheidung
Puls: schwach, frequent
Bauch: Bauchdecke atonisch, im Epigastrium starke Pulsation

Typus: Kleines Yin

Krankheiten
Akute Arthritis, Polyarthritis, Periarthritis, Neuralgie

Therapiepunkte

N 3, 10, 13, MP 9, KG 3 (ton.)	verminderte Harnausscheidung
N 7, H 6 (ton.)	vermehrte Schweißsekretion
3E 4, Dü 3 (ton.)	Erschöpfung
KG 10 (11-13) (an Pulsationsstelle Intrakutannadel)	Druckgefühl im Oberbauch, Appetitlosigkeit
B 23, 31, 32 (ton.)	verminderte Harnausscheidung

Chaihu guizhi ganjiang tang (chin.)
Saiko-keishi-kankyō-tō (jap.)

Leitsymptome
Blasse Gesichtsfarbe, allgemeine Schwäche, wechselweise Hitze- und Kältegefühl; trockene, schlaffe Haut; Schwitzen am Kopf und Hals nach dem Essen und Trinken, Nachtschweiß, Trockenheit der Mundhöhle, Durst, innere Unruhe, Herzklopfen, Beklemmungsgefühl in der Sternalregion, Druck-und Stauungsgefühl im Oberbauch, Neigung zu Durchfall
Puls: schwach, tief, häufig frequent
Bauch: unteres Sternumende druckempfindlich, vermehrte Bauchdeckenspannung unterhalb des Rippenbogens, starke Pulsation oberhalb des Nabels

Typus: Kleines Yin

Krankheiten
Neurasthenie, psychische Störungen im Klimakterium und während der Menses, Fieberkrankheiten (Pneumonie, Pleuritis, Tuberkulose, malariaähnliche Fieberzustände), Anämie

Therapiepunkte

N 7, H 7 (ton.)	innere Unruhe, vermehrte Schweißsekretion, Herzklopfen
Kr 6 (ton.), KG 17 (leicht disp.), KG 15 (Intrakutannadel)	Beklemmungsgefühl in der Sternalregion
KG 10-14, Pulsationsstelle, B 15 (Intrakutannadel)	innere Unruhe
B 23 (ton.), 3E 4, 3E 8 (ton.)	allgemeine Schwäche

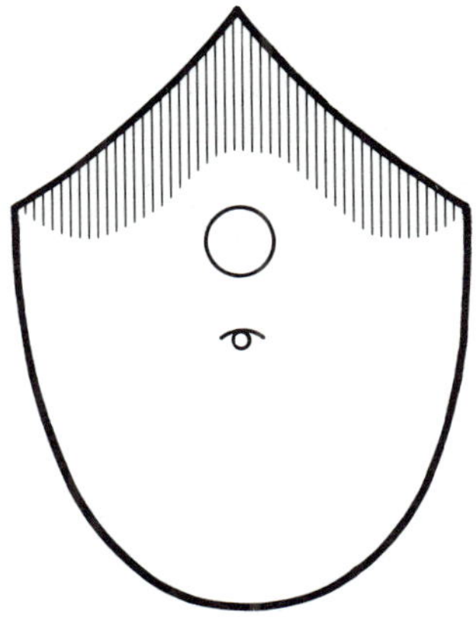

Abb. 58 Saiko-keishi-kankyō-tō

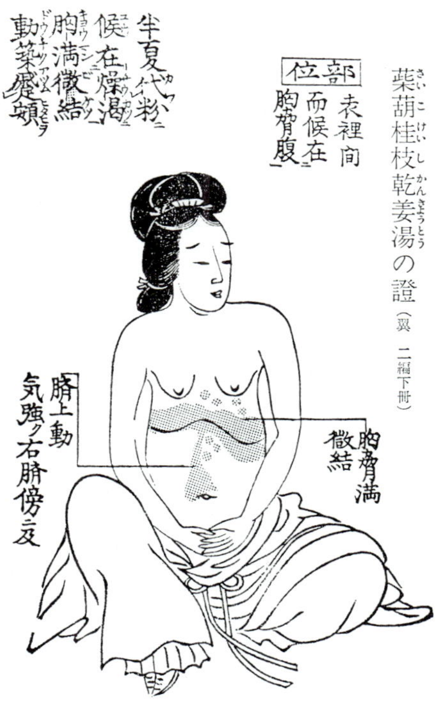

Abb. 59 Saiko-keishi-kankyō-tō

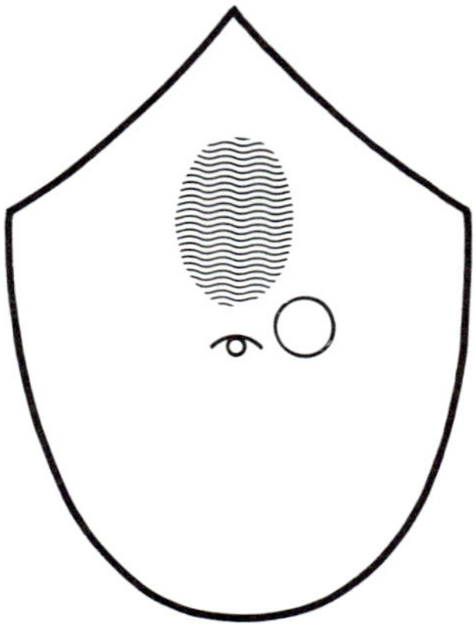

Abb. 60 Shinsha-tō

Symptomenbild
Typus Kleines Yin – Leeres Yin

Zhensha tang (chin.) Shinsha-tō (jap.)

Leitsymptome
Blasse Gesichtsfarbe, Gefühl des Schwindels und Schwankens, Blutandrang zum Kopf, Ohrensausen, starkes Herzklopfen, innere Unruhe, Kurzatmigkeit, unruhiger Schlaf, aufregende Träume, Druck- und Beklemmungsgefühl in der Herzgegend, im Epigastrium und linken Hypochondrium
Puls: tief
Bauch: Magen-Plätschergeräusch, Aortapulsation links neben dem Nabel

Typus: Kleines Yin - Leeres Yin

Krankheiten
Neurovegetative Störungen, Magenatonie

Therapiepunkte

N 7, H 7, KG 4 (ton.)	innere Unruhe, Herzklopfen
Le 3, 14, Kr 6, KG 17 (ton.)	Beklemmungsgefühl in der Herzgegend und im linken Oberbauch
KG 12, M 21 (ton., bei Pulsation Intrakutannadel)	Druckgefühl im linken Oberbauch, Magenatonie
B 14, 15 (Intrakutannadel), B 18, 31, 32 (ton.)	Blutandrang zum Kopf, Schwindel

Krankheitstypus Leeres Yin

Leeres Yin bedeutet soviel wie Erschöpfung der Vitalkraft des Körpers. Der Ausdruck besagt also, daß es sich um einen ernsten Krankheitszustand handelt, da der Körper nicht mehr über ausreichende Kraftreserven verfügt, um gegen die Krankheit noch selbst Widerstand leisten zu können. Ohne ärztliche Hilfe ist eine Besserung oder gar eine Heilung ausgeschlossen. Es handelt sich bei diesem Krankheitstypus um die Endphase einer akuten Krankheitsentwicklung, beziehungsweise um unbedingt therapiebedürftige chronische Krankheitszustände. In der Tat lassen die im *Shang Han Lun* angegegebenen Smptome an schwere Krankheiten denken wie Diabetes mellitus, Thyreotoxikose, organische Herz- und Kreislauferkrankungen und ernsthafte neurovegetative Störungen.

Symptomenbild

Hochgradige körperliche Erschöpfung, Neigung zu Ohnmachten, unstillbarer Durst, Trinken großer Flüssigkeitsmengen mit vermehrter Harnausscheidung, Unruhe und Brennschmerz im Thorax, Gefühl, als ob etwas gegen das Herz stoße (Extrasystolie), nervöse Übererregungen, eiskalte Extremitäten, Gefühl brennender Hitze in der Haut und dabei gleichzeitig ein innerliches Kältegefühl, Heißhunger, aber satt nach wenigen Bissen, Übelkeit, Aufstoßen, Durchfall.

Hitze- und Kälteform. Im *Shang Han Lun* werden zwei Arten von Leeres Yin-Zuständen unterschieden.
Charakteristisch für die *Hitze-Form* ist der heiße Kopf in Verbindung mit eiskalten Füßen. Es herrscht eine hochgradige Übererregung im oberen Körperabschnitt, die sich in Unruhe, nervöser Gereiztheit, Blutandrang zum Kopf, starken Schweißausbrüchen, Trockenheit des Mundes und Herzklopfen äußert. Andererseits besteht das Gefühl einer großen Schwäche, Angst und Unsicherheit, so daß der Kranke jederzeit befürchtet, ohnmächtig zu werden. Bei dieser Form liegen eine Reihe von Oberflächen- oder Außen-Symptomen vor, die jedoch als Pseudo-Yang-Symptome zu bewerten sind.

Die *Kälte-Form* ist, wie der Name schon ausdrückt, gekennzeichnet durch ein Kältegefühl im ganzen Körper. Es handelt sich hierbei meist um periphere Durchblutungsstörungen, eine Herz- und Kreislaufinsuffizienz oder um eine Anämie.

Therapieregel

In beiden Fällen darf selbstverständlich nur eine tonisierende Nadeltechnik zur Anwendung kommen. Dies gilt ganz besonders auch für die Hitze-Form mit der gesteiger ten Aktivität im oberen Körperbereich. Dispergierende Maßnahmen könnten bedrohliche Herz- und Kreislaufstörungen auslösen. Besonders in der Nacken- und Schulterregion kann ein starker Nadelreiz leicht einen Ohnmachtsanfall hervorrufen. Es kommen deshalb dort nur intrakutane Nadelungen oder eine sanfte Hautreizung mit der Nadelspitze in Frage und zwar erst gegen Ende der Behandlung nach erfolgter Tonisierung des Leber- und Kreislauf-Meridians.

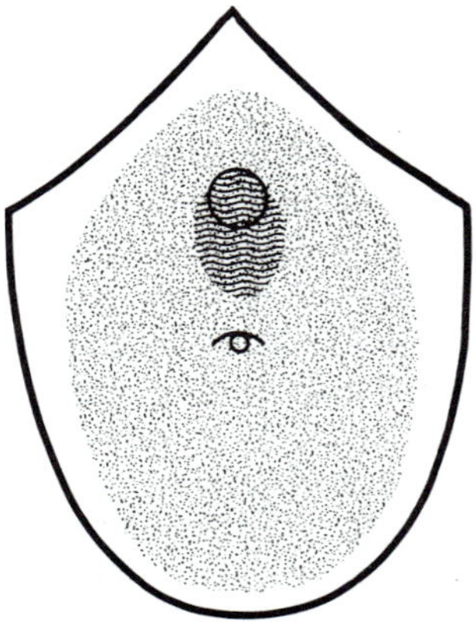

Abb. 61 Goshuyu-tō

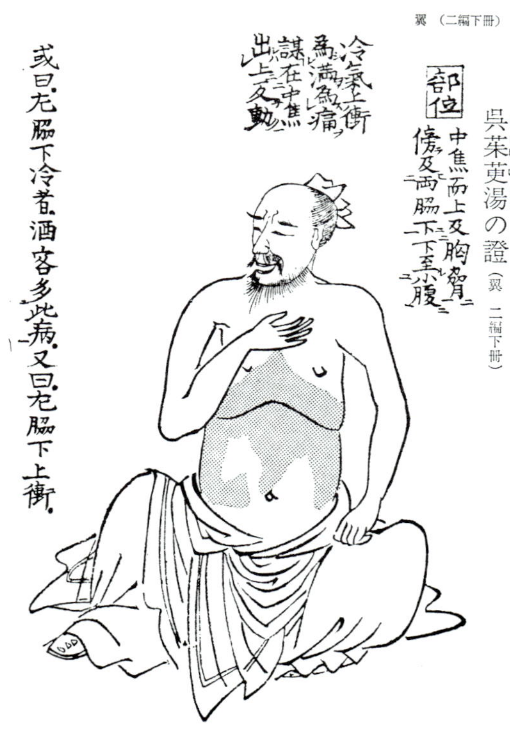

Abb. 62 Goshuyu-tō

Symptomenbilder Leeres Yin

Wuzhuyu tang (chin.) Goshuyu-tō (jap.)

Leitsymptome
Blasse Gesichtsfarbe, allgemeine Körperschwäche, innere Unruhe, halbseitiger Kopfschmerz mit Übelkeit, Erbrechen und Lichtscheu; Druck-, Beklemmungs- und Krampfgefühl in der Brust, Extrasystolie, Völle- und Auftreibungsgefühl im Epigastrium und in den Oberbauchseiten, Kälte der Extremitäten
Puls: tief, schwach, langsam
Bauch: schlaffe Bauchdecke, in der Mitte des Oberbauches geringere Hauttemperatur und fühlbare Pulsation, Plätschergeräusch des Magens

Typus: Leeres Yin (Kälte-Form)

Krankheiten
Migräne, Magenatonie, Roemheld' Symptomenkomplex, Stenokardie

Therapiepunkte

Le 3, MP 3, N 7, KG 3, M 28 (ton.)	Kälte im unteren Körperabschnitt
H 7, Kr 6, KG 17, 12 (ton.)	Beklemmungs- und Krampfgefühl in der Herzgegend, Völlegefühl im Oberbauch, innere Unruhe
3E 5, G 39(38) (ton.)	halbseitiger Kopfschmerz

Guipi tang (chin.) Kihi-tō (jap.)

Leitsymptome
Blasse Gesichtsfarbe, trockene, glanzlose Haut, körperliche und seelische Erschöpfung, Gedächtnisschwäche, Antriebslosigkeit, Nervosität, Schreckhaftigkeit, Angstzustände, Schlaflosigkeit, Nachtschweiß, anfallsweise Herzklopfen, Appetitlosigkeit, Blutandrang zum Kopf, Gefühl innerer Hitze, Kälte der unteren Extremitäten, weißliche Harntrübung
Puls: schmal, schwach, häufig frequent
Bauch: Bauchdecke atonisch, besonders in der Nabelgegend

Typus: Leeres Yin (Hitze-Form)

Krankheiten
Erschöpfung nach schwerer Krankheit, nach Überarbeitung oder durch Kummer und Sorgen; seelische Depression, Schlaflosigkeit, nervöse Herzstörungen; Amenorrhö

Therapiepunkte

MP 6, Le 3, N 7, H 5	allgemeine Schwäche, nervöse Unruhe, Angst, Herzklopfen, Hitzegefühl im oberen und Kältegefühl im unteren Körperabschnitt
Kr 6, KG 14, 17 (ton.)	Herzrhythmusstörungen
KG 12, 4 (ton.), KG 8 (Nabelmoxen)	Appetitlosigkeit, Kälte im unteren Bauchraum
G 17, 20 (ton.)	Schlaflosigkeit, Nachtschweiß
B 15 (Intrakutannadel)	Tachykardie

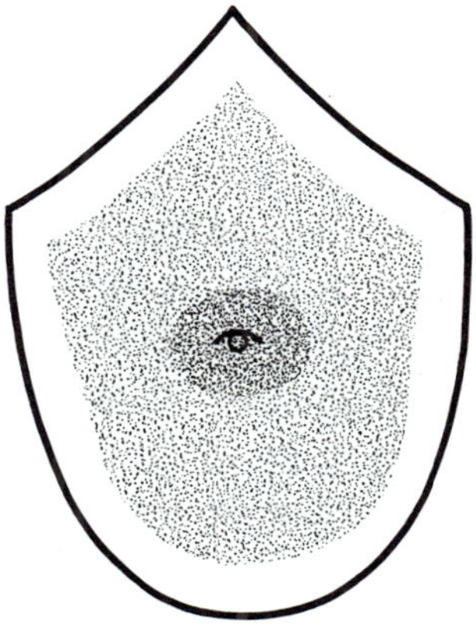

Abb. 63 Kihi-tō

Organ-, Fülle-, Leere-Typen

Die folgenden Typenbilder sind in drei Kategorien unterteilt. Die der ersten Kategorie sind nach dem Namen von Organen beziehungsweise Meridianen benannt, die der beiden anderen tragen noch die Zusatzbezeichnungen »Fülle« und »Leere«.
Es handelt sich bei allen drei Gruppen um Kombinationen von Symptomen, wie sie erfahrungsgemäß in kleineren oder größeren Verbänden jeweils in Begleitung von Haut- und Gewebsveränderungen im Ausbreitungsgebiet *eines* Meridians auftreten. Die nur mit Organnamen versehenen Typenbilder enthalten die in der Akupunkturliteratur für bestimmte Organ-Krankheiten angegebenen allgemeinen Symptome, die der zweiten und dritten Kategorie jedoch nur solche, die als charakteristisch für Organ-Fülle- und Organ-Leere-Krankheiten gelten.
Obwohl es sich bei den hier beschriebenen Symptomengruppen um im Akupunkturschrifttum verstreute Angaben von Einzelsymptomen und Symptomenkomplexen kleineren oder größeren Ausmaßes handelt, ergeben sie dennoch in ihrer Gesamtheit jeweils ein einheitliches Bild, so daß man im östlichen Sinne von Krankheitsbildern und in der heutigen Terminologie von Konstitutionsbildern oder allgemein von Typenbildern sprechen kann. Es sind Bilder von typischen Reaktions- und Verhaltensweisen, nicht nur von tatsächlich Kranken, sondern auch von Menschen, die eine Bereitschaft für derartige Störungen aufweisen.

Die Fülle- und Leere-Typen werden in der Praxis meist in den folgenden Kombinationen angetroffen:

Lungen-Leere	- Dickdarm-Fülle
Milz-Pankreas-Leere	- Magen-Fülle
Herz-Leere	- Dünndarm-Fülle
Nieren-Leere	- Blasen-Fülle
Kreislauf-Leere	- Drei-Erwärmer-Fülle
Leber-Leere	- Gallenblase-Fülle

Diesen Formen begegnet man in der Regel bei subakuten und chronischen Krankheitszuständen. Sie sind der Ausdruck einer Verschiebung des vegetativen Gleichgewichts von einem Yin- nach einem Yang-Abschnitt des Körpers, was bei allen funktionellen Leiden, beispielsweise bei der Migräne, fast ausnahmslos der Fall ist. Allerdings können bei einer überstarken Erregung in einem Yang-Bereich oder bei geschwächten Personen die dort auftretenden Symptome einen Leere-Charakter annehmen, so daß das Bild einer Yin-Yang-Leere entsteht.

Die Organ-Typen

Typus Lungen

Als charakteristisch für diesen Konstitutionstypus gilt die helle Haut- und Gesichtsfarbe.

Weitere Merkmale: Übermäßiges Schwitzen, starke Abneigung gegen Windzug, aus Furcht sich zu erkälten, Anfälligkeit für Erkrankungen der oberen und unteren Luftwege: Rhinitis, Laryngitis, Bronchitis, Asthma, Pneumonie. Dem Fieber geht Schüttelfrost voraus.

Häufige Begleitsymptome: Husten mit Blutandrang zum Kopf und Oppressionsgefühl in der Brust, Schmerzen in den Schultern, zwischen den Schulterblättern und in der Supraklavikulargrube, Lähmungsgefühl in den Armen, feuchte Handflächen.

Typus Milz-Pankreas

Äußeres Typenmerkmal ist die schmutzig-gelbliche Haut- und Gesichtsfarbe.

Weitere Merkmale: Rasche Ermüdbarkeit bei körperlicher und geistiger Arbeit, die Schlaffheit der Muskulatur und des Bindegewebes, der Gasbauch, Heißhunger und Sättigungsgefühl nach wenigen Bissen, Druck- und Völlegefühl im Bauch, Magenschmerzen und Erbrechen nach dem Essen, Neigung zu Durchfall, Parästhesien, Müdigkeits- und Schweregefühl in den Beinen.

Typus Herz

Kennzeichnend für die Konstitutionsform ist eine neurotische und hysterische Reaktions- und Verhaltensweise. Sie äußert sich in seelischen Hemmungen, Ängstlichkeit, Gereiztheit, grundlosem Weinen und unmotiviertem Lachen.

Weitere Merkmale: Mit Angst verbundene nervöse Herz- und Kreislaufstörungen, insbesondere Herzklopfen und anfallsweises Herzjagen, Druck- und Bangigkeitsgefühl in der Magengrube und in der Brust, Schlaflosigkeit, Schwindelgefühle, Schweißausbrüche, nervöser Durchfall und Harndrang. Ein typisches Herz-Symptom ist die Wangenrötung in dem sonst blassen Gesicht.

Typus Nieren

Das Konstitutionsbild hat Ähnlichkeit mit der Symptomatik der chronischen Nebenniereninsuffizienz: Dunkle Pigmentierung der Haut, allgemeine Körperschwäche, leichte Ermüdbarkeit, niedriger Blutdruck, große Kälteempfindlichkeit, Appetitlosigkeit, Gewichtsabnahme, Ohnmachtsneigung, Übelkeit, Erbrechen und Durchfall.

Weitere Merkmale: Nachtschweiß, Pollakisurie, Impotenz, kalte Füße, die sich im Bett nicht erwärmen, Hitzegefühl in den Fußsohlen, obwohl die Füße äußerlich kalt sind.

Typus Kreislauf

Hauptmerkmale sind Herz- und Kreislaufsymptome: Herzarrhythmie, Stenokardie, Schmerzen im Thorax, die entlang des Kreislauf-Meridians in die Arme ausstrahlen, Gefühl von Schwere, Taubheit und Hitze in Armen und Händen, Blutwallungen zum Kopf mit starker Gesichtsrötung und Schweißausbrüchen, Schlaflosigkeit und Angstträume.

Typus Leber

Dieser Konstitutionsform liegt eine allgemeine Venosität zugrunde, aus der die meisten Leber-Symptome verständlich werden. Das Gesicht ist von bläulicher Farbe und weist, wie auch die übrige Haut, blaurote Kapillarzeichnungen auf.

Weitere Merkmale: Die venöse Stauung im kleinen Becken begünstigt die Entwicklung von Erkrankungen der Urogenitalorgane, für deren Behandlung die Punkte des Leber-Meridians in erster Linie zuständig sind. Durch die Stauung im Pfortadergebiet kommt es zu Störungen seitens der Verdauungssorgane und zum Auftreten eines Druckgefühls im rechten und linken Hypochondrium und in den seitlichen Bauchpartien. Charakteristisches Zeichen einer Venosität im Bauchraum ist die Druckempfindlichkeit der linken Inguinalgegend und am äußeren Rand des linken Iliosakralgelenkes.

Weitere Merkmale: Schwindel und Benommenheitsgefühl am Morgen, Vergeßlichkeit, Asthenopie, Muskelschwäche und Impotenz.

Typus Dickdarm

Veränderungen des Dickdarm-Meridians sind häufige Begleiterscheinungen von Erkrankungen der Gesichtshaut, der Nase, Nasennebenhöhlen, Zähne, Mundschleimhaut, Tonsillen, Halsdrüsen, des Verdauungstraktes und der Haut.

Charakteristische Merkmale: Kopfkongestion, Gesichts- und Augenrötung, übermäßiges Schwitzen am Kopf, trockener Mund, aufgesprungene Lippen, Obstipation, Meteorismus, Neigung zu Hautausschlägen und Blutungen, Kraftlosigkeit, Hirnmüdigkeit.

Typus Magen

Das Symptomenbild ist dem des Dickdarmtypus sehr ähnlich, da es sich bei beiden um Störungen der gleichen Organe handelt. Beim Magentypus stehen jedoch psychogene Magen-Darm-Störungen im Vordergrund: Appetitlosigkeit, Pyloruskrampf, Diarrhö, Obstipation, Magen-Darm-Spasmen. Jede seelische Erregung »schlägt auf den Magen«.

Bauchbefund: In der Mitte des Oberbauchs fühlbare Aortapulsation oder eine umschriebene Induration bis zu Fünfmarkstückgröße. Im ersteren Falle klagt der Patient über nervöse Reizbarkeit, Herzklopfen, Schweißausbrüche und Schlaflosigkeit, im letzteren Falle über seelische Depression.

Häufig auftretende Erscheinungen: Kopfschmerzen, Migräne, Asthenopie, Tränenfluß, Nasenverstopfung, Trockenheit der Mund- und Rachenschleimhaut, Speichelfluß, Mundwinkelfissuren, nervöse Heiserkeit, Globusgefühl sowie motorische und sensible Störungen an den unteren Extremitäten.

Typus Dünndarm

Die Krankheitserscheinungen treten vorwiegend im Bereich des Dünndarm-Meridians einschließlich seiner Verzweigungen auf.
In Frage kommen in erster Linie Erkrankungen rheumatischer und nervaler Art im Nacken-, Schulter-, Armbereich und in der seitlichen Hals- und Gesichtsregion, ferner auch der Augen, Ohren, Nebenschilddrüse, des Larynx, Magens und Dünndarms.

Charakteristische Merkmale: Übermäßige oder ungenügende Schweißsekretion, feuchte und kalte Hände, livide Lippen, Hinterkopfschmerz, schmerzhafte Verspannung der Nacken- und Schultermuskulatur, Neigung zu Durchfall.

Typus Blase

Nacken- und Hinterkopfschmerzen, die sich über den Kopf bis in die Stirn, Nasenwurzel und in die Augen ausbreiten, Rücken- und Kreuzschmerzen mit Ausstrahlung in die Hinterseite der Ober- und Unterschenkel, Tränenfluß, chronische Nasenverstopfung und Nasenbluten sowie auch Beschwerden seitens der Blase und Prostata.

Typus Drei-Erwärmer

Die Symptomatik ähnelt der des Dünndarmtypus. Die Meridiane Dünndarm und Drei-Erwärmer haben einen ähnlichen Verlauf und im oberen Körperteil auch gleiche Organbeziehungen.

Veränderungen des Drei-Erwärmer-Meridians. Sie können auftreten bei Laryngitis, Tonsillitis, Otitis media, Ohrgeräusche, Gesichtsneuralgie, Tortikollis und Erkrankungen der Unterbauchorgane. Sie stehen ferner im Zusammenhang mit Schlafstörungen, insbesondere mit erschwertem Einschlafen infolge nervöser Übererregung, Unverträglichkeit von Wind und Feuchtigkeit, Schmerzen und Entzündungen in der Schulter-, Oberarm-, Jochbein- und Schläfen-Gegend, der Augen und der Ohren.

Typus Gallenblase

Häufig liegen Störungen seitens der Leber und der Gallenblase vor.

Charakteristische Merkmale: Trockene Haut, schmutzige Gesichtsfarbe, bitterer oder pappiger Mundgeschmack am Morgen, bitteres oder saures Aufstoßen, Speichelfluß, halbseitige Schmerzen wie Migräne, Trigeminus-Neuralgie und Interkostalneuralgie, sowie halbseitige Paresen, beispielsweise Fazialisparese und Peronäuslähmung.

Die Fülle- und Leere-Typen

Typus Lungen-Fülle

Die meisten seiner Vertreter sind geistig aktive und sehr leutselige Menschen.
Sie schwitzen leicht, haben eine rote Gesichtsfarbe und vertragen keine Wärme. Es besteht eine Anfälligkeit für Erkrankungen der Atmungsorgane, insbesondere für Bronchitis und Bronchialasthma mit starker Schleimbildung. Der heftige und andauernde Husten verursacht Schulter-, Rücken- und Brustschmerzen. Der laterale Teil des M. pectoralis ist hart gespannt und stark druckempfindlich *(Abb. 64)*.

Druckschmerzhaftigkeit: Mitte der Supraklavikulargrube, M 12, der rechten Bauchseite sowie der Punkte 1, 5 und 6 des Lungen-Meridians.

Puls: Der Radialispuls an der ersten Position rechts ist auffallend kräftig.

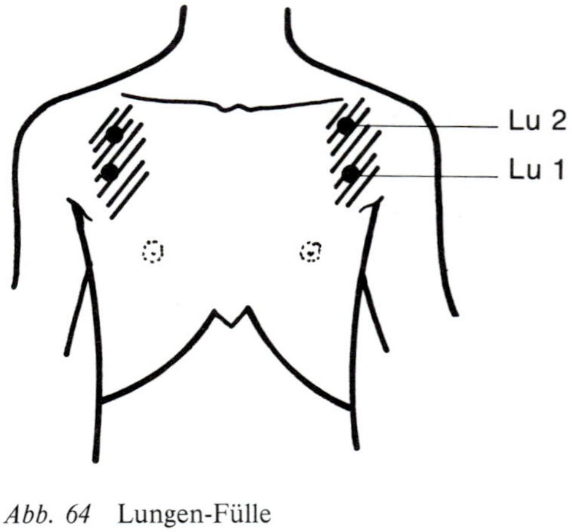

Abb. 64 Lungen-Fülle

Typus Lungen-Leere

Er betrifft meist magere, blasse Personen, die stets über etwas beunruhigt sind, überall Schwierigkeiten sehen, einen geheimen Kummer haben, den sie anderen Menschen aber nicht gern anvertrauen.
Sie neigen zu häufigen Erkältungskrankheiten, insbesondere zu Affektionen der Atmungsorgane. Der Husten ist nicht so heftig wie beim Fülle-Typus, sondern mehr ein Hüsteln. Die Haut ist trocken, schlecht durchblutet, es besteht eine Unverträglichkeit von Kälte wie auch von Hitze.

Weitere typische Erscheinungen: Trockenheit des Mundes und Rachens, nervöse Herzbeschwerden, Verdauungsstörungen und Hämorrhoiden. Der M. pectoralis ist im ganzen Bereich atonisch.

Puls. Der Lungenpuls ist klein und tiefliegend.

Typus Milz-Pankreas-Fülle

Sein Repräsentant ist der fette Gourmand. Er ist gutmütig und aufrichtig, aber willensschwach. Er ißt und trinkt viel, obwohl es ihm Verdauungsbeschwerden verursacht. Er leidet häufig unter Zwangsvorstellungen, depressiver Verstimmung und Alpträumen. Die Wasserausscheidung ist ungenügend. An den Fuß- und Kniegelenken bestehen ödematöse Schwellungen.

Häufige Beschwerden: Schweregefühl in den Beinen, nächtliche Wadenkrämpfe, Parästhesien, Neuralgien und Gelenkschmerzen.

Bauchsymptome: Harte Bauchdeckenspannung in der Mitte des Oberbauches zwischen KG 13 und KG 9 *(Abb. 65)*.

Charakteristische Druckschmerzpunkte: MP 5, 9, 12; Nabelgegend, KG 9-13; Le 13; häufig auch die paravertebralen Blasenpunkte 17-21.

Puls: Der Radialispuls an der mittleren Position rechts ist voll und kräftig.

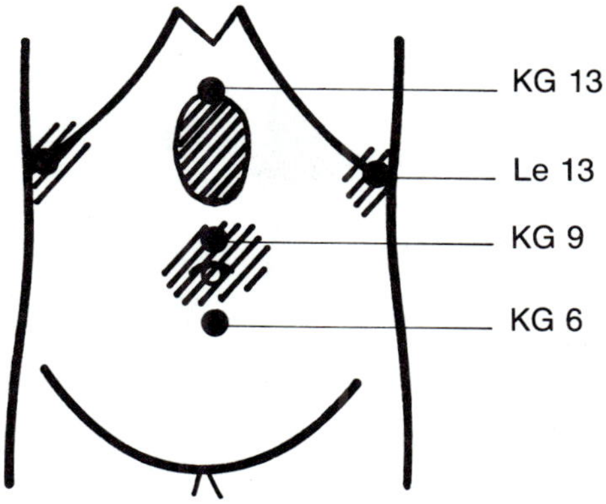

Abb. 65 Milz-Pankreas-Fülle

Typus Milz-Pankreas-Leere

Hier handelt es sich um einen mageren, grüblerischen, verärgerten Dyspeptiker von blaßgelbem Aussehen.
Hauptklagen: große Müdigkeit, Gedächtnisschwäche, Konzentrationsmangel, Blähungen, Durchfall, Druck- und Schmerzgefühl im Oberbauch, Schwere und Kraftlosigkeit der Beine, Knöchelödeme nach längerem Stehen, Unruhe in den Beinen beim Sitzen und in der Nacht, so daß diese im Bett hin-und herbewegt werden.
Es besteht eine ausgesprochene Abneigung gegen Kälte, insbesondere auch gegen kalte Speisen und Getränke. Er hat eine große Vorliebe für süße Speisen, die aber nicht vertragen werden.

Charakteristisches Typenmerkmal: Schwellung der Unterlider und die sogenannten Augensäcke.

Bauchsymptome: Die Bauchdecke ist kraftlos und vorgewölbt, die Nabelgegend ist meist druckempfindlich und es sind dort häufig Aortapulsationen fühlbar *(Abb. 66, 67)*. Der Mu-Punkt des Milz-Pankreas-Meridians Le 13 ist sehr druckschmerzhaft.

Puls: Der Radialispuls an der mittleren Position rechts ist schwach und tiefliegend.

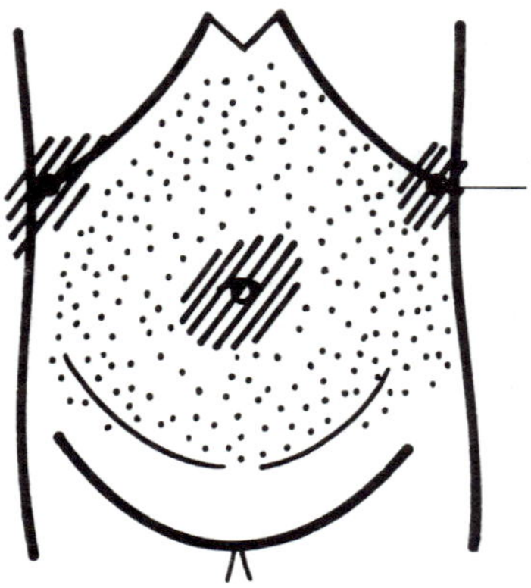

Abb. 66 Milz-Pankreas-Leere

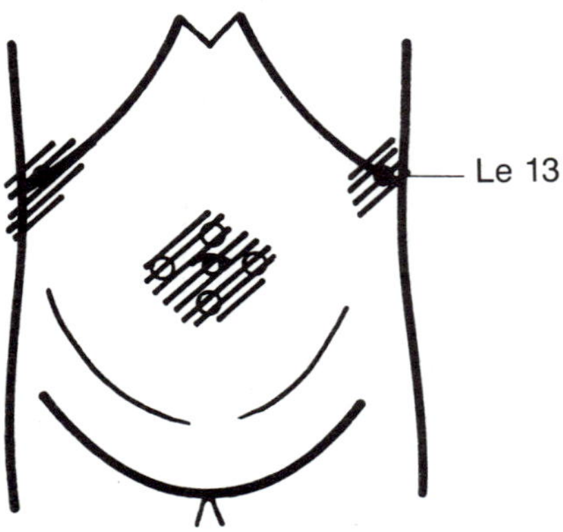

Abb. 67 Milz-Pankreas-Leere

Typus Herz-Fülle

»Herz-Fülle« bedeutet nicht etwas Krankhaftes, sondern ist im Gegenteil der chinesische Ausdruck für »starkes Herz« im Sinne von Mut, Tapferkeit und Unerschütterlichkeit. Eine Therapie kommt also nicht in Frage, zumal auch dispergierende Maßnahmen an Punkten des Herz-Meridians streng untersagt sind.

Typus Herz-Leere

Charakteristisches Gemütssymptom ist Angst, vor allem die Erwartungsangst, wie Examensangst und Lampenfieber.

Typische Merkmale: Herzklopfen, anfallsweises Herzjagen, häufig in Begleitung von Polyurie und nervösem Schüttelfrost, Kurzatmigkeit und Erschöpfung nach kleinen Anstrengungen, ferner Nachtschweiß, kalte, feuchte Hände und ein niedriger Blutdruck.

Bauchsymptome: Das untere Sternumende ist druckempfindlich. Im Epigastrium Druck- und Bangigkeitsgefühl, Bauchdeckenspannung und fühlbare Pulsation *(Abb. 68).*

Puls: Der Radialispuls an der ersten Position links ist schwach oder kaum fühlbar.

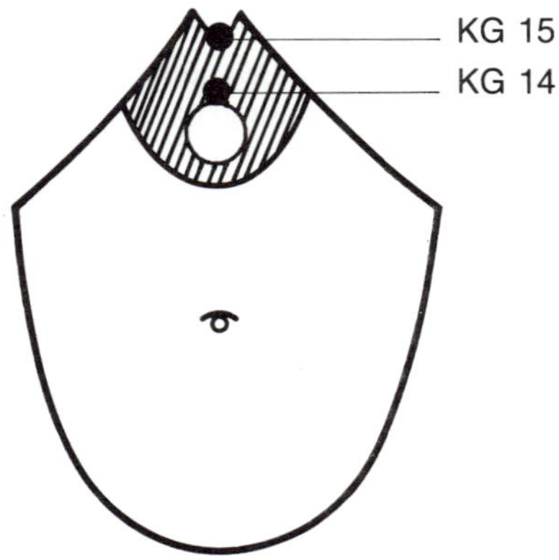

Abb. 68 Herz-Leere

Typus Nieren-Fülle

Leitsymptome sind im Larynx Trockenheits-, Krampf-, Fremdkörper- und Kloßgefühl, Empfindung einer vom Unterbauch bis zum Hals aufsteigenden Kugel, Kreuzschmerzen, besonders beim Aufrichten und am Anfang der Bewegung, brennend heiße oder schmerzhafte Fußsohlen. Innere Unruhe, Spannungen.

Bauchsymptome: Der Unterbauch ist im ganzen oder teilweise hart gespannt. Druckschmerz unterhalb des Nabels zwischen KG 5 und KG 4 oder etwas seitlich davon auf dem Nieren-Meridian.

Puls: Der Radialispuls an der dritten Position links ist hart und tiefliegend.

Typus Nieren-Leere

Personen, die diesen Typus aufweisen, sind schreckhaft und furchtsam, können sich schlecht zu etwas entschließen und leiden unter Minderwertigkeitsgefühlen. Sie verfügen über wenig Kraftreserven und erholen sich von Anstrengungen und Krankheiten nur sehr langsam. Morgens sind sie müder als abends vor dem Schlafengehen.
Es wird geklagt über »Frieren von innen heraus«. Außerdem besteht ein starkes Kältegefühl in der unteren Körperhälfte; auch nachts tritt keine Erwärmung ein, so daß selbst im Sommer eine Wärmflasche gebraucht wird. Weitere Klagen sind Nachtschweiß und Durchfall gleich nach dem Essen, Poly- und Pollakisurie, Parästhesien der Hände und Füße.

Bauchsymptome: Die Bauchdecke ist unterhalb des Nabels dünn, kraftlos, meist eingesunken und an einigen Stellen, vor allem zwischen KG 4 und KG 5 druckschmerzhaft. Der Nabelring ist atonisch *(Abb. 69)*.

Puls: Der Radialispuls an der dritten Position links ist klein und tiefliegend.

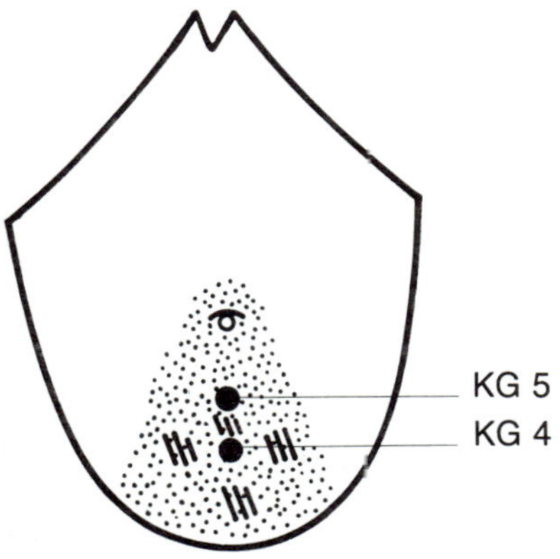

Abb. 69 Nieren-Leere

Typus Kreislauf-Fülle

Im Vordergrund des Symptomenbildes stehen Herz- und Kreislaufstörungen aufgrund einer gesteigerten vegetativen Erregbarkeit.

Charakteristische Symptome: Tachykardie, Extrasystolie, innere Unruhe, Angstträume, Außer-Atem-Kommen durch Gemütserregungen, Schweißausbrüche, Gefühl brennender Hitze in den Handflächen.

Druckschmerzpunkte: Es besteht eine Druckschmerzhaftigkeit in der Mitte des Sternums bei KG 17, am lateralen Rand des M. pectoralis major, in der Mitte des Ellbogengelenks bei K 3 und auf der Mitte der Volarseite des Unterarms bei K 4 *(Abb. 70)*.

Puls: Der Radialispuls an der dritten Position rechts ist stark und frequent.

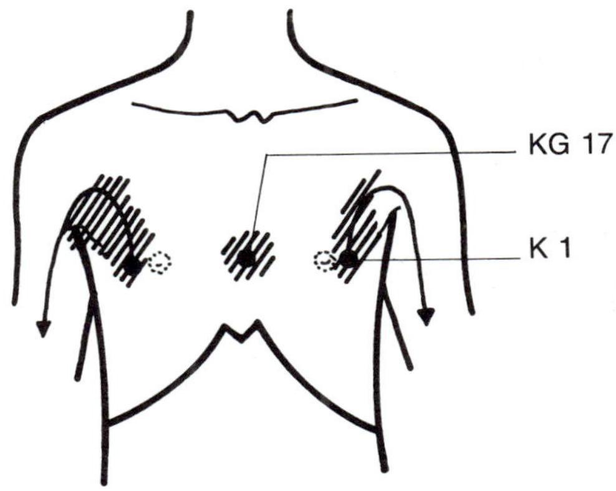

Abb. 70 Kreislauf-Fülle

Typus Kreislauf-Leere

Die Herz- und Kreislaufstörungen gehen einher mit körperlicher Erschöpfung, Bangigkeitsgefühl, Schwächezuständen, Kraftlosigkeit der Extremitäten, Schwindel, Ohrgeräuschen und Ohnmachtsanfällen.

Druckschmerzpunkte: Die beim vorangehenden Typus erwähnten Druckstellen am Thorax sind oft schon bei leichter Berührung stark schmerzhaft.

Puls: Der Radialispuls an der dritten Position rechts ist tief, schwach oder kaum fühlbar.

Typus Leber-Fülle

Das psychische Leitsymptom ist die Neigung zu Zornausbrüchen. Weitere Charakteristika sind die blaurote Gesichtsfarbe, großes Schlafbedürfnis, Druckgefühl unterhalb des rechten Rippenbogens, Schmerzhaftigkeit und Steifheit der Gelenke, Kreuzschmerzen, Schweregefühl im ganzen Körper, Hämorrhoiden.

Bauchsymptome: In den seitlichen Bauchpartien Auftreibungsgefühl und vermehrte Bauchdeckenspannung, Druckschmerzhaftigkeit der linken Inguinalregion, Druckgefühl und vermehrte Resistenz der Bauchdecke im rechten und linken Hypochondrium. Völlegefühl und Druckgefühl im Epigastrium *(Abb. 71)*.

Druckschmerzpunkte: Le 3, 4, 8, 14.

Puls: Der Radialispuls an der mittleren Position links ist tief und kräftig.

Typus Leber-Leere

Charakteristisch ist die depressive Gemütslage. Die häufigsten Klagen sind Schlaflosigkeit, Schwindel, Benommenheit, Schweregefühl des Kopfes, Ermüdbarkeit der Augen, Sehstörungen, Muskelschwäche, Impotenz, Schmerzen im Unterleib, die bis in die Vorder- und Innenseite der Oberschenkel ausstrahlen, Neigung zu Erbrechen, Obstipation, helle Stuhlfarbe und ein schlechter Körpergeruch.

Bauchsymptome: Die seitlichen Bauchpartien sind leicht aufgetrieben, Druckgefühl in der linken Bauchseite, das sich bis in den Thorax erstrecken kann, im Epigastrium Völle- und Spannungsgefühl bei schlaffer Bauchwand. Le 14 ist meist druckschmerzhaft *(Abb. 72)*.

Puls: Der Puls an der mittleren Position links ist tiefliegend und schwach.

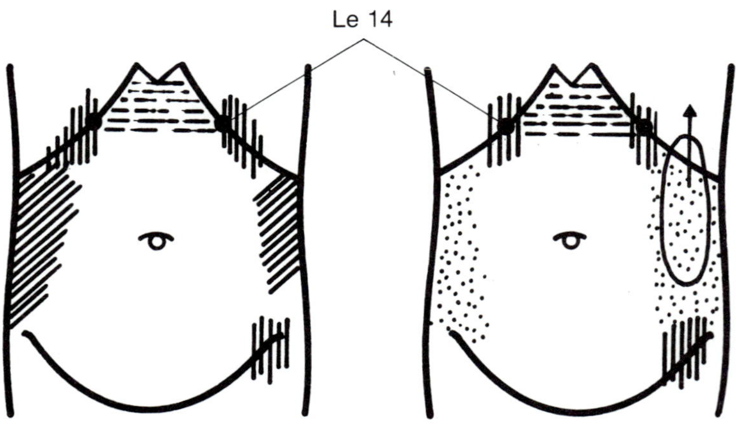

Abb. 71 Leber-Fülle

Abb. 72 Leber-Leere

Typus Dickdarm-Fülle

Er liegt häufig vor bei entzündlichen oder nervös-vasomotorischen Erscheinungen im Bereich des Gesichts und der Haut im allgemeinen.

Begleitsymptome: Nervöse Reizbarkeit, auffallende Gesichtsrötung, Hitzegefühl und Schweißausbrüche, Durstgefühl, kongestiver Kopfschmerz, spastische Obstipation, Diarrhö mit Tenesmus und Hämorrhoiden.

Druckschmerzpunkte: Die Dickdarmpunkte 4, 6, 10, 11, der Alarmpunkt M 25 und der Zustimmungspunkt B 25 sind in der Regel gemeinsam druckschmerzhaft.

Typus Dickdarm-Leere

Typenmerkmale sind seelische Depression, Interesselosigkeit, allgemeine Mattigkeit, leichte Ermüdbarkeit, Kälteempfindlichkeit, atonische Obstipation, Durchfall ohne Tenesmus, Meteorismus.

Typus Magen-Fülle

Seine psychischen Merkmale sind seelische Verkrampfung, Unzufriedenheit mit sich und seiner Umwelt, Streitsucht und eine übertriebene Geschäftigkeit.

Häufige Klagen: Schlaflosigkeit, Alpträume, Magenschmerzen, Sodbrennen, Trockenheit der Zunge und Lippen, Lippenfissuren, übler Mundgeruch.

Druckschmerzpunkte: M 19, 21, 34, 36, 40; KG 12, 13; B 17, 21, 38-40

Typus Magen-Leere

Sein typischer Vertreter ist eine hypochondrische, menschenscheue Persönlichkeit, die ständig klagt und stöhnt.

Weitere Charakteristika: Häufiges Gähnen, schlechter Appetit, nach dem Essen oder in der Nacht wäßriges Erbrechen, Speichelfluß aus den Mundwinkeln, Mundwinkelrhagaden, psychogene Heiserkeit, Globusgefühl, Sensibilitätsstörungen und Schwächegefühl in den Beinen, Tränenfluß und rasche Ermüdbarkeit der Augen.

Typus Dünndarm-Fülle

Es handelt sich hierbei um akute posttraumatische, vertebragene oder durch Entzündungen verursachte Schmerzzustände im Verlaufsgebiet des Dünndarm-Meridians. In Verbindung damit besteht in der Regel eine Gesichtsrötung und starke Druckempfindlichkeit der nachstehenden Meridianpunkte. Wärmeanwendungen verschlimmern die Beschwerden.

Druckschmerzpunkte: Die Punkte Dü 7, 8, 10, 11, 14, 17 sind besonders druckempfindlich.

Typus Dünndarm-Leere

Leitsymptome sind ausdauernde oder chronisch-rezidivierende Schmerzen und Parästhesien sowie Paresen im Bereich des Dünndarm-Meridians in Begleitung mit blasser Gesichtsfarbe, lividen Lippen mit weißlichem Rand, kalten und feuchten Händen und Kältegefühl in der Schulterpartie. Wärmeanwendungen bessern die Beschwerden.

Eine typische Dünndarm-Leere-Krankheit ist die Tetanie, für die, besonders im Anfall, Dü 3 ein wirksamer Therapiepunkt ist.

Typus Blase-Fülle

Es besteht eine erhöhte Muskelspannung im Bereich des Blasen-Meridians, insbesondere in der Nacken- und Lumbo-Sakralregion.

Häufige Begleiterscheinungen: Schlaflosigkeit, Kopfschmerzen, stechende Augenschmerzen, Tränenfluß, Kreuz- und Rückenschmerzen, Ischialgie, Wadenkrampf, Fersenschmerzen.

Druckschmerzpunkte: Die Punkte B 10, 56, 60, 65 sind druckempfindlich.

Typus Blase-Leere

Das Symptomenbild ist ähnlich dem des Nieren-Leere-Typus. Beiden gemeinsam ist die körperliche und nervöse Erschöpfung, Schreckhaftigkeit, leichte Ermüdbarkeit, Bedürfnis, sich am Tage öfters hinzulegen und früh zu Bett zu gehen. Der Schlaf ist im allgemeinen tief, aber nicht erholsam. Kalte Füße, die sich im Bett nicht erwärmen, Frösteln am Rücken, starkes Verlangen nach Wärme, Frigidität, Impotenz.

Weitere Symptome: Nächtlicher Harndrang und häufiges Harnlassen am Tage.

Typus Drei-Erwärmer-Fülle

Hauptsymptome sind nervöse Übererregung und dadurch bedingte Schlaflosigkeit, Unverträglichkeit von Wind, insbesondere von Ostwind. Schmerzen und Muskelkontraktionen im Nacken-, Schulter-, Arm- und seitlichen Hals-

Bereich, neuralgische oder migräneartige Schmerzen in der Schläfengegend, am äußeren Augenrand und in der Umgebung der Ohren. Die Unterbauchdecke ist in der Regel hart gespannt und druckempfindlich. Es besteht eine Anfälligkeit für Erkrankungen der Urogenitalorgane.

Druckschmerzpunkte: Auf mäßigen Druck sind die Punkte 3E 9, 15-17 schmerzhaft. Außer den genannten Meridianpunkten sind in der Regel auch die sogenannten drei Befehlspunkte des Drei-Erwärmer-Meridians KG 17, 12, 7 druckempfindlich.

Typus Drei-Erwärmer-Leere

Es besteht eine körperliche und seelische Erschöpfung, alles strengt an, die Glieder gehorchen nicht mehr.

Weitere Merkmale: Kälteempfindlichkeit in der Nacken-Schulterregion, Wetterfühligkeit, Föhnempfindlichkeit und infolgedessen Verschlimmerung der Beschwerden bei erhöhter Luftfeuchtigkeit, Schwindel, Schwerhörigkeit, Ohrgeräusche und Sehstörungen.

Typus Gallenblase-Fülle

Die wichtigsten Leitsymptome sind seelische Gereiztheit, Schwellung und Druckschmerzhaftigkeit der oberen Schlüsselbeingrube, Spannungsgefühl und Muskelkontraktionen im Nacken-Schulter-Bereich, am inneren Schulterblattrand und in der seitlichen Lendengegend.

Weitere Merkmale: Parietaler, temporaler und orbitaler Kopfschmerz, Schwindel oder Benommenheit morgens nach dem Aufstehen, verschwommenes Sehen, Flimmerskotom, Schmerzen an den seitlichen Körperpartien, Druck- und Spannungsgefühl im Bereich des unteren Rippenbogens.

Druckschmerzpunkte: Die Punkte G 20, 21, 24, 30, 38-40 und B 38, 39, 40, 47 sind im allgemeinen stark druckempfindlich.

Typus Gallenblase-Leere

Ein charakteristisches Gemütssymptom ist die ständige Furcht vor drohenden Gefahren, sorgenvolle Gedanken verhindern das Einschlafen.

Weitere Merkmale: Schwindel und Übelkeit, besonders am Morgen, im Körper herumziehende Schmerzen, Lähmungs- und Taubheitsgefühl an der Außenseite der unteren Extremitäten.

Die Konstitutionsformen Oketsu und Suidoku

Die beiden Konstitutionsformen *Oketsu* und *Suidoku* waren in China der Idee nach zwar schon lange bekannt, doch ihre nähere Beschreibung und ihre Aufnahme in die Therapie erfolgte erst durch die japanische Akupunktur und Phytotherapie.

Oketsu-Konstitution

Oketsu heißt wörtlich *unreines Blut.* Darunter wird dunkles, visköses Blut verstanden, wie es bei einer lokalen Blutstagnation oder einer allgemeinen Venosität angetroffen wird. Wegen des Mangels an Sauerstoff und seiner Anreicherung an giftigen Stoffwechselschlacken wird es als ein wichtiger Faktor für die Entstehung von Krankheiten angesehen. Die Richtigkeit dieser Annahme wird durch die Erfahrung bestätigt, daß mit der Beseitigung von Blutstauungen, durch Schröpfen und Blutentnahme aus erweiterten Kapillaren und kleinen Venen mit der Dreikantnadel oder durch Oketsu-Arzneimittel schon lange bestehende Beschwerden schlagartig zum Verschwinden kommen.
Als Ursachen einer Oketsu-Konstitution kommen in Frage: eine angeborene Bindegewebsschwäche, Ovarialinsuffizienz, plötzliches Aussetzen der Regelblutung, chronische innere Erkrankungen und Entzündungsprozesse an der Körperdecke wie auch Traumen mit Hämatombildung.

Symptomenbild

An subjektiven Symptomen können die verschiedensten Beschwerden vorliegen. Häufig sind Kopfschmerz, Schwindel, Ohrensausen, nervöse Herz- und Kreislaufstörungen, Parästhesien, Verschlimmerung der Beschwerden bei Nacht, Schweregefühl der Extremitäten und allgemeine Abgeschlagenheit.
Objektive Konstitutionsmerkmale sind livides Aussehen der Haut und Schleimhaut, rauhe schuppige Haut, blaurote Kapillarzeichnungen, zyanotische Fingernägel, nach Druck auf den Fingernagel verlangsamtes Zurückfließen des Blutes, Neigung zu blauen Flecken beim Kneifen und nach leichten Kontusionen, Neigung zu spontanen Blutungen der Haut und Schleimhäute, Druckempfindlichkeit der linken Leistengegend, des oberen seitlichen Kreuzbeinrandes und Kneifempfindlichkeit der hinteren Achselfalte und der Schulter-Halsregion *(Abb. 73, 102).*

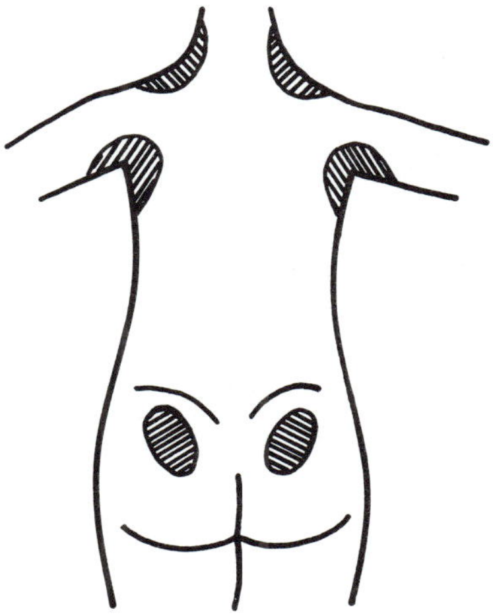

Abb. 73 Oketsu

Puls: Auf der linken Seite an der zweiten und dritten Position tief und gespannt, auf der rechten Seite an der ersten Position stark und oberflächlich.

Typische Krankheiten: Erkrankungen der weiblichen Genitalorgane, insbesondere Regelanomalien, Fluor, Myom, Störungen im Klimakterium. Ferner rheumatische Erkrankungen, Asthma bronchiale, chronische Entzündung der Nasennebenhöhlen, Obstipation, Hämorrhoiden, Verspannung der Schulter- und Lendenmuskulatur, chronische Ekzeme, Psoriasis, Furunkulose.

Fülle- und Leere-Oketsu. Fülle-Oketsu ist äußerlich erkennbar an der blauroten Gesichtsfarbe und wird am häufigsten bei Pyknikern

angetroffen. Es weist das Symptomenbild des Dickdarm- oder Lunge-Fülle-Typus auf.
Für das Leere-Oketsu sind das anämische Aussehen und der im allgemeinen asthenische und leptosome Körperbau charakteristisch. Die Symptomatik ist ähnlich der des Nieren- und Leber-Leere-Typus.

Therapie

Fülle-Oketsu
Le 3, 8, 14, MP 6, 10, Lu 6, Di 4, 10, 11 (disp. 3-5 Moxen) B 38, 40, 17, 47 (disp. schröpfen!)[1)]
Blutlassen aus Kapillarektasien, besonders im Bereich der Schulter, des Rückens und der Lumbo-Sakralregion

Leere-Oketsu
Le 3, 8, N 6, 7, K 3, 5, M 28, B 23 (ton.)

Suidoku-Konstitution

Das japanishe Wort *Suidoku* bedeutet wörtlich übersetzt *Wassergift*. Es liegt ihm die Vorstellung zugrunde, daß es bei einer Wasserretention im Körpergewebe zu einer Anreicherung von giftigen Stoffwechselprodukten kommt, die eine Giftwirkung auf den ganzen Organismus ausüben. Man spricht dann von einer »Wassergift-Konstitution«.

Symptomenbild

Es hat große Ähnlichkeit mit dem der Milz-Leere.
Subjektive Erscheinungen sind häufig Kurzatmigkeit, Husten mit starkem Schleimauswurf, heißer Kopf in Verbindung mit kalten Füßen, Schwindel, Ohrensausen, Durst, Kälte- und Schweregefühl der Beine. Parästhesien, Druckempfindlichkeit der Wadenmuskulatur. Typische Beschwerden sind eine ausgesprochene Abneigung zum frühen Aufstehen, der Kopf ist morgens wie umnebelt, Schmerzen und Steifheit in der Schulter- und Lendengegend, starke Wetterfühligkeit, Verschlimmerung bei Nebel und vor Regen. Unverträglichkeit von Alkohol und Obst.
Objektive Symptome sind gedunsenes Aussehen, Schwellung der Augenlider, weißbelegte Zunge mit Zahneindrücken, glänzende Nase, große Hautporen, feuchte, marmorierte Handflächen, Plätschergeräusch des Magens.

Puls: Der Puls ist tief, langsam und gespannt.

Typische Krankheiten: Asthma bronchiale, chronische Bronchitis, akute und chronische Gastroenteritis, Neuralgien, rheumatische Erkrankungen, nervöse Herzbeschwerden, Augenkrankheiten wie chronische Konjunktivitis, Keratitis, Iritis und Retinitis, Schlaflosigkeit.

Therapie

MP 4, 6, 9, 10, N 3, K 5, 6, 9, 12 (ton.), Le 13, B 21, 23 (ton.), M 36, 40, Di 10, Lu 6 (3-5 Moxen).

[1)] Die Angaben in Klammern gelten für alle voranstehenden Therapiepunkte

Die Diagnose

Die Akupunkturdiagnose ist, wie bereits mehrfach erörtert, nicht eine Diagnose von Krankheiten, sondern von typischen Verhaltens- und Reaktionsweisen des Menschen in der Krankheit. Sie ist eine *Konstitutionsdiagnose.* Die Diagnosenamen der Akupunktur sind zum größten Teil die Bezeichnungen der oben geschilderten Typenbilder und deren Kombinationen. Es geht also darum, das beim Kranken vorliegende Symptomenbild mit den hier beschriebenen zu vergleichen und Übereinstimmungen festzustellen.

Aber nicht nur bestimmte Symptomengruppen, sondern auch gewisse Einzelsymptome gelten als signifikant für besondere Konstitutionslagen. So werden Diagnosen gestellt allein nach dem Aussehen, der Haltung, der Stimme, sowie nach der Pulsqualität und einem einzelnen Tastbefund am Bauch und Rücken des Kranken. Neuerdings kam noch hinzu das Diagnoseverfahren nach *Akabane.*

Wir befassen uns anschließend lediglich mit den vier letztgenannten Methoden, da die übrigen mit Worten schwer zu beschreiben sind und nur von einem Experten auf diesem Gebiet auf direktem Wege vermittelt werden können. Die nach Einzelbefunden gestellten Diagnosen sind jedoch nur als Verdachtsdiagnosen zu bewerten; alle zusammen ergeben dann die richtige Typendiagnose.

Die Pulsdiagnose

Die Pulspalpation

Die Pulse werden traditionsgemäß in der Weise geprüft, die *Abb. 74* zeigt. Arzt und Patient sitzen sich gegenüber, die Unterarme des Patienten liegen, mit den Handflächen nach oben, auf einem Kissen. Die Palpation wird auf beiden Seiten und an drei Stellen der Radialarterie gleichzeitig vorgenommen, um die Pulswerte besser vergleichen zu können.

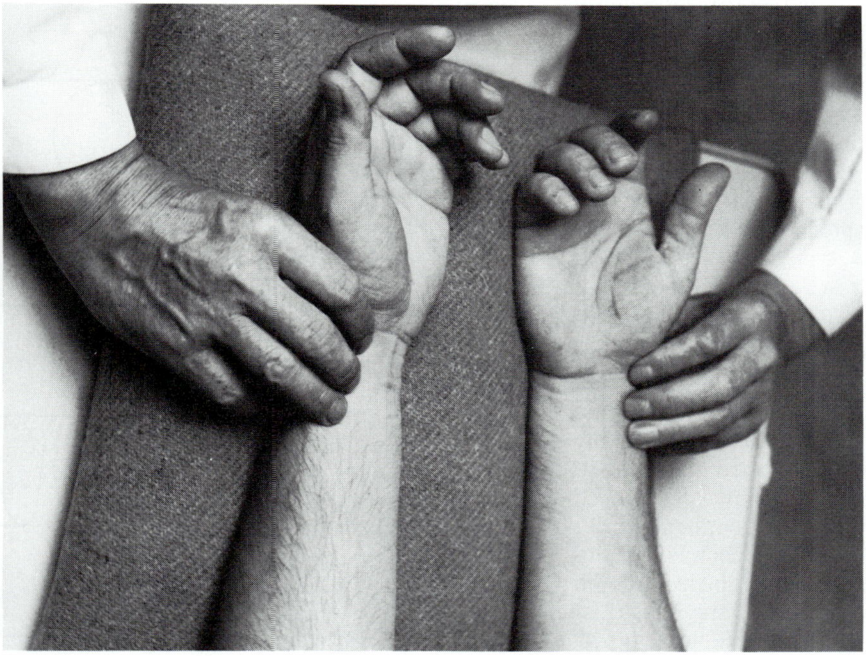

Abb. 74 Die Pulspalpation

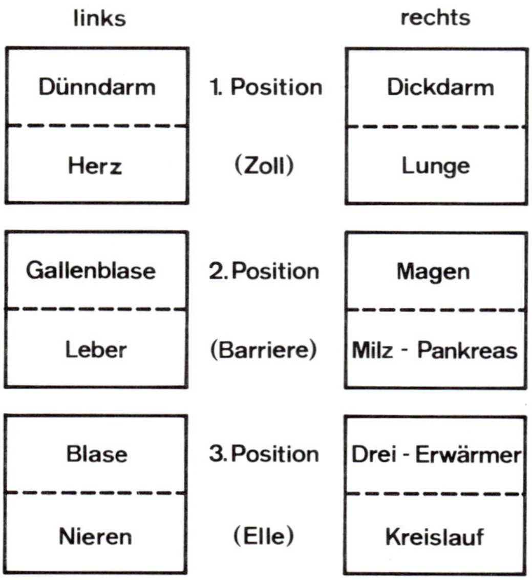

Abb. 75 Schema der Organ-Prüfstellen des Pulses

Die Pulsstelle am Handgelenk (1. Position) heißt *Zoll* (der zwölfte Teil der Länge zwischen der Handgelenksfalte und der Ellenbeuge), die am Proc. styl. radii (2. Position) *Barriere* und die proximale (3. Position) *Elle*.
Jede dieser insgesamt sechs Lokalisationen ist eine Prüfstelle für ein Yang- und Yin-Organpaar. Die obere Hälfte des Arterienlumens ist die Taststelle für ein Yang-Organ und die untere Hälfte für das entsprechende Yin-Organ *(Abb. 75)*.

An diesen Stellen erkennt man nach der chinesischen Pulslehre die Energielage der betreffenden Organe und Meridiane. Ferner geben die Pulse an der ersten, zweiten und dritten Position jeweils Auskunft über die Energieverhältnisse im oberen, mittleren und unteren Körperabschnitt. Schließlich orientieren die Pulse auch über den Sitz der Krankheit: Beim oberflächlichen Puls befindet sich die Krankheit in einem äußeren Körperteil oder in einem Yang-Organ; ist der Puls tiefliegend, sitzt sie im Körperinnern und in einem Yin-Organ.

Die Pulsarten

Die chinesische Medizin unterscheidet 24 verschiedene Pulsarten: 7 äußere, 8 innere und 9 Ko- oder Weg-Pulse. Dazu kommen noch 7 Todes-Pulse. Wir beschränken uns hier auf die Beschreibung der 6 wichtigen Pulsqualitäten, d. h. den oberflächlichen, tiefen, vollen, leeren, langsamen und schnellen Puls und kommen dann noch kurz auf den gespannten, glatten und Schwangerschaftspuls zu sprechen.

Oberflächenpuls

Er liegt an der Oberfläche, d. h. er ist schon bei einem leichten Fingerdruck tastbar. Je stärker man die Arterienwand eindrückt, um so schwächer ist er fühlbar. Er bedeutet, daß die Krankheitsvorgänge sich hauptsächlich in den äußeren Körperpartien und in den Yang-Organen abspielen.
Ist er oberflächlich und voll, handelt es sich um eine Yang-Fülle-Krankheit, die Krankheitsreaktionen haben einen dynamischen Charakter. Ist er leer, liegt eine Yang-Leere-Krankheit vor. Die Krankheitsreaktionen haben dann einen adynamischen Charakter, und es besteht ein Kältegefühl, Abneigung gegen Wind und Kälte, andauerndes Schwitzen, Müdigkeit usw. *(Abb. 76 a–d)*.

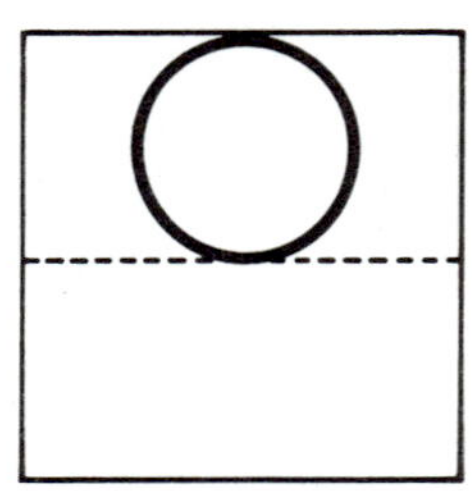

Abb. 76 a Voller Oberflächenpuls

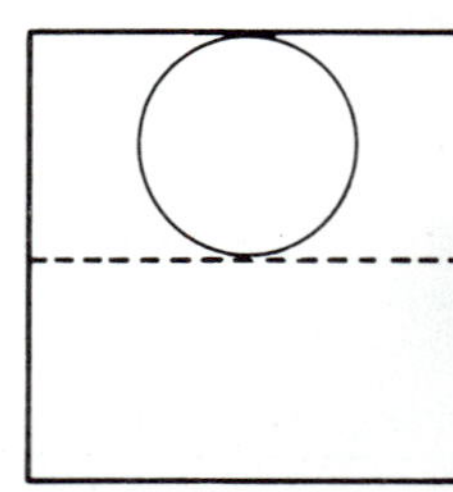

Abb. 76 b Leerer Oberflächenpuls

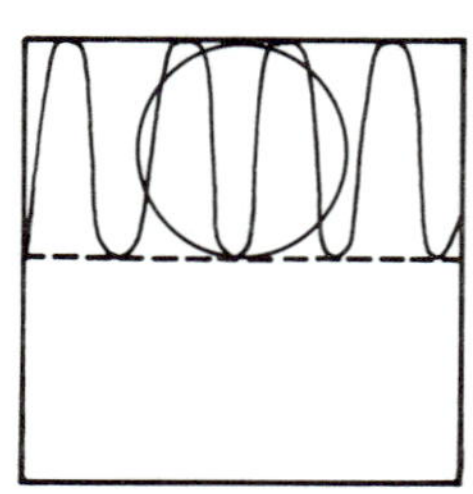

Abb. 76 c Schneller Oberflächenpuls

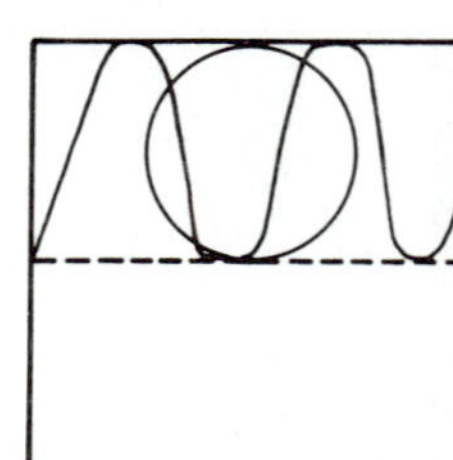

Abb. 76 d Langsamer Oberflächenpuls

Nadeltechnik. Bei einem Oberflächenpuls darf die Nadel nur wenig tief eingestochen werden. Bei einem vollen Oberflächenpuls kommt die dispergierende und bei einem leeren Oberflächenpuls die tonisierende Nadeltechnik zur Anwendung. Ist der Puls oberflächlich und schnell, darf die Nadel nur für eine kurze Zeit stecken bleiben; ist er oberflächlich und langsam, muß die Nadel lange liegen bleiben. Für letzteren Fall eignet sich am besten die intrakutane Dauernadel.

Tiefenpuls
Er ist nur in der Tiefe der Arterie fühlbar, also bei stärkerem Druck auf die Arterienwand. Dieser Puls bedeutet, daß die Krankheit im Innern des Körpers und in einem Yin-Organ sitzt. Er kann voll oder leer sein.
Ein *voller* Tiefenpuls wird beim Krankheitstypus Yin-Fülle angetroffen. Er bedeutet auch, daß eine venöse Stauung oder ein Tumor im Körperinnern vorliegt. Der *schwache* Tiefenpuls ist ein Yin-Leere-Zeichen, beispielsweise für eine Nieren-Leere, wenn er an der dritten Position links festgestellt wird. Ein *schneller* Tiefenpuls deutet auf Entzündungsvorgänge im Körperinnern hin und ein *langsamer* Tiefenpuls auf eine mangelnde Durchblutung und Funktionsschwäche innerer Organe. Ein *gespannter* Tiefenpuls tritt bei Schmerzzuständen im Körperinnern auf. Ein *kleiner* Tiefenpuls wird bei allgemeiner Erschöpfung angetroffen *(Abb. 77 a-c)*.

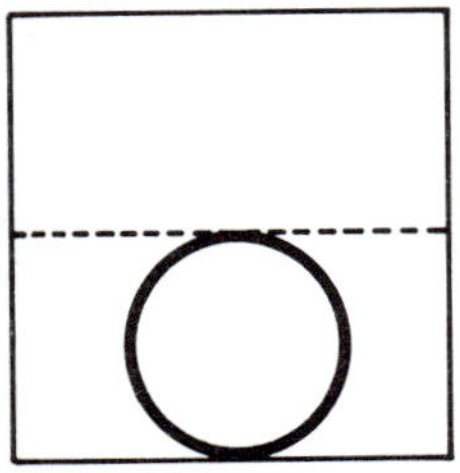

Abb. 77 a
Voller Tiefenpuls

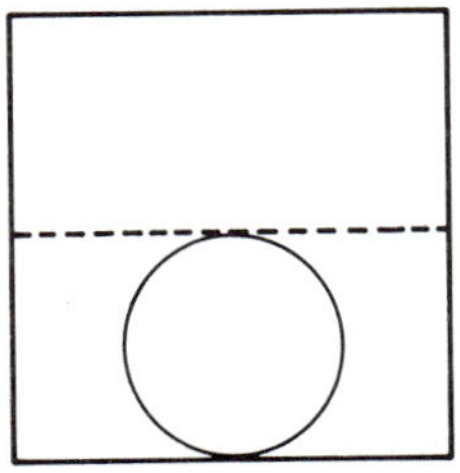

Abb. 77 b
Leerer Tiefenpuls

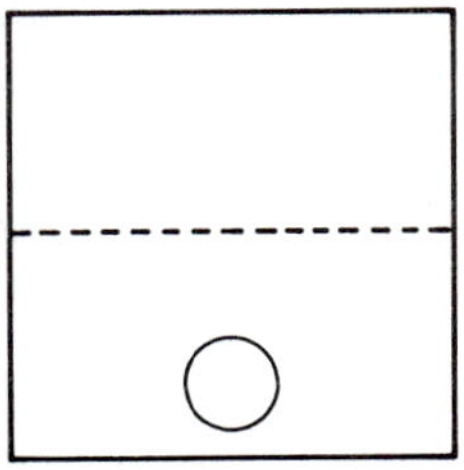

Abb. 77 c
Kleiner Tiefenpuls

Nadeltechnik. Die Nadel muß tief eingestochen werden. Beim schnellen Tiefenpuls bleibt sie nur kurze Zeit und beim langen Tiefenpuls längere Zeit liegen. Beim vollen Tiefenpuls kommt die dispergierende und beim leeren und kleinen Tiefenpuls die tonisierende Nadeltechnik zur Anwendung.

Schneller Puls
Mehr als 4 Pulsschläge während einer Ein- und Ausatmung. Er tritt auf bei Fieber, Entzündungen und Erregungszuständen und wird deshalb auch »Fieberpuls« genannt *(Abb. 78)*.

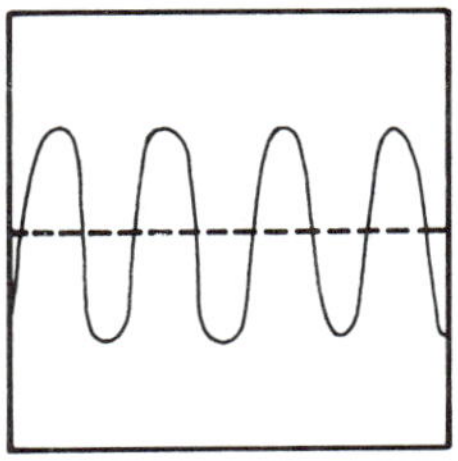

Abb. 78 Schneller Puls

Nadeltechnik. Die Nadel darf grundsätzlich nicht lange im Körper belassen werden. Moxen sind kontraindiziert. Wirksame Behandlungspunkte sind 3E 7, M 26, 27.

Langsamer Puls
Weniger als 4 Pulsschläge während einer Ein- und Ausatmung. Er ist ein »Kältepuls«. Er tritt auf bei Kältegefühl infolge einer mangelhaften peripheren Durchblutung *(Abb. 79)*.

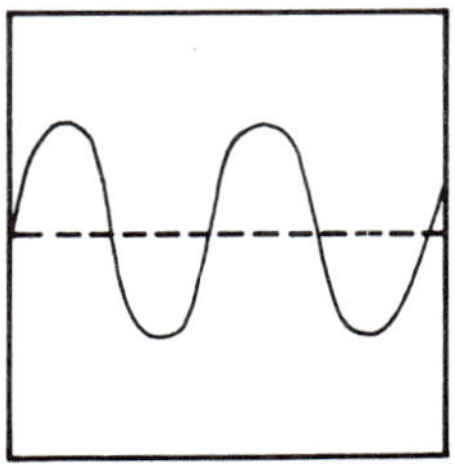

Abb. 79 Langsamer Puls

Nadeltechnik. Die Nadel bleibt längere Zeit liegen. Am besten eignet sich die japanische Feuernadel.

Voller Puls
Er ist breit und kräftig. Diese Pulsqualität ist stets ein Zeichen für Hyperämie und für venöse Blut- und Lymphstauungen *(Abb. 80).*

Nadeltechnik. Dispergierende Nadelanwendung. Blutentnahme mit Hilfe der Dreikantnadel aus Kapillarerweiterungen und kleinen Venen sowie auch blutiges Schröpfen.

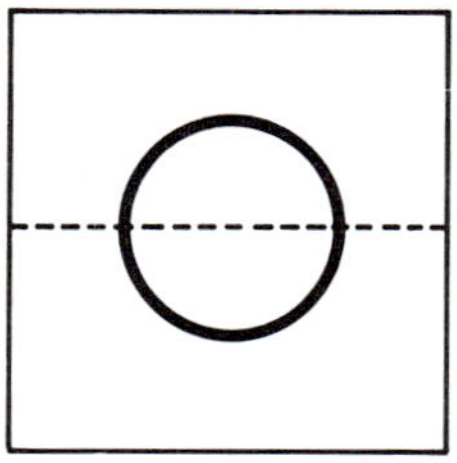

Abb. 80 Voller Puls

Leerer Puls
Er ist schwach fühlbar, die Arterienwand bietet dem Fingerdruck wenig Widerstand. Hierbei handelt es sich um Unterfunktionen, nervöse und körperliche Erschöpfung und anämische Zustände *(Abb. 81).*

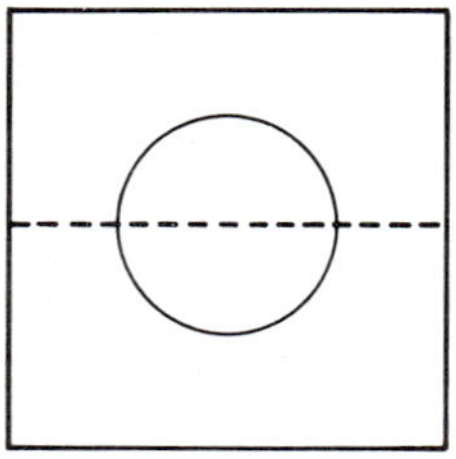

Abb. 81 Leerer Puls

Nadeltechnik. Es kommen nur tonisierende Maßnahmen in Frage.

Der gespannte Puls
Er fühlt sich hart wie ein Draht an und tritt bei Schmerzen auf (Schmerzpuls).

Der glatte Puls
Er ist ebenfalls hart und fühlt sich bei der Palpation entlang der Arterie wie eine Kugelkette an. Er ist ein Zeichen für eine venöse Blutstauung in Verbindung mit einer vermehrten Schleimbildung im Magen, die zum Erbrechen führt (Schleimpuls).

Der Schwangerschaftspuls
Er liegt weiter distal von der dritten Position, wo normalerweise keine Pulsation mehr wahrgenommen wird. Er ist im allgemeinen kräftig. Tritt er am linken Unterarm deutlicher hervor als rechts, handelt es sich angeblich um einen männlichen Fetus, und ist er am rechten Arm stärker zu fühlen als links, kann mit der Geburt eines Mädchens gerechnet werden.

Die Bauchdiagnose

In ihren Grundzügen wird sie bereits im *Nei Jing* beschrieben, doch ihre weitere Entwicklung erfolgte nicht in China, sondern in Japan in der Zeit der *Tokugawa*-Periode (1603–1867).

> Ihr besonderer Wert für die Meridian- und Konstitutionsdiagnose besteht darin, daß die reaktiven Bauchdeckenveränderungen durch die wechselnden Einflüsse von außen und innen weniger Schwankungen unterliegen als die Pulse. Sie ist deshalb von großem Nutzen für die Typendiagnose, besonders bei chronischen Krankheitszuständen.

Die Bauchpalpation

Sie erfolgt in Horizontallage des Patienten. Die Arme liegen ausgestreckt neben dem Körper, der Kopf ruht auf einem Kissen und unter den Knien befindet sich eine genügend große Rolle. Dem Patienten wird gesagt, er solle sich völlig entspannen, ruhig durchatmen und die Augen schließen.
Der Arzt hat darauf zu achten, daß seine Hände nicht kälter sind als die Bauchhaut des Patienten. Die Palpation wird grundsätzlich mit der ganzen Handfläche und bei ausgestreckten Fingern vorgenommen. Sie beginnt an den oberen Partien der Brust und setzt sich dann weiter fort am Oberbauch, Nabel, Unterbauch und an beiden Bauchseiten. Zunächst prüft man die Hauttemperatur in den verschiedenen Bauchabschnitten, dann die Beschaffenheit der Haut und des Subkutangewebes, wobei auch besonders auf fühlbare Aortapulsationen geachtet wird. Schließlich palpiert man, ebenfalls mit der flachen Hand, die oberen und dann die tiefen Muskelschichten und stellt Spannungsunterschiede und druckempfindliche Stellen fest.

Wichtige Diagnosepunkte an Bauch und Thorax

Die in *Abb. 82* dargestellten Thorax- und Bauchpunkte sind größtenteils identisch mit den Mu- oder Alarmpunkten. Durch ihre Druck- oder Kneifempfindlichkeit lassen sie erkennen, daß der betreffende Meridian gestört ist. Sie sind daher für die Meridian- und Typendiagnose von großer Wichtigkeit.

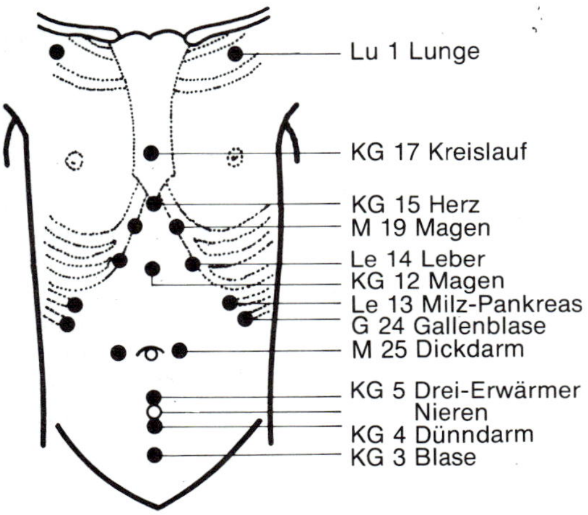

Abb. 82 Diagnosepunkte an Bauch und Thorax

Die Pulsationsstellen

Eine fühlbare Aortapulsation am Bauch ist immer ein Zeichen für eine *Leere* in Verbindung mit einer nervösen Erregung. Es besteht also ein Zustand reizbarer Schwäche. Je oberflächlicher die Pulsation gefühlt wird, desto stärker ist der Erregungszustand.

KG 15. Eine in der Tiefe fühlbare Pulsation im epigastrischen Winkel findet sich bei der *Herz-Leere*-Konstitution. Ist sie schon bei leichter Berührung fühlbar, handelt es sich um einen akuten Erregungszustand.
Eine von KG 15 bis zum Nabel sich erstreckende Pulsation liegt bei *Herz-Nieren-Leere* vor.

KG 12. Eine hier in der Tiefe wahrnehmbare Pulsation bedeutet *Milz-Leere;* ist sie an der Oberfläche fühlbar, gilt sie als Zeichen einer *Magen-Leere.*
Eine von KG 12 nach KG 15 aufsteigende Pulsation liegt häufig bei Schlaflosigkeit vor.

KG 9. Es handelt sich hier um eine *Nieren-Leber-Leere* in Verbindung mit einem seelischen Erregungszustand.

Nabel. Eine in der Tiefe des Nabels fühlbare Pulsation ist ein Fülle-Symptom. Eine Pulsation an der Oberfläche des Nabels ist ein Leere-Zeichen.

M 25. Pulsation auf der linken Bauchseite in der Gegend von M 25 deutet auf eine venöse Blutstauung im Bauchraum hin und gilt nicht unbedingt als krankhaft. Wird sie aber auf der rechten Bauchseite vorgefunden, dann handelt es sich um eine Venosität stärkeren Ausmaßes, häufig in Begleitung mit einer hyperaziden Gastritis, Hirnhyperämie und nervöser Übererregung. Sie bedeutet hier eine ungünstige Prognose.

KG 3, KG 4. Pulsationen seitlich von diesen Punkten werden bei Ohrensausen und Schwerhörigkeit beobachtet.

Der Bauchbefund

Normaler Bauchbefund

Normalerweise hat die Bauchhaut einen glänzenden Schimmer, ist nicht druck- oder kneifempfindlich, fühlt sich an allen Stellen gleich warm an und ist elastisch. Die Bauchmuskulatur hat einen gleichmäßigen normalen Tonus und ist nicht druckempfindlich. Es werden keine Aortapulsationen festgestellt.

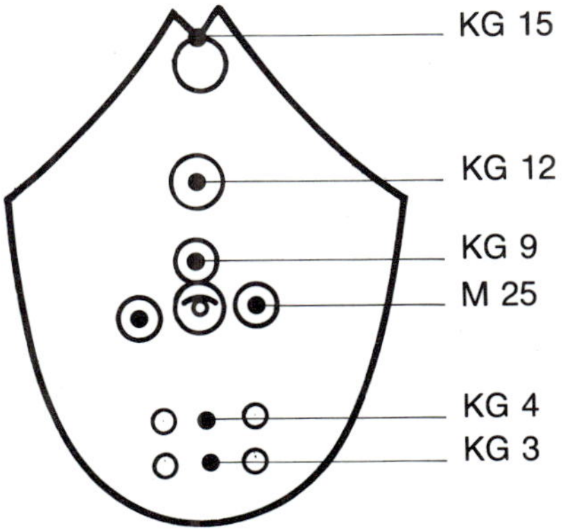

Abb. 83 Pulsationsstellen

Krankhafte Veränderungen der Bauchdecke
Eine vermehrte Spannung und Druckschmerzhaftigkeit sind Fülle-Symptome; eine atrophische und schlecht durchblutete Haut, ein Bindegewebe von teigiger Konsistenz und eine erschlaffte oder auch eine dünne und bretthart gespannte Bauchdecke sind Leere-Symptome.

Oberbauch-Fülle - Unterbauch-Leere. Der Oberbauch ist in der Mitte gespannt und aufgetrieben, der Unterbauch ist weich und eingesunken. Dies bedeutet *Milz-Fülle* und *Nieren-Leere.*

Oberbauch-Leere - Unterbauch-Fülle. Die Bauchwand ist am Oberbauch kraftlos und eingesunken, am Unterbauch gespannt und vorgewölbt. Dies ist ein Zeichen für eine *Milz-Magen-Leere* und *Nieren-Blasen-Fülle.* Dieser Befund liegt häufig vor bei einer chronischen Erkrankung der Urogenitalorgane, bei chronischer Obstipation und Diarrhö sowie bei einer chronischen Lumbalgie.

Oberbauch-Fülle - Unterbauch-Fülle. Oberbauch und Unterbauch sind hart aufgetrieben. Es handelt sich hier um eine *Milz-Magen-Fülle* und *Nieren-Blasen-Fülle.* Dieser Befund spricht für das Vorliegen einer starken venösen Stauung im gesamten Bauchraum und wird als ernstes Zeichen gewertet.

Oberbauch-Leere - Unterbauch-Leere. Die Bauchdecke ist im ganzen kraftlos und kahnförmig eingesunken. Es liegt hier eine *Milz-, Magen-* und *Nieren-Leere* vor. Dieser Bauchbefund deutet auf einen sehr ernsten Krankheitszustand hin.

Die »Organknoten«
Es handelt sich um umschriebene, druckschmerzhafte Härten der Bauchdecke im Bereich der sogenannten Organfelder *(Abb. 84),* die nach *Nan Jing* Zeichen einer *Organ-Fülle* sind.

Bei diesen »Organknoten« oder »Anhäufungen«, wie sie auch genannt werden, handelt es sich um lokalisierte Bauchdeckenspannungen, die jeweils in Verbindung mit den gleichen Symptomen auftreten, wie sie bei den betreffenden Krankheitstypen vorkommen. Insofern kommt ihnen für die Typendiagnose eine große Bedeutung zu. Den Erklärungen des *Nan Jing* liegen die Vorstellungen der Fünf-Elementen-Lehre zugrunde.

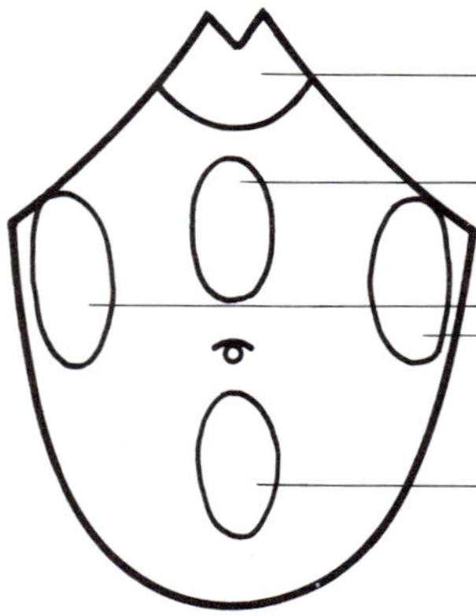

Abb. 84 Die »Organfelder«

Herz-Knoten, auch »liegender Balken« genannt. Er befindet sich oberhalb des Nabels, vorzugsweise im epigastrischen Winkel und erscheint als eine druckempfindliche harte Vorwölbung bis zur Größe eines Ellbogens.
Symptome: Gesichtsrötung, Unruhe in der Herzgegend, schlechter Schlaf, Hitzegefühl im Bauch, Appetitlosigkeit, Durst, Trockenheit des Rachens, heiße Handflächen und im schweren Falle Beinödeme.

Nan Jing: »Das Krankheitsübel verläuft im allgemeinen von den Nieren über das Herz nach der Lunge. Im Herbst ist aber die Lunge sehr stark und nimmt das Übel nicht auf, so daß es sich dann im Herzen anstaut und den Herzknoten hervorruft.«

Leberknoten, auch »blühende Energie« genannt. Er befindet sich im linken Oberbauch, hat die Größe und Form einer umgekehrten Reisweinschale und »Kopf und Füße wie eine Schildkröte.«
Symptome: Blasse Gesichtsfarbe, Schmerzen in den Bauchseiten, die bis in den Thorax ausstrahlen. Bei längerem Vorhandensein des Leberknotens besteht Husten, Erbrechen, Blutandrang zum Kopf und malariaartiges Fieber.

Nan Jing: »Die Leberknoten treten im Spätsommer auf, denn in dieser Jahreszeit dominiert die Milz und nimmt die Krankheit, die von der Lunge über die Leber zu ihr verlaufen möchte, nicht an, so daß das Krankheitsübel im Spätsommer sich in der Leber anstaut und den Leberknoten verursacht.«

Milz-Pankreas-Knoten, auch »gestaute Energie« genannt. Er befindet sich in der Mitte des Oberbauches und hat die Form einer umgekehrten Reisweinschale.
Symptome: Blaßgelbe Gesichtsfarbe, Schmerzen und Völlegefühl im Oberbauch, Verschlimmerung nach dem Essen, Erbrechen, Durchfall, Abmagerung und im extremen Falle Gelbfärbung der Haut und Lähmungsgefühl in den Extremitäten.

Nan Jing: »Im Winter ist die Niere der König der Organe. Sie nimmt deshalb eine Krankheit, die von der Leber aus über die Milz zu ihr verlaufen will, nicht an, so daß sie sich in der Milz festsetzt. Deshalb entstehen die Milzknoten im Winter.«

Lungenknoten, auch »Verharren-Bewegen« genannt. Er sitzt im rechten Hypochondrium und hat die Größe und Form einer umgekehrten Reisweinschale. Er verändert manchmal seine Lage.
Symptome: Weiße Gesichtsfarbe, Kälte, Schmerzen und Parästhesien in der Haut, Fieber mit Frost, Husten, Rückenschmerzen.

Nan Jing: »Lungenknoten entstehen im Frühling. In dieser Jahreszeit ist die Leber das beherrschende Organ und nimmt deshalb eine Krankheit, die vom Herzen über die Lunge zu ihr gelangen will, nicht an, sondern weist sie an die Lunge zurück, so daß diese erkrankt.«

Nierenknoten, auch »Schweinelaufen« genannt. Es besteht das Gefühl, als ob eine Kugel vom Unterbauch aus bis zum Oberbauch oder noch weiter unter dem Brustbein bis zum Hals aufsteige.
Symptome: Schwärzliche Gesichtsfarbe, zum Kopf aufsteigende Hitze, Schwindelgefühl, Bangigkeitsgefühl in der Brust, erschwertes Atmen, Singultus, Husten, Schmerzen im Thorax, Gelenkschmerzen.

Nan Jing: »Im Sommer ist das Herz der König der fünf Organe. Es ist deshalb stark genug, das Krankheitsübel, das von der Milz über die Niere zu ihm gelangen möchte, an die Niere zurückzuweisen. Deshalb wird die Niere im Sommer krank, und es entstehen zu dieser Zeit die Nierenknoten.«

Überblick: Verschiedene Bauchbefunde

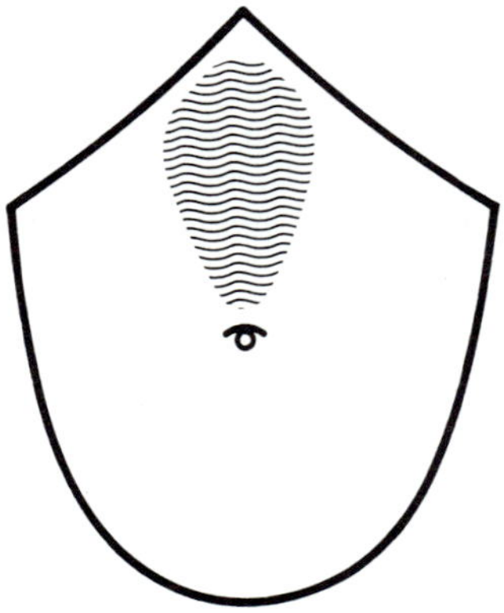

Abb. 85 Magen-Leere: Magenplätschern. Beim Beklopfen des Oberbauches hörbares Plätschergeräusch bedeutet »Wassergift-Konstitution«, Magenatonie, Magendilatation, Neurose, Hysterie.

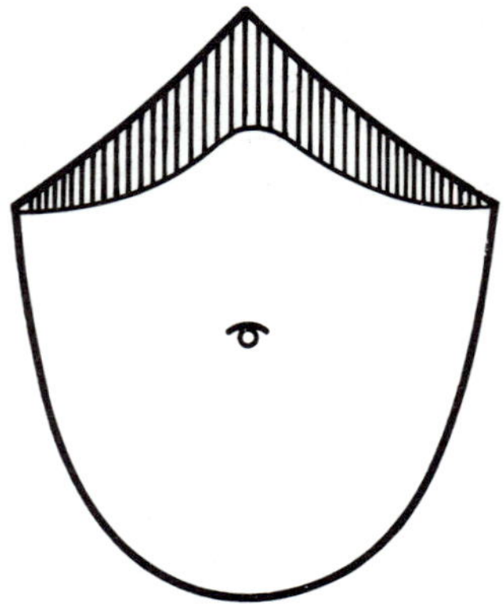

Abb. 86 Kleines Yang: Vermehrte Bauchdeckenspannung im Epigastrium und unterhalb des Rippenbogens mit Völle- und Stauungsgefühl, manchmal druckschmerzhaft.

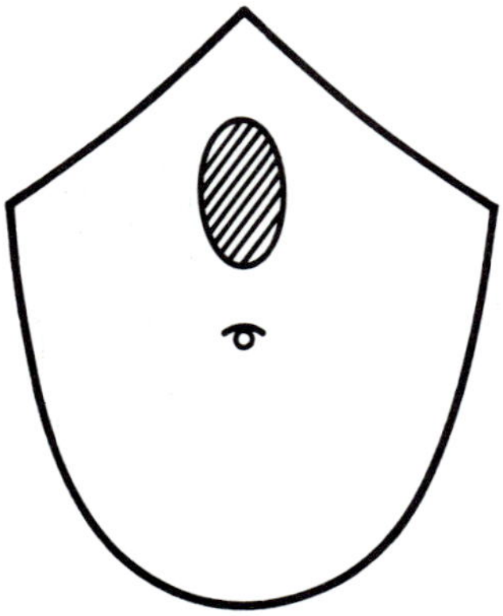

Abb. 87 Magen-Milz-Fülle oder -Leere, je nach den Begleitsymptomen. Umschriebene Induration in der Mitte des Oberbauches: Seelische Depression, Psychoneurose. Typus Magen-Milz-Fülle oder -Leere je nach den Begleitsymptomen.

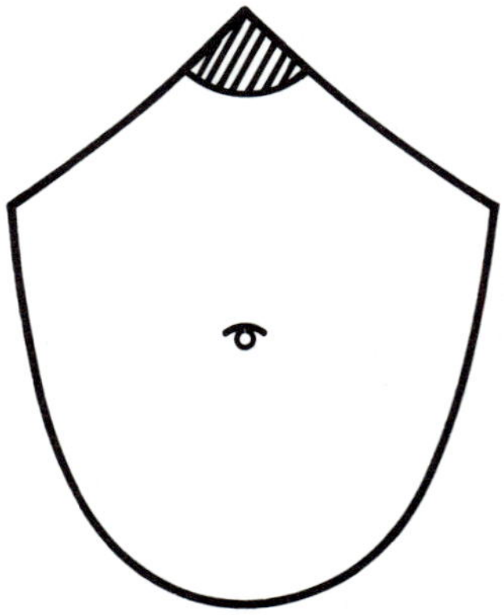

Abb. 88 Herz-Leere, Herz-Fülle: Vermehrte Bauchdeckenspannung im epigastrischen Winkel mit oder ohne Druckschmerz. Häufiges Zeichen einer Herzneurose.

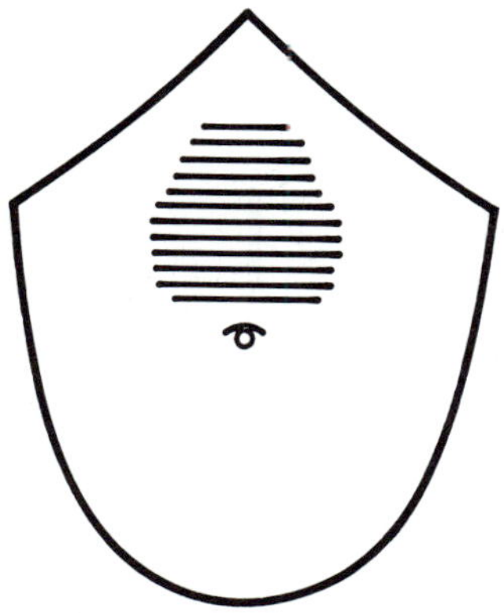

Abb. 89 Drei-Erwärmer-Leere: Die Bauchdecke des Oberbauches ist flach, dünn und hart gespannt »wie ein Bambusvorhang«.

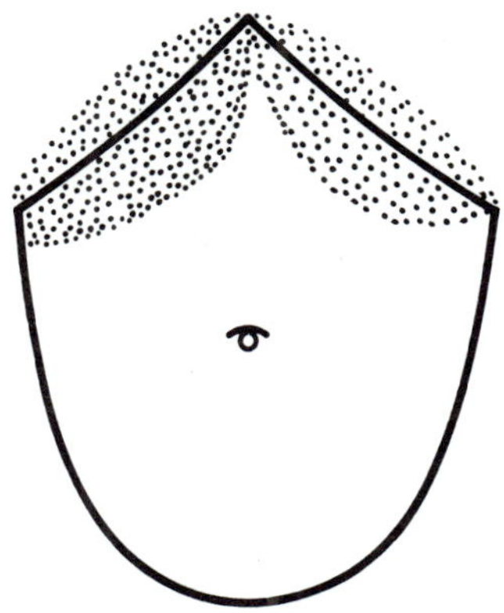

Abb. 90 Leber-Fülle, Leber-Leere: Im Bereich des unteren Rippenbogens, besonders rechts, ödematöse Verdickung der Haut und des Unterhautgewebes mit Kneifempfindlichkeit besonders am Punkt Le 14: Hepatopathie, Pfortader- und Lungenstauung.

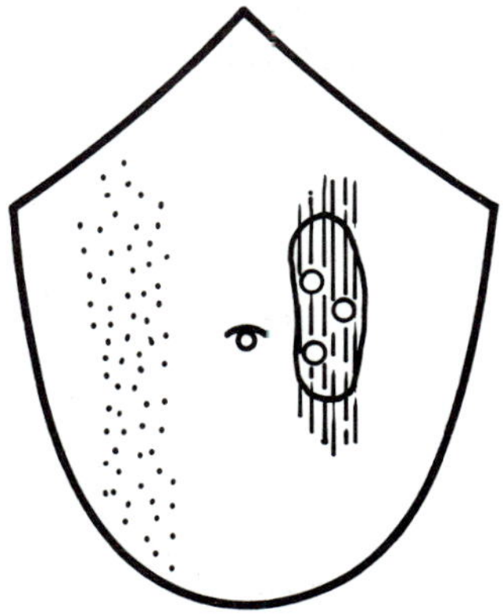

Abb. 91 Leber-Leere, aufsteigendes Feuer: Die Bauchdecke ist rechts erschlafft, links ist der M. rectus gespannt und im mittleren und oberen Teil druckschmerzhaft. Dort besteht in der Regel auch ein subjektives Gefühl von Druck und Spannung, und meist sind dort auch kleinere Aortapulsationen fühlbar.
Symptome: Schwindel, Schweregefühl im Kopf, Schlaflosigkeit, Tachykardie, Zittern.
Dieser Bauchbefund wird zuweilen bei der Hyperthyreose angetroffen.

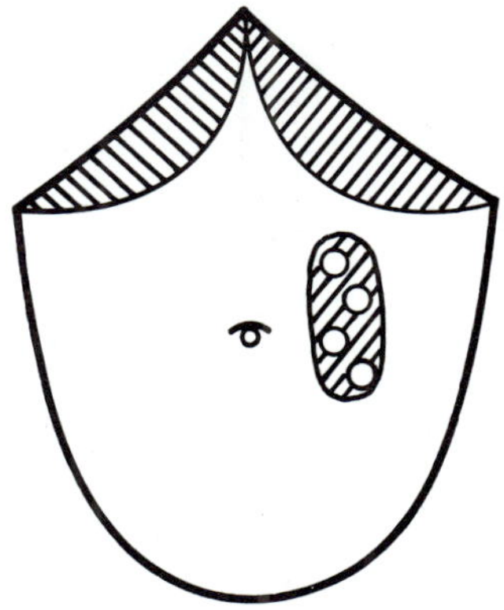

Abb. 92 Kleines Yang, Leber-Leere: Vermehrte Bauchdeckenspannung am Rippenbogen und links neben dem Nabel, die sich hinauf bis zum Rippenbogen erstrecken kann, auf der linken Bauchseite fühlbare Aortapulsationen.

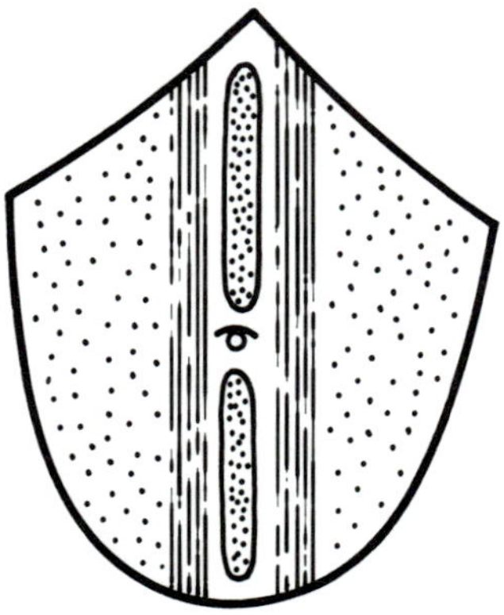

Abb. 93 Milz-Nieren-Leere: Der Rektusmuskel ist beiderseits hart gespannt, die seitlichen Bauchdecken dagegen sehr weich, an der Mittellinie befinden sich längliche muldenförmige Vertiefungen der Bauchwand oberhalb und unterhalb des Nabels.
Symptome: Ermüdung, Kraftlosigkeit der Extremitäten, Nachtschweiß, Herzklopfen, Nervosität, Schreckhaftigkeit, Bauchschmerzen, brennend heiße Fußsohlen.

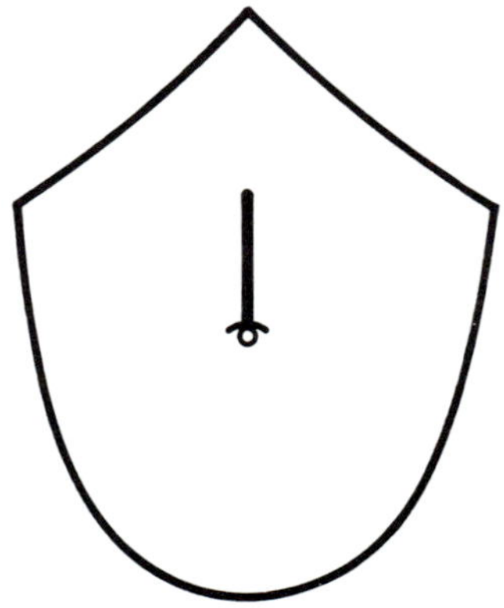

Abb. 94 Milz-Magen-Leere: stäbchenförmige Verhärtung in der Mitte des Oberbauches.

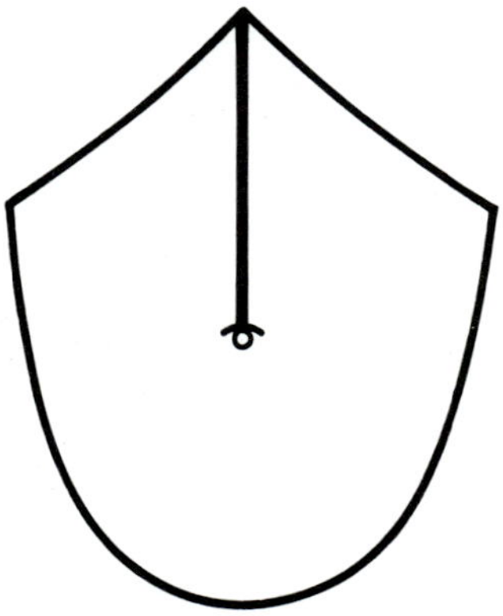

Abb. 95 Todeszeichen: Stäbchenförmige Verhärtung in der Mitte des Oberbauchs bis zum Schwertfortsatz.

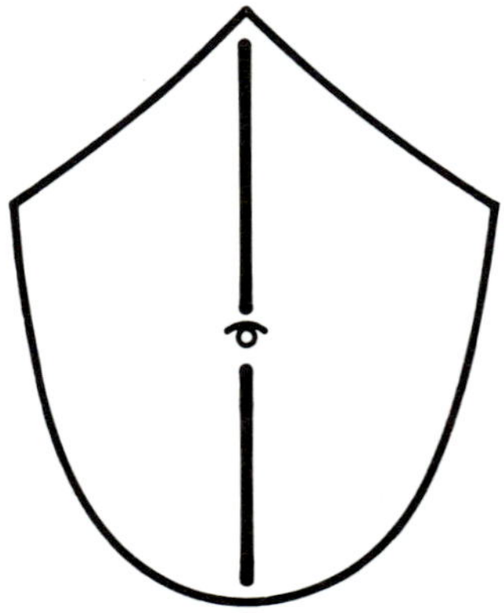

Abb. 96 Milz-Nieren-Leere: Stäbchenförmige Verhärtung auf der Mittellinie am Ober- und Unterbauch.

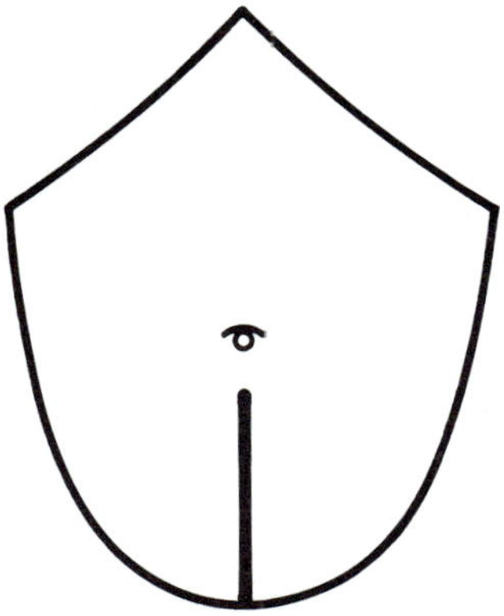

Abb. 97 Nieren-Leere: Stäbchenförmige Verhärtung in der Mitte des Unterbauches.

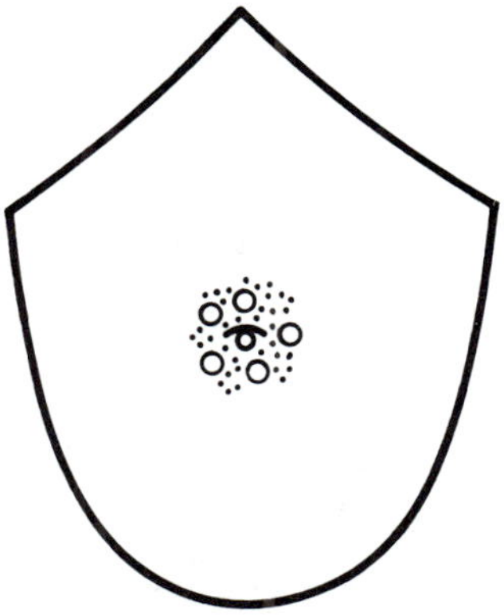

Abb. 98 Nieren-Leere: Die Umgebung des Nabels ist völlig kraftlos, der Nabel ist verschiebbar, und es bestehen dort Pulsationen.

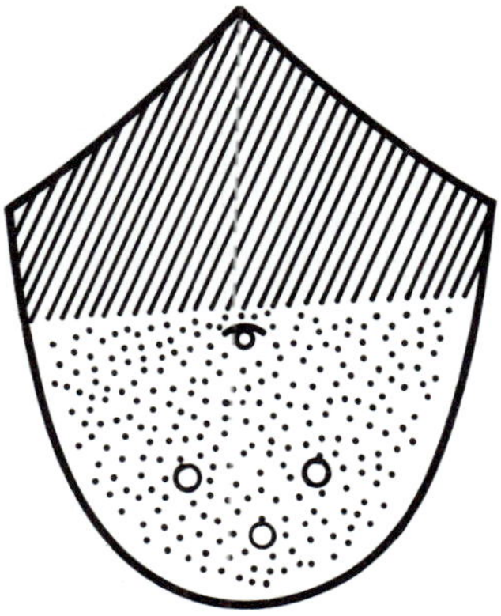

Abb. 99 Extreme Nieren-Leere: Die Bauchdecke ist am Unterbauch völlig atonisch, am Oberbauch ist sie hart gespannt; am Unterbauch werden Pulsationen wahrgenommen.

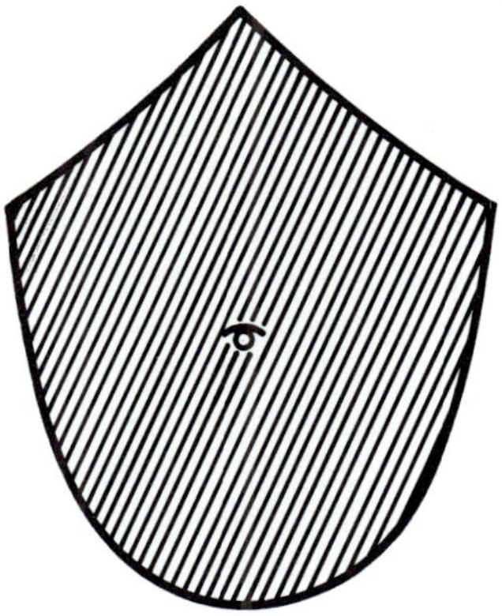

Abb. 100 Extreme Milz-Pankreas-Magen-Leere: Die Bauchdecke ist dünn und im ganzen bretthart gespannt; starke Abmagerung.

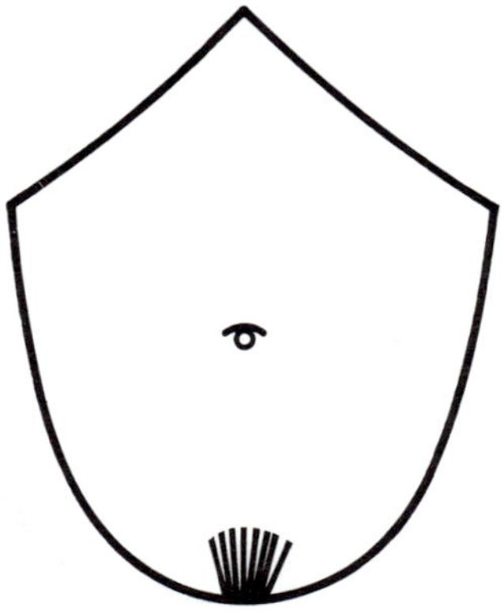

Abb. 101 Neurosen: Induration oberhalb der Symphyse. Häufiger Befund bei Enuresis und nächtlichen Angstträumen der Kinder.

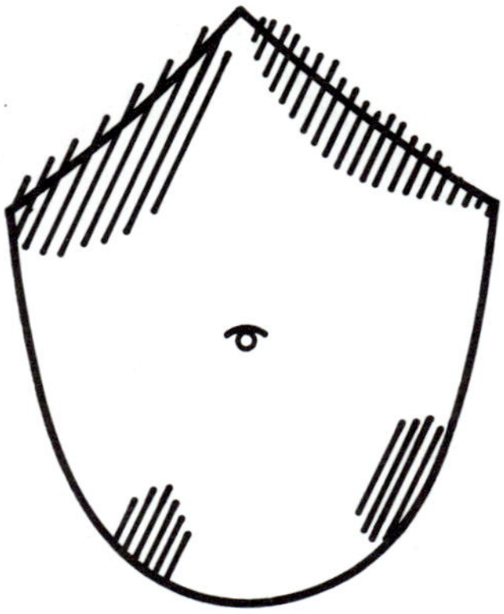

Abb. 102 Venöse Stauung im Bauchraum: Ödematöse Verdickung der Haut und Unterhaut oder druckempfindliche Spannung der Bauchdecke im Bereich des unteren Rippenbogens. Druckempfindlichkeit der Inguinalgegend insbesondere links: Leber-Fülle, Oketsu.

Die Zungendiagnose

Die Zunge wird beurteilt nach Veränderungen der Farbe, Form und Beschaffenheit des Zungenkörpers und des Zungenbelages.

Die am *Zungenkörper* feststellbaren Veränderungen liefern hauptsächlich Hinweise für das Vorliegen von sogenannten Fülle-, Leere-, Hitze- und Kältezuständen. Lange Zeit konstant bleibende Abweichungen von der Norm deuten auf chronische Störungen hin und sind vor allem in dieser Hinsicht von differentialdiagnostischer Bedeutung *(Tab. 11, 12).*
Die *Beläge* informieren in erster Linie über Sitz, Charakter und Verlauf der durch äußere Einflüsse - Wind, Kälte, Hitze, Feuchtigkeit, Trockenheit - verursachten akuten Krankheiten. Sie sind besonders wichtig zur Unterscheidung der Krankheitsformen Großes Yang, Kleines Yang, Helles Yang *(Tab. 13, 14).*

Die Organfelder der Zunge

In ähnlicher Weise wie der Bauch wird die Zungenoberfläche in einzelne Organfelder eingeteilt *(Abb. 103).*

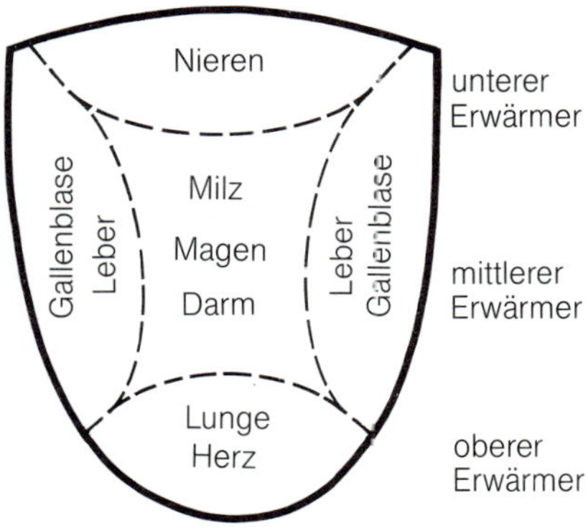

Abb. 103 Einteilung der Zungenoberfläche

Die *Zungenspitze* spiegelt Krankheitserscheinungen wider, die von den »Organen« des Oberen Erwärmers, Herz und Lunge, ausgehen. Beispielsweise ist eine rote, weißgetüpfelte Zungenspitze charakteristisch für das Syndrom »Herz-Feuer« (nervöse Unruhe, rascher Puls, Brustbeklemmung).
Ein schmutzig-gelber oder grauer Belag in der *Zungenmitte* weist auf erhebliche Störungen im Mittleren Erwärmer seitens der Verdauungsorgane hin. Findet sich ein solcher Belag an der seitlichen Zungenpartie, ist dies ein Zeichen für eine gestörte Leber- und Gallenblasentätigkeit.
Ein schwärzlicher, feuchter Belag an der *Zungenbasis* bedeutet »Energie-Leere« im Unteren Erwärmer, insbesondere ein Defizit an Yang-Energie der Nieren.

Zungenveränderungen

Nicht krankhafte Zungenveränderungen. Die Zungenuntersuchung verlangt eine Unterscheidung zwischen krankhaften und nicht krafthaften Veränderungen. Bekanntlich hängt das Aussehen der Zunge weitgehend davon ab, was der Patient vorher gegessen und getrunken hat. Auch starkes Rauchen, Vorliebe für scharf gewürzte Speisen und häufiger Alkoholgenuß können die Farbe und Oberflächenstruktur der Zunge verändern. Ferner kann die Zungenoberfläche Furchen und Risse aufweisen, die nicht unbedingt etwas Krankhaftes bedeuten.
Ein schleierartiger weißlicher Überzug auf hellrotem Grund gehört zum normalen Zungenbefund. Ebenso sind einige weißliche oder schwärzliche Flecken auf einer sonst unauffälligen Zungenschleimhaut ohne diagnostische Bedeutung.

Krankhafte Veränderungen der Zunge. Sie sind in den folgenden Tabellen und Abbildungen dargestellt.

Tab. 11 Diagnostische Bedeutung der Zungenkörperfarbe

Farbe des Zungenkörpers	Bedeutung
hellrot	Energie-Leere Blut-Leere
rot	Hitze in den inneren Organen
karminrot	Feuer-Symptome Hitze-, Fülle-Krankheit
dunkelrot	Fülle-Symptome Blut-Fülle
blaurot	Blutstauung, Oketsu Yin-Krankheit
lila	Yin-Leere-Krankheit

Tab. 12 Diagnostische Bedeutung der Beschaffenheit des Zungenkörpers

Beschaffenheit des Zungenkörpers	Bedeutung
glatt, glänzend	Leber-Leere Nieren-Leere
schlaff	Yin-Leere Yang-Leere Innen-Leere
bläschenartige Erhebungen	Hitze-, Yang-Krankheiten
rissig	Energie-Leere Blut-Leere Yin-Leere
Zahneindrücke	Suidoku Milz-, Magen-Leere
zerklüftet	Yin-Leere Blut-, Energie-Leere
gedunsen	Yang-, Yin-Leere, Suidoku

Tab. 13 Diagnostische Bedeutung der Zungenbelagfarbe

Farbe des Zungenbelages	Bedeutung
weiß	Kleines Yang-Stadium
gelb	Helles Yang-Stadium
grau	Leere der Yin-Organe
schwarz	extreme Nieren-Leere

Tab. 14 Diagnostische Bedeutung der Beschaffenheit des Zungenbelages

Beschaffenheit des Zungenbelages	Bedeutung
dünn	Außen-Krankheit
dick	Fülle-Krankheit des Magens, der Milz
trocken	Wasser-Leere
glänzend	Großes Yin, Kleines Yin Yin-Leere
rauh	Hitze-Krankheit

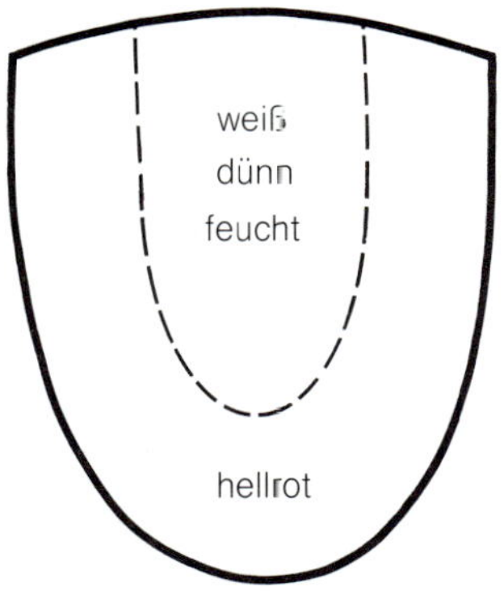

Abb. 104 Dünner, feuchter, weißer Belag auf hellroter Zunge: Anfangsstadium einer fieberhaften Krankheit mit den Symptomen Kopfschmerz, Nackensteifheit, Schweißlosigkeit und Abneigung gegen Kälte. Die Krankheit sitzt außen im Bereich Großes Yang. Man muß schweißtreibende Mittel geben.
Bei Hitzegefühl mit Schweißbildung und Durst sitzt die Krankheit in der Tiefe des Bereiches Großes Yang. Hierbei ist darauf zu achten, daß der Kranke nicht allzulange schwitzt.

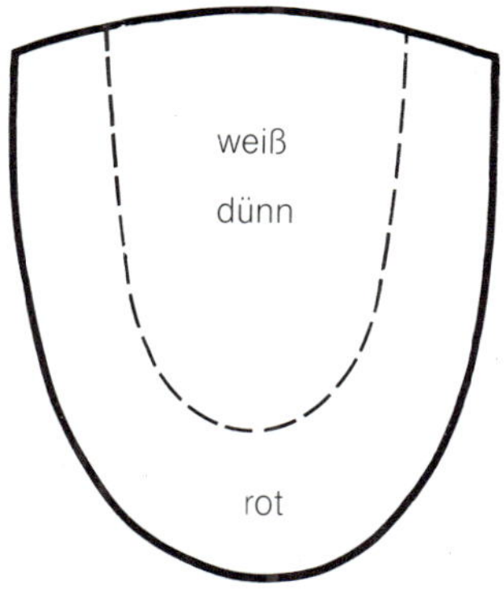

Abb. 105 Dünner, weißer Belag auf roter Zunge: Die Krankheit befindet sich am zweiten oder dritten Tag im Bereich Großes Yang. Es besteht Fieber ohne Schweißbildung, was darauf hindeutet, daß die Krankheit schon etwas tiefer in den Körper eingedrungen ist. Schweißmittel sind dringend angezeigt.

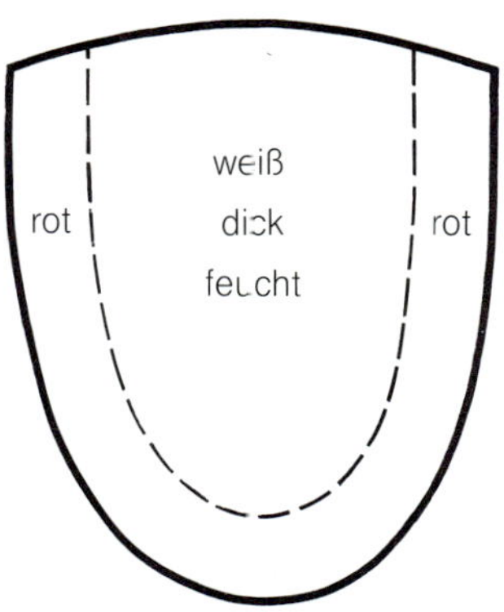

Abb. 106 Dicker, feuchter, weißer Belag in der Mitte der Zunge mit rotem Rand: Die Krankheit befindet sich am dritten bis vierten Tag im Gebiet Großes Yang. Dieser Zungenbefund ist charakteristisch für den Symptomenkomplex Fieber ohne Schweiß, Kopfschmerz, oberflächlich fließender, fest gespannter Puls. Nach Einsetzen der Schweißsekretion heilt die Krankheit von selbst.

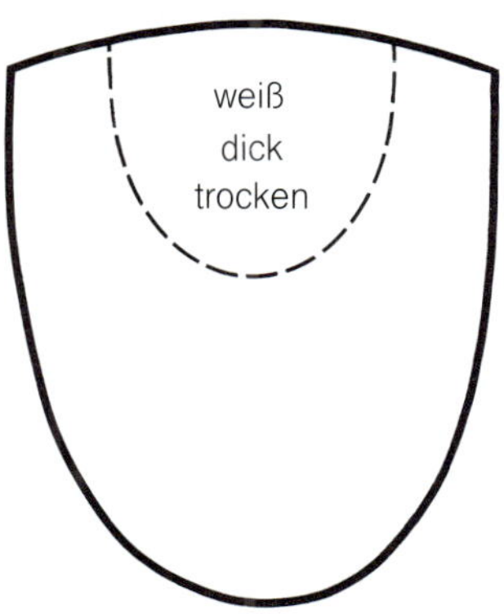

Abb. 107 Dicker, trockener, weißer Belag: Die Krankheit befindet sich am vierten bis fünften Tag im Gebiet Großes Yang. Eine Schweißbildung hat noch immer nicht stattgefunden. Das Hitzeübel dringt allmählich in tiefere Körperregionen ein. Es besteht ein Hitzegefühl mit nervöser Unruhe und Durst mit Verlangen nach kalten Getränken. Letztere stauen sich im Magen an und verursachen ein Beklemmungsgefühl in der Brust und in der Herzgrube. Die Gliedmaßen sind kalt.

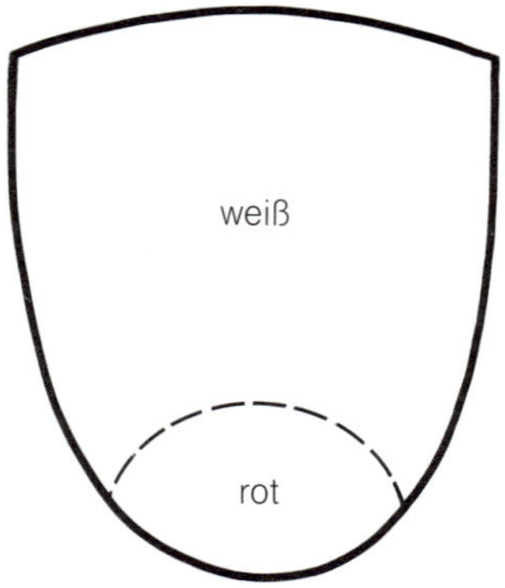

Abb. 108 Weißbelegte Zunge mit roter Spitze: Die Krankheit ist in den Bereich Kleines Yang eingedrungen.

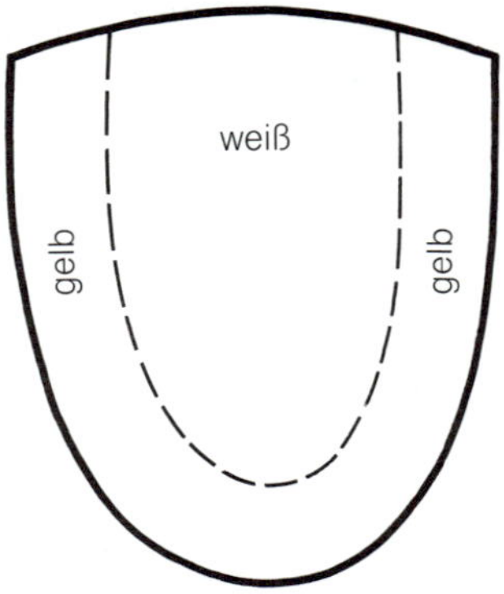

Abb. 109 Weißer Belag mit gelbem Rand: Diarrhö mit großer Scheu vor Kälte.

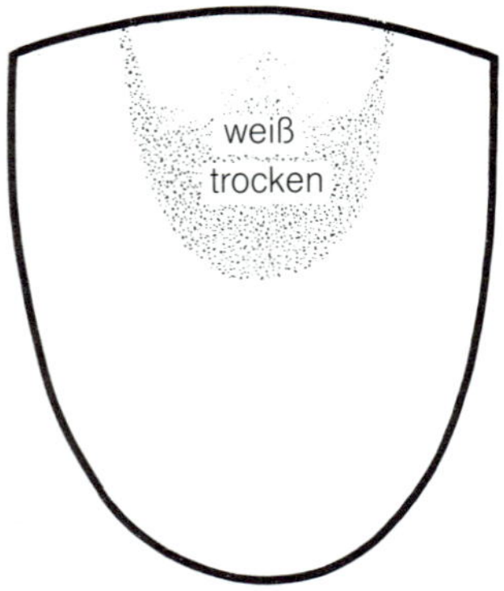

Abb. 110 Weißer, trockener Belag mit schwarzen Tüpfeln: Die Krankheit sitzt in der Tiefe der Region Kleines Yang. Die Yang-Energie der betreffenden Organe ist erschöpft. Es besteht eine Unverträglichkeit der Wärme. Der Krankheitszustand ist ernst.

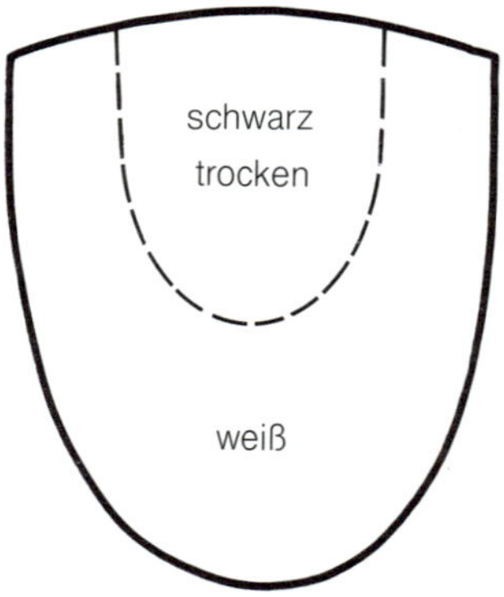

Abb. 111 Weißbelegte Zunge mit trockenem schwarzen Belag in der Mitte: Die Krankheit sitzt gleichzeitig in den Meridianbereichen Großes Yang und Helles Yang.

Symptome: Kein oder nur wenig Schweiß, keine Kältescheu, tiefer Puls, Obstipation.

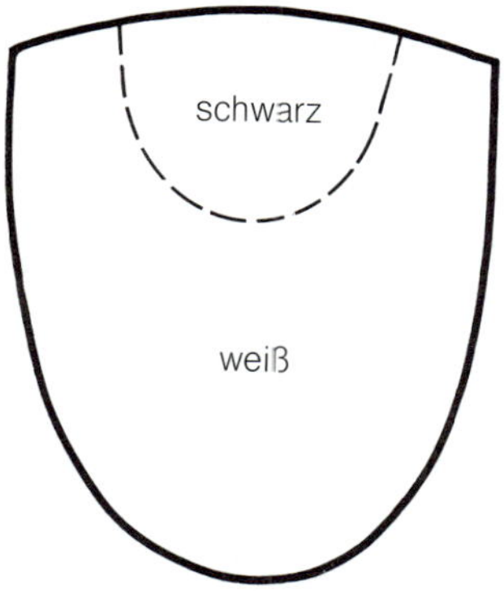

Abb. 112 Weiße Zunge mit schwarzem Belag an der Zungenbasis: Die Krankheit ist von der äußeren Region in die Tiefe des Körpers eingedrungen und hat von den inneren Organen Besitz ergriffen. Es besteht ein hohes Fieber mit großer Unruhe.

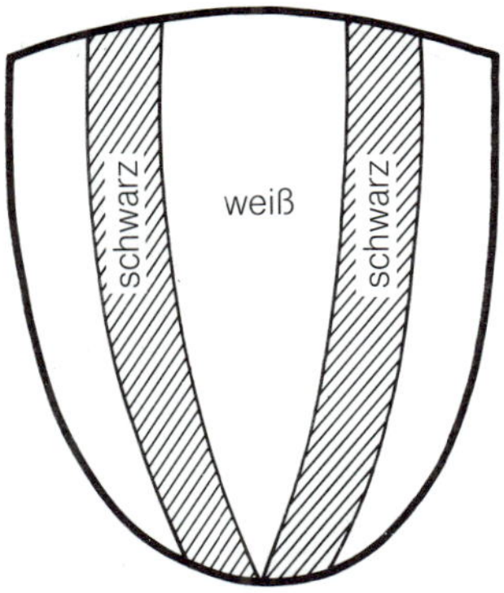

Abb. 113 Weiße Zunge mit zwei schwarzen Längsstreifen: Die Krankheit sitzt gleichzeitig im Meridiangebiet Großes Yang und Kleines Yang. Sie ist bis in den Magen vorgedrungen. Die Magenenergie ist weitgehend geschwächt. Der Kranke klagt über Brustbeklemmung und Kältegefühl in den Extremitäten. Wenn ein Singultus auftritt, ist die Prognose schlecht.

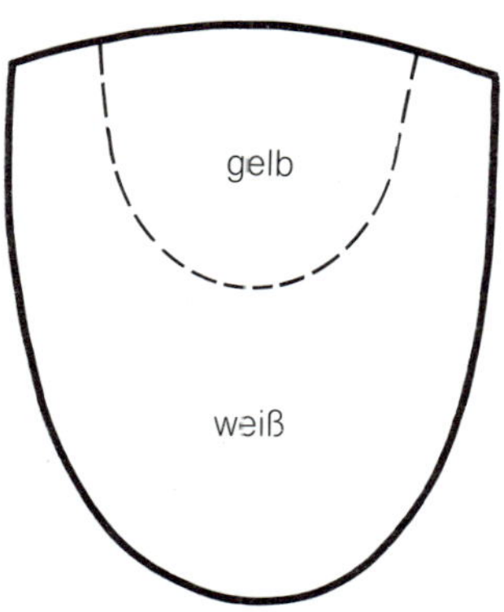

Abb. 114 Weiße Zunge mit gelbem Belag in der Mitte: Die Krankheit begibt sich aus den Meridianen Großes Yang in das Meridiangebiet Helles Yang. Es tritt Durst und die Neigung zum Erbrechen auf.

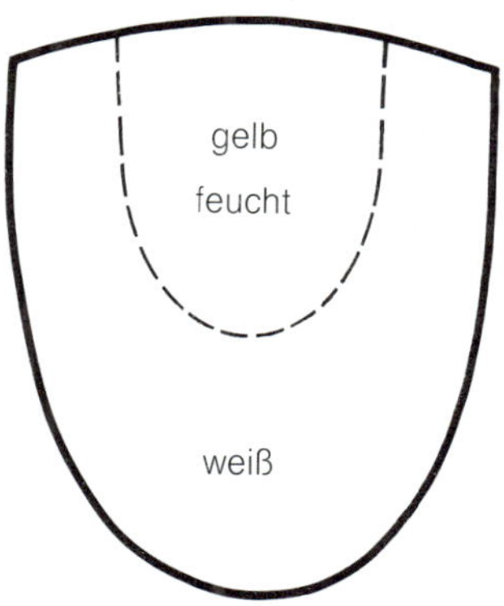

Abb. 115 Gelber, feuchter Belag in der Mitte einer weißbelegten Zunge: Die Krankheit ist nach fünf bis sieben Tagen in die Meridiane Helles Yang eingedrungen. Der Puls ist tiefliegend und voll, es besteht hohes Fieber mit großer Unruhe und Delirien.

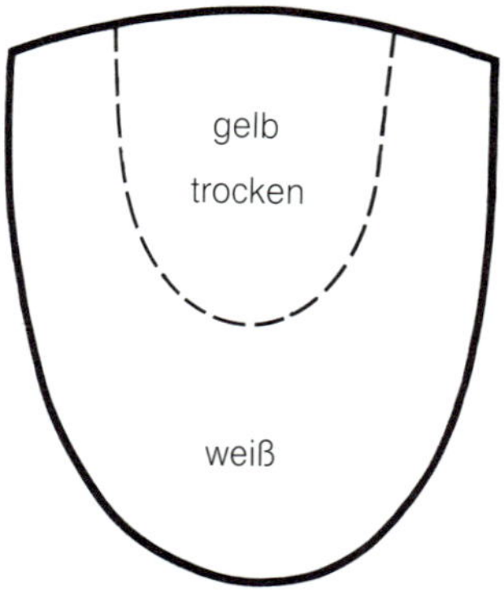

Abb. 116 Gelber, trockener Belag in der Mitte einer weißbelegten Zunge: Die Krankheit hat das Gebiet Kleines Yang verlassen und von den Organen Helles Yang ergriffen.
Symptome: Fieber mit Unruhe, Unverträglichkeit der Wärme, Obstipation und Diarrhö; tiefer, voller Puls.

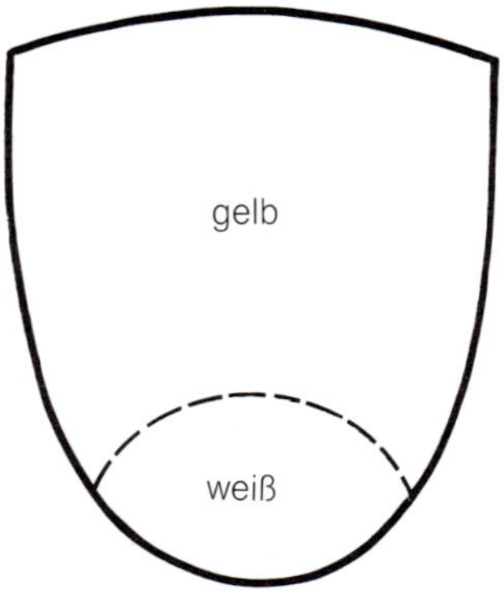

Abb. 117 Gelber Belag mit weißer Zungenspitze: Die Krankheit sitzt innen, im Bereich Helles Yang, ist aber außen noch nicht ganz abgeklungen.

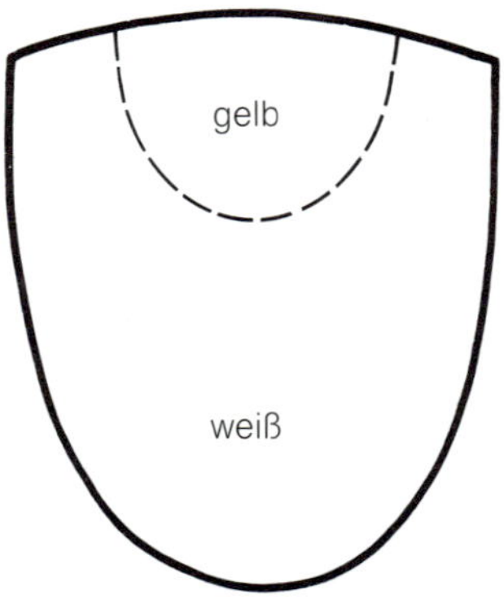

Abb. 118 Gelber Belag an der Basis einer weißbelegten Zunge: Die Außen-Organe sind nur leicht, die Innen-Organe jedoch schwer angegriffen.

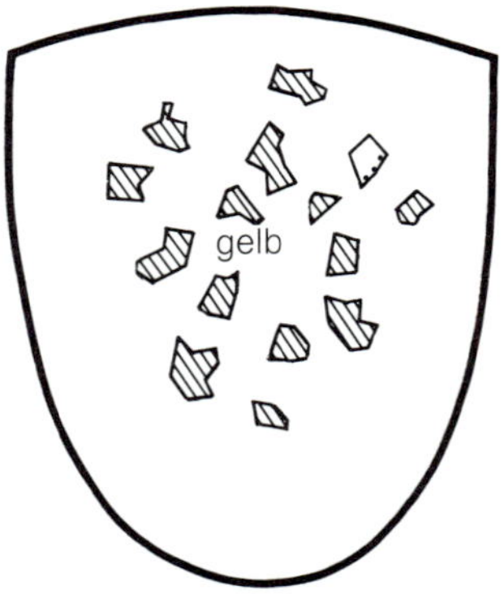

Abb. 119 Gelber Belag mit schwarzen Flecken: große Hitze im Gebiet des Magens. Der Kranke wirft sich im Bett unruhig hin und her, deliriert, hat großen Durst und verträgt keine Wärme. Der Puls ist voll und rauh. Besteht ein Durchfall mit schwärzlichen Stühlen, ist die Prognose sehr schlecht.

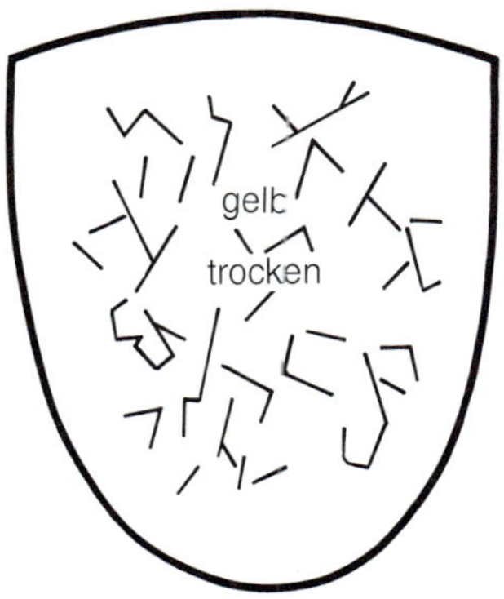

Abb. 120 Gelber, trockener, rissiger Belag: Zeichen, daß das Hitzeübel schon lange im Magen sitzt und schon längst Abführmittel hätten verabreicht werden sollen.

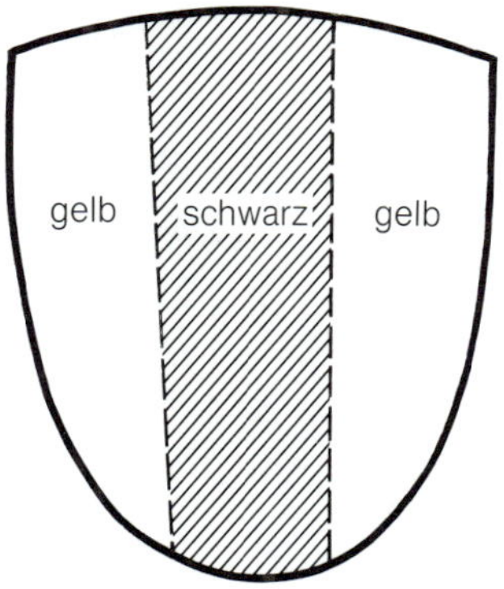

Abb. 121 Gelber Zungenbelag mit einem breiten schwarzen Streifen in der Mitte: extreme Hitze im Innen. Magen und Darm sind stark angegriffen. Man muß abführen.

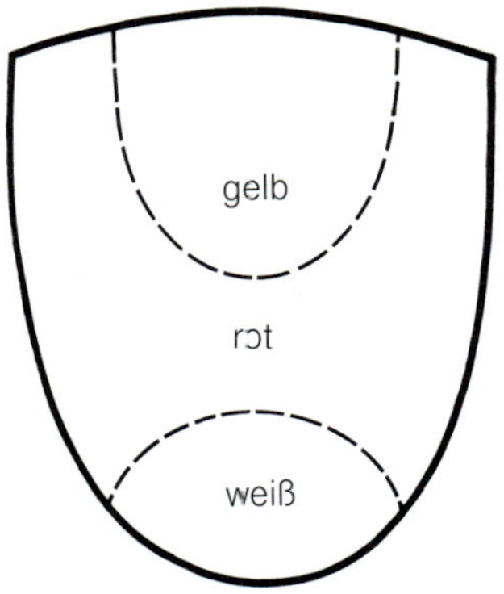

Abb. 122 Zunge an der Basis gelb, in der Mitte rot, an der Spitze weiß. Der Zungenkörper ist hart und verkürzt: große Hitze im Magen und Darm. Speisestauung im Magen, aber kein Erbrechen; Obstipation, Durst, Herzbeschwerden.

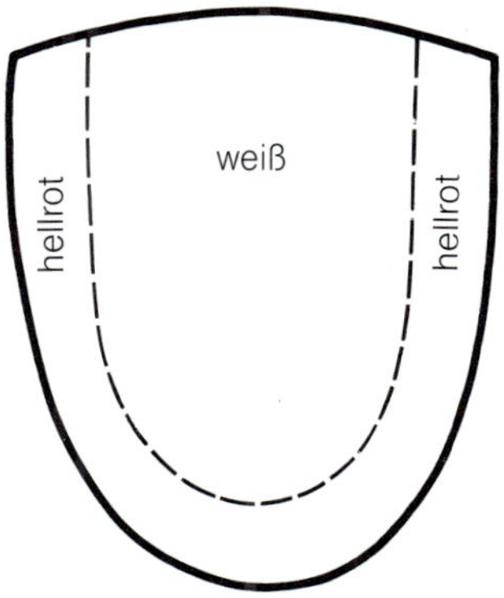

Abb. 123 Hellrote Zunge mit weißbelegtem Rand: Die Krankheit ist im Begriff, das Gebiet der Meridiane Großes Yang anzugreifen.

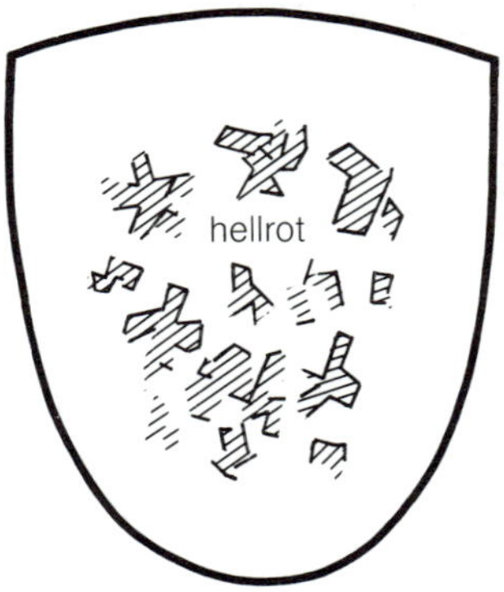

Abb. 124 Hellrote Zunge mit sternförmigen roten Flecken: Herz-Feuer-Fülle. Das Herzfeuer greift die Milz an. Erethisches Fieber. Es droht das Auftreten eines Ikterus.

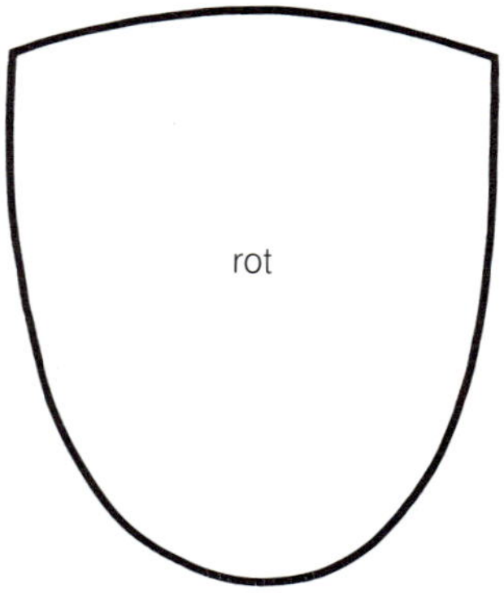

Abb. 125 Ganze Zunge gerötet: Anfangsstadium einer Infektionskrankheit.

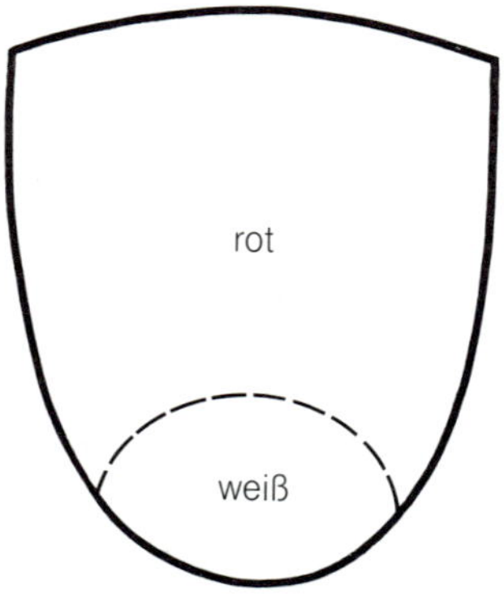

Abb. 126 Rote Zunge mit weißer Spitze: fieberhafte Krankheit im Stadium Kleines Yang, Krankheitssitz Halbaußen-Halbinnen. Intermittierendes Fieber, bitterer Mundgeschmack, Taubheit.

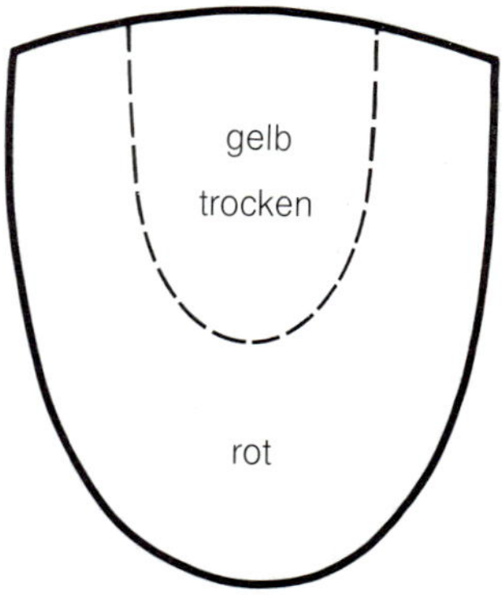

Abb. 127 Rote Zunge mit gelbem, trockenem Belag in der Mitte: extreme Hitze im Innen (Magen-Darm-trakt).

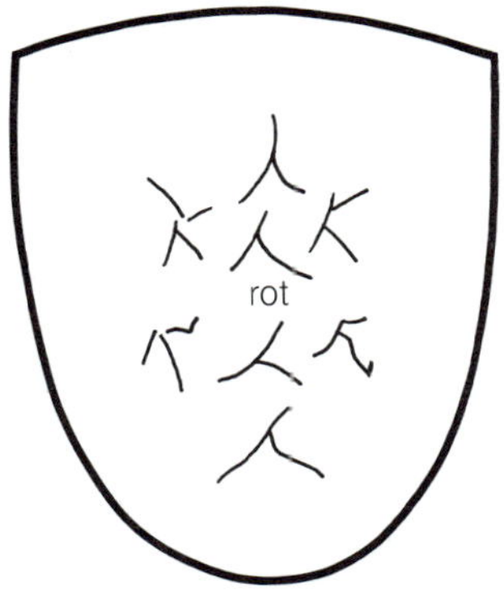

Abb. 128 Rote Zunge mit s-förmigen Furchen: brennendes »Kaiser-Feuer« (»Herz-Feuer«). Entzündung im oberen Körperabschnitt.

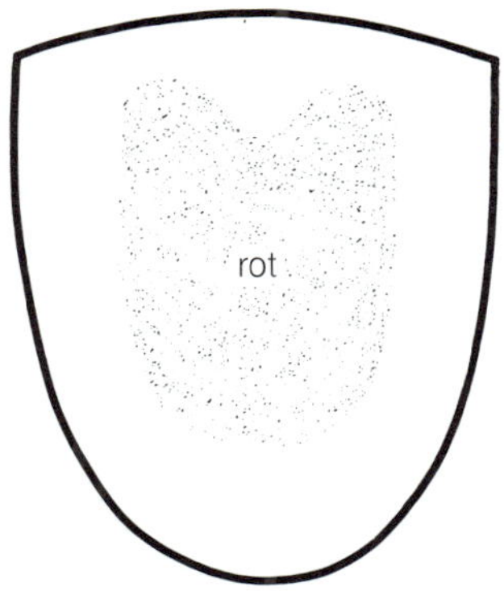

Abb. 129 Schwarz getüpfelte rote Zunge: Magen-Leere mit Stauung im Bereich des Magenmeridians.

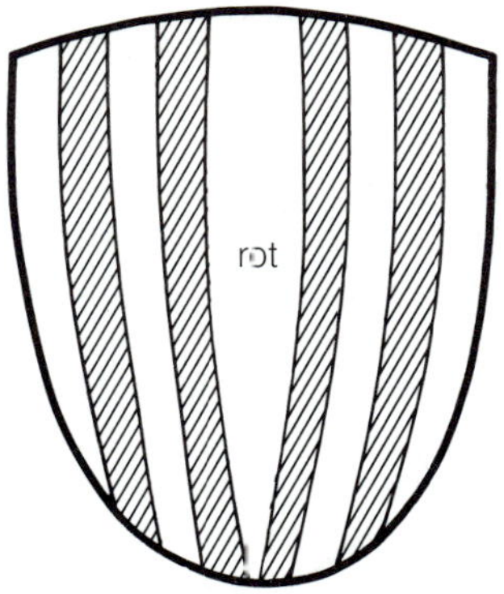

Abb. 130 Rote Zunge mit schwarzen Längsstreifen: aufsteigendes Herz- und Nieren-Feuer. Giftanhäufung im Leber- und Herzbeutelmeridian (Kreislaufmeridian).

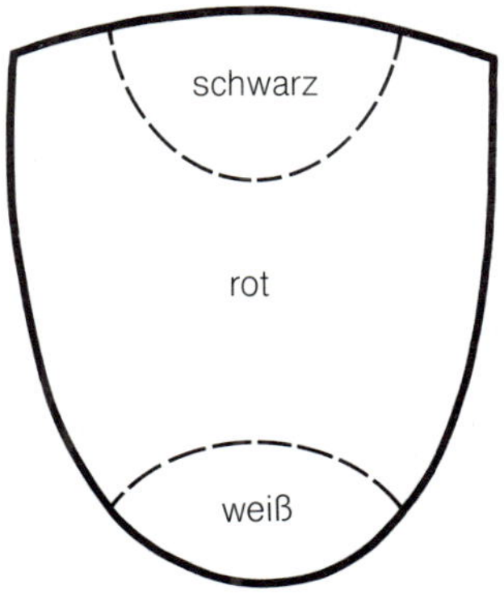

Abb. 131 Zunge an der Spitze weiß, in der Mitte rot, an der Basis schwarz: Das Hitzeübel im Gallenblasenmeridian hat auf die Fu-Organe Magen, Dickdarm, Dünndarm übergegriffen. Durch kaltes Trinken bei hohem Fieber hat die Speichelsekretion nachgelassen, so daß ein ständiges Bedürfnis zum Trinken besteht.

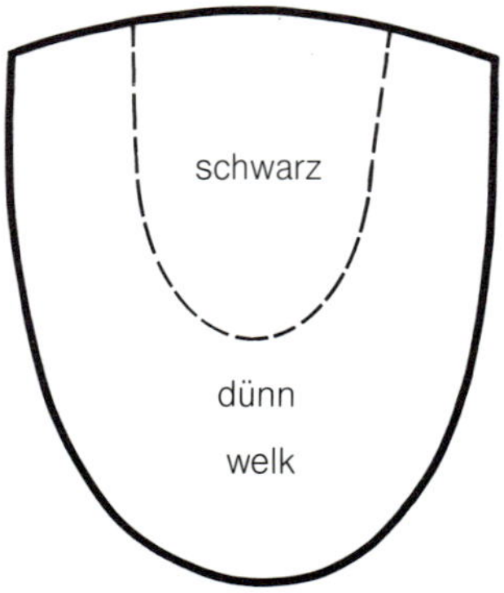

Abb. 132 Schwarzer Belag in der Mitte einer nichtbelegten, dünnen, welken Zunge: Wasser-Leere. Seit acht oder neun Tagen besteht Wechselfieber mit starker Schweißabsonderung. Seit einigen Tagen keine Speichelsekretion und kein Stuhlgang.

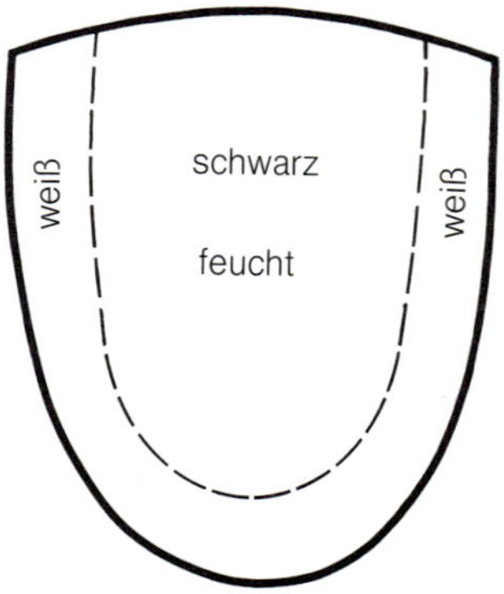

Abb. 133 Schwarze, feuchte Zunge mit weißbelegten Rändern: Kälte außen und innen. Der Kranke hat ein großes Bedürfnis nach Wärme, der Puls ist tief und schwach.

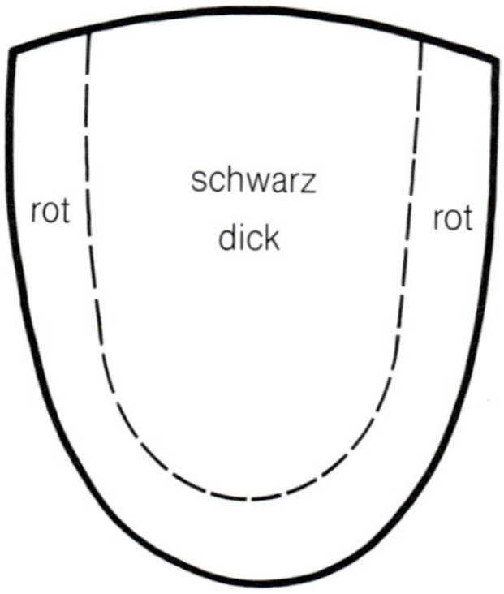

Abb. 134 Schwarzer, dicker Belag mit Rötung der Zungenränder: extreme Hitze im Magen und Darm.

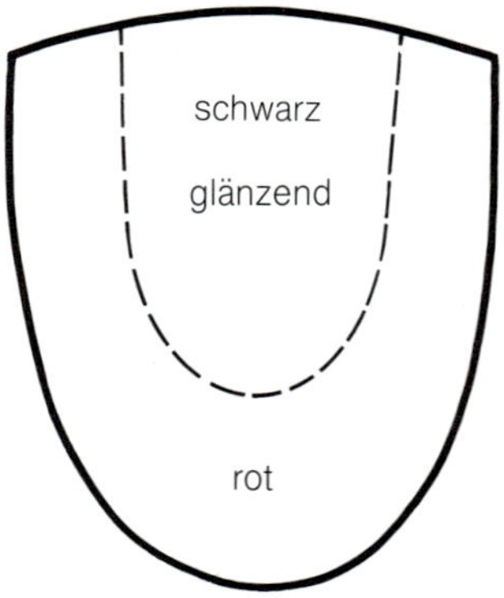

Abb. 135 Schwarzer, glänzender Belag auf gelber Zunge: Die Krankheit hat sich im Gebiet Helles Yang niedergelassen. Es müssen Abführmittel verabreicht werden. Erfolgt daraufhin keine Abkühlung der inneren Hitze und keine Beruhigung des Pulses, wird der Patient sterben.

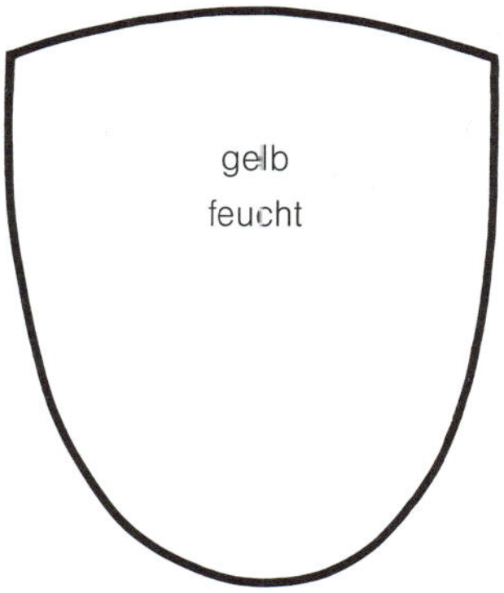

Abb. 136 Blaurote, feuchte Zunge: Das Kälteübel ist in die Yin-Meridiane eingedrungen und hat eine Verminderung der Yang-Energie der Yin-Organe bewirkt. Es besteht eine venöse Stauung im Pfortadergebiet. Die linke Inguinalregion ist druckschmerzhaft, typisches Zeichen einer allgemeinen Venosität (Oketsu-Konstitution).

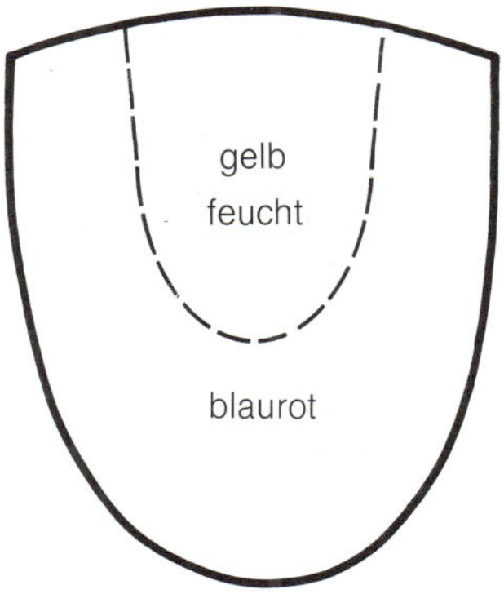

Abb. 137 Blaurote Zunge mit feuchtem, gelbem Belag: Kälteschädigung im Gebiet Großes Yin. Der Puls ist tiefliegend und klein. Die Bauchpartie seitlich des Nabels ist hart und druckschmerzhaft.

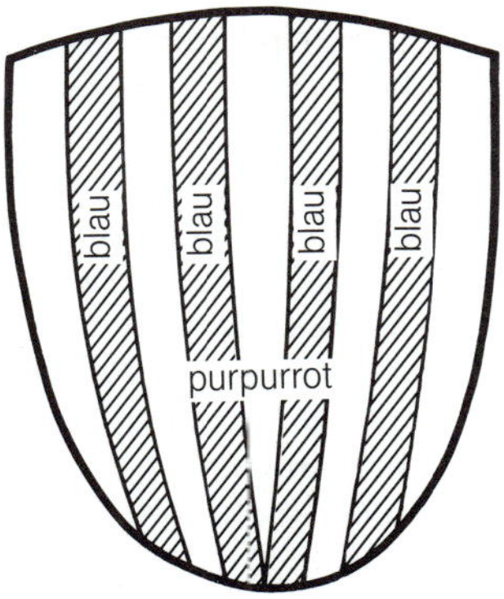

Abb. 138 Lila Zunge oder purpurrote Zunge mit bläulichen Streifen: Die Kälteschädigung erstreckt sich bis in das Meridiangebiet Leeres-Yin. Erschöpfung der Yang-Energie der Leber, des Magens und der Milz.

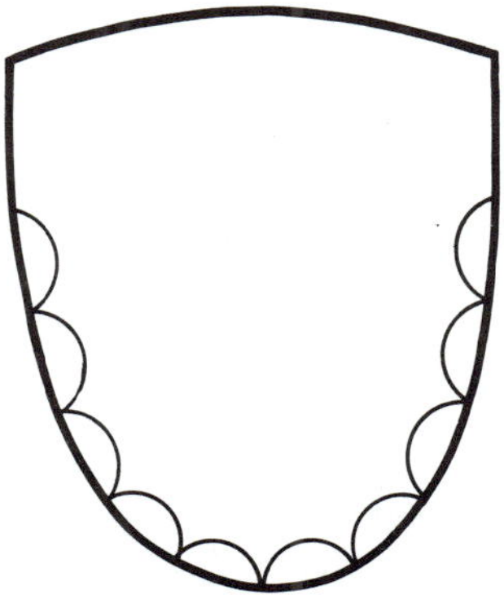

Abb. 139 Zahneindrücke am Zungenrand: Zeichen einer Yang-Leere der Milz und einer »Wassergift«-Konstitution (Suidoku). Die Zunge ist meist blaßrot, weich und etwas gedunsen.

Der Akabane-Test

Zur Entdeckung des Testes führte eine interessante Beobachtung, die der japanische Akupunkturarzt *Kobe Akabane* während seiner Erkrankung im Jahre 1950 machte.
Er litt an einer doppelseitigen Tonsillitis mit hohem Fieber, starken Schluckbeschwerden und völliger Aphonie. Als man ihm zur Erwärmung seiner kalten Füße eine sehr heiße Wärmflasche brachte, stellte er fest, daß er diese wohl mit seinem rechten, aber nicht mit seinem linken Fuß berühren konnte. Nachdem er sie wieder entfernt hatte, bemerkte er zu seinem Erstaunen am linken Fußrücken eine Brandblase. Da diese Stelle sich auf dem Magen-Meridian befand, kam er auf den Gedanken, daß dieser Meridian in seinem ganzen Verlauf am linken Bein weniger hitzeempfindlich sein könnte als rechts. Die Überprüfung ergab, daß dies auch tatsächlich der Fall war. Daraufhin tastete er die Magenpunkte an den Beinen der Reihe nach ab und stellte am 32. Punkt auf der Mitte des linken Oberschenkels eine starke Druckempfindlichkeit fest. Er führte dort eine Nadel etwa 2 mm tief ein mit dem Erfolg, daß die Heiserkeit sofort verschwand und die Verbrennungsstelle heftig zu schmerzen anfing.
Aufgrund dieser Beobachtung begann *Akabane* bei seinen Patienten systematisch mittels eines Weihrauchstäbchens die Temperaturempfindlichkeit an den gleichen Meridianpunkten rechts und links zu prüfen. Er wählte vorzugsweise die Terminalpunkte der Meridiane wegen ihrer eindeutigen Lage und ihrer besonderen Sensibilität.

Durchführung

Das von ihm entwickelte Verfahren besteht nun darin, das glühende Ende des Weihrauchstäbchens mittels eines Halters *(Abb. 140)* in gleichmäßig rascher Folge so oft über die zu prüfende Hautstelle zu führen, bis der Patient einen Brennschmerz wahrnimmt, den er durch Erheben der Hand anzeigt. Die Werte werden von einer dritten Person in ein Schema eingetragen. Die Punkte werden paarweise geprüft, erst die der Zehen und dann die der Finger. Es ist darauf zu achten, daß der Glühkegel während der ganzen Untersuchung die gleiche Größe hat und stets über die gleiche Hautstelle streicht, was am besten entlang des dort aufgesetzten linken Daumennagels gelingt. Ferner sollten während des Testes die Hände und Füße des Kranken nicht zu kalt sein, und der Arzt darf selbstverständlich die Endphalangen nicht zu fest anfassen, weil daraus falsche Werte resultieren könnten.

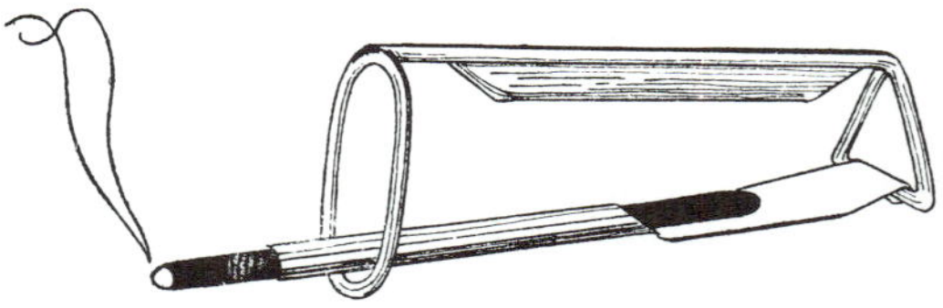

Abb. 140 Akabane-Halter

Zum Notieren der Reizwerte empfiehlt der Verfasser ein Schema oder die Verwendung eines Stempels *(Abb. 141 a, b)*.
Nun vergleicht man die links und rechts ermittelten Werte. Ihre Differenz gilt als pathologisch, wenn sie mehr als das Doppelte beträgt. Der höhere Meßwert, der also eine verminderte Thermosensibilität angibt, ist ein Zeichen für eine relative »Leere« des betreffenden Meridianschenkels, und umgekehrt bedeutet der niedrigere Meßwert eine relative »Fülle« des Meridians der anderen Seite. Eine unterschiedliche Sensibilität ist nach *Akabane* ein Zeichen, daß das Gleichgewicht im betreffenden Meridianpaar gestört ist. Die Störung wird dadurch beseitigt, daß man die Werte ausgleicht, indem man den Meridian auf der Seite mit dem hohen Reizwert tonisiert und den auf der anderen Seite dispergiert. Bestehen, was allerdings seltener vorkommt, bei mehreren Meridianpaaren Unterschiede von mehr als dem Doppelten, dann gleicht man zuerst dasjenige aus, das die größten Unterschiede aufweist.
In der beschriebenen Weise können auch alle anderen Meridianpunkte getestet werden. Zur Feststellung der Thermosensibilität an den Zustimmungspunkten empfiehlt *Akabane,* eine Postkarte aufzulegen, in der ein kleines Loch von etwa 1,5 cm Durchmesser ausgeschnitten ist, das die zu prüfende Stelle freiläßt. Es wird mit dem Glühkegel des Weihrauchstäbchens quer zum Verlauf des Blasen-Meridians über die Haut gestrichen.

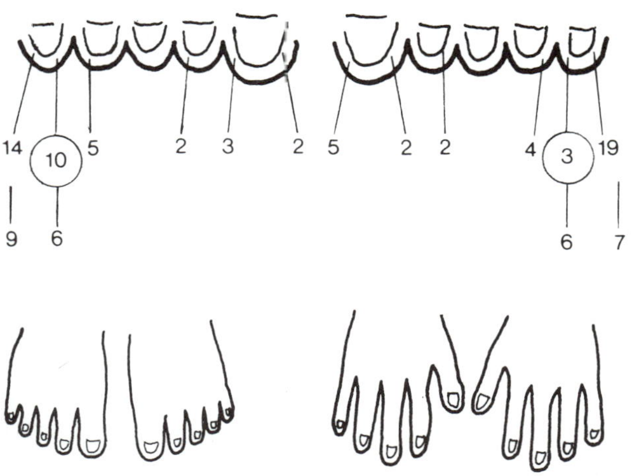

Abb. 141 a u. b Akabane-Test

a Schema

b Stempel

Matsunaga prüfte mit einem Pyrometer die Hauttemperatur an druckschmerzhaften Punkten des Rückens und fand, daß diese niedrigere Temperaturen aufwiesen als die Umgebung. Er nannte diese Erscheinung Air-Pocket-Phänomen. In Übereinstimmung damit stellte *Akabane* an druckschmerzhaften Zustimmungspunkten eine herabgesetzte Hitzeempfindlichkeit fest und ermittelte außerdem an den homolateralen Terminalpunkten der betreffenden Meridiane, zuweilen auch an den kontralateralen, ebenfalls wesentlich höhere Reizwerte.

Ein Fallbeispiel: Akute, rechtsseitige Lumbago. An den Endpunkten des Nierenmeridians (mediale Nagelecke der Kleinzehen) war die Differenz der Meßwerte am größten. Sie betrugen rechts 8, links 40. Nach Dispergierung am B 23 rechts (Zustimmungspunkt des Nieren-Meridians) waren die Werte rechts 16 und links 20, also ziemlich ausgeglichen. Der Patient war danach sofort völlig beschwerdefrei.

Beurteilung

Die *Akabane*-Methode ist bei allen Krankheiten anwendbar. Am erfolgreichsten ist sie wohl bei akuten und subakuten Erkrankungen des Bewegungsapparates. Aber auch bei inneren Erkrankungen leistet sie Gutes, wie aus zahlreichen Veröffentlichungen hervorgeht. Ferner ist sie eine wertvolle Ergänzung zu den anderen Diagnoseverfahren hinsichtlich der Typenbestimmung. In unklaren Fällen kann der *Akabane*-Test oft allein darüber Auskunft geben, welcher Krankheits- bzw. Konstitutionstypus vorliegt.

Der *Akabane*-Test zählt ebenso wie die von *Akabane* eingeführte Intrakutannadel zu den genialsten Entdeckungen der neueren Zeit auf dem Gebiet der Akupunktur. Der Test ist einerseits eine zuverlässige Meßmethode zur Erkennung der Energielage in den beiderseitigen Meridianbereichen, andererseits ermöglicht er eine Nachprüfung therapeutischer Maßnahmen und erforderlichenfalls auch deren sofortige Korrektur.

Die Technik

Die Nadeltherapie

Von den neun antiken Nadeltypen sind heute in zahlreichen Variationen nur noch vier im Gebrauch: die dünne Nadel, die stumpfe Nadel, die Dreikantnadel und die Feuernadel. Hinzugekommen sind in neuerer Zeit die chinesische und japanische Hautnadel sowie die in Frankreich entwickelte, relativ kräftige Gold- und Silbernadel.

Die chinesische Nadel

Allgemein üblich sind Stahlnadeln von 0,2-0,3 mm Stärke und unterschiedlicher Länge.

Einführung. Ein schmerzloses Einführen der Nadel wird am besten dadurch erreicht, daß sie am Nagel des fest an der Einstichstelle aufgedrückten linken Daumens entlang in die Haut eingebracht wird.

Tonisierung und Dispergierung. Für das Tonisieren und Dispergieren kommen verschiedene Verfahren in Frage. Die einfache Methode ist ein wiederholtes Streichen mit dem Fingernagel an dem geriffelten Nadelgriff entlang, und zwar zur Tonisierung von oben nach unten und zur Dispergierung von unten nach oben.

Auf die subtile Technik der chinesischen Nadeltherapie kann hier nicht näher eingegangen werden; sie ist auch nur unter Anleitung eines erfahrenen Lehrers erlernbar.

Die japanische Nadel

Auch in Japan verwendet man heute meist nur Nadeln aus rostfreiem Stahl. Ebenso wie in China ist man hier allgemein der Ansicht, daß nicht die Art des Metalls, sondern allein die Nadeltechnik für die Therapie von entscheidender Bedeutung sei. Die Japannadeln werden in Größen von 1-3 Zoll (jap. Zoll = 3,03 cm) und in Stärken von Nr. 1-5 (0,15-0,25 mm) geliefert.

Einführung. Die Nadeln werden gewöhnlich mittels eines Röhrchens in die Haut eingeführt. Nach Reinigung der Haut durch Alkohol wird das Führungsrohr mit der eingebrachten Nadel auf die Einstichstelle aufgesetzt, am unteren Ende mit dem linken Daumen und Zeigefinger gehalten und der herausragende Teil des Nadelgriffes mit drei kurzen Schlägen in das Röhrchen und damit in die Haut befördert. Die Nadel kann dann ohne Schwierigkeiten schmerzlos tiefer eingestochen werden *(Abb. 142 a-d).*

Tab. 15 Technik der Tonisierung und Dispergierung

	Tonisierung	Dispergierung
Nadelstärke	dünn (Nr. 1–3)	dick (Nr. 4–5)
Vor dem Einstechen	Einstichstelle masssieren	Einstichstelle nicht massieren
Atmung des Patienten	Ausatmung	Einatmung
Einführen der Nadel	langsam	schnell
Einstichtiefe	oberflächlich	tief
Meridianverlauf	in gleicher Richtung	in Gegenrichtung
Verweildauer	mehrere Minuten	einige Sekunden
Herausziehen der Nadel	langsam, Einatmung	schnell, Ausatmung
Nach dem Herausziehen	Einstichstelle massieren	Einstichstelle nicht massieren

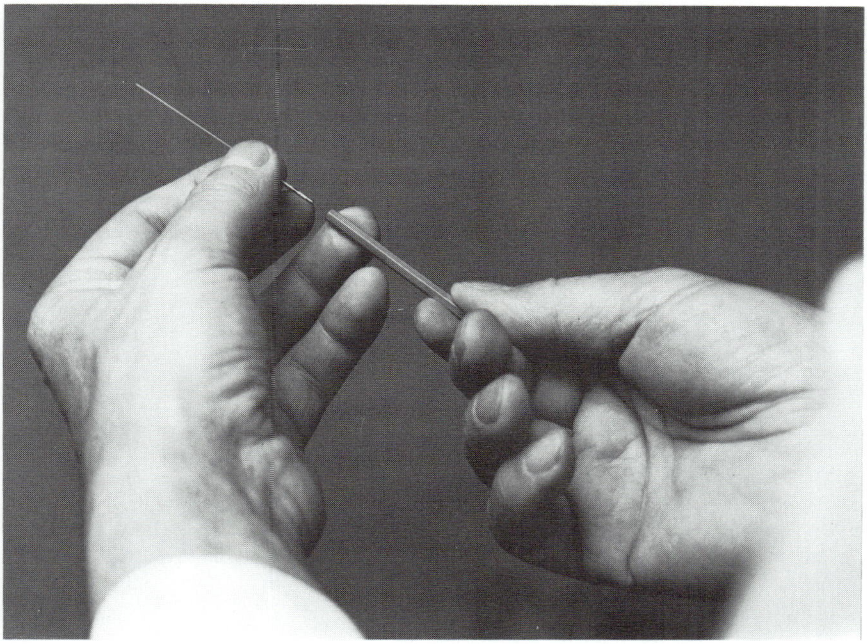

Abb. 142 a Japanische Nadeltechnik

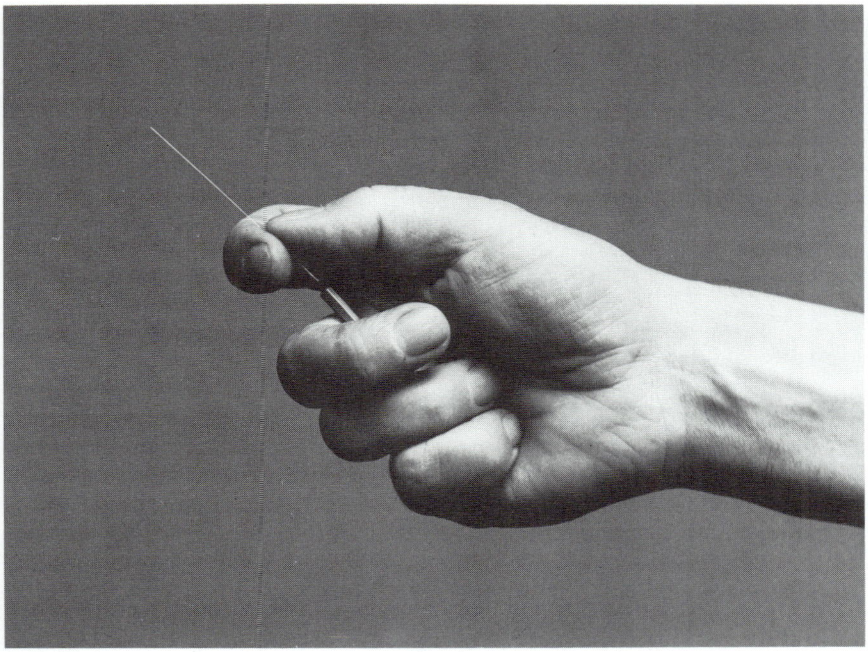

Abb. 142 b Japanische Nadeltechnik

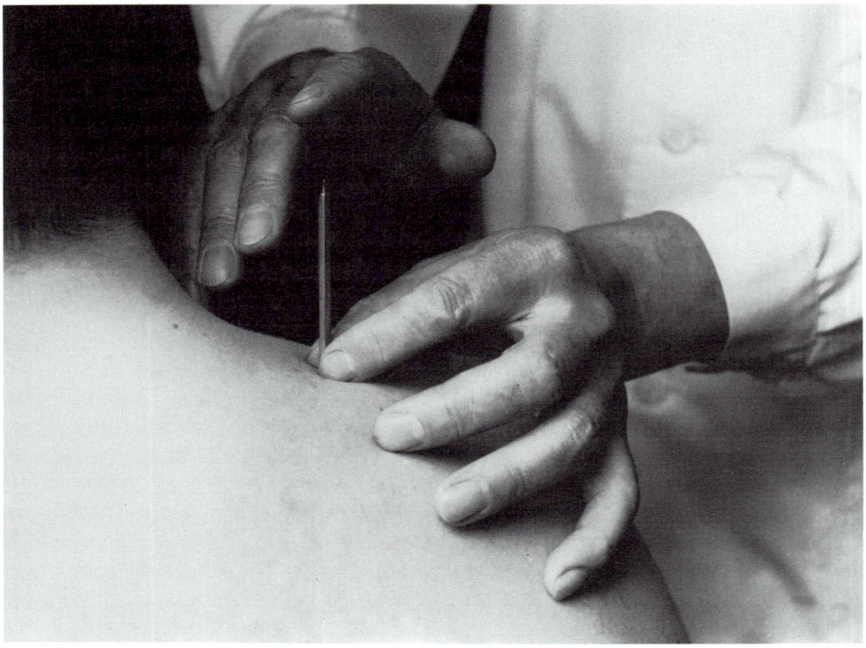

Abb. 142 c Japanische Nadeltechnik

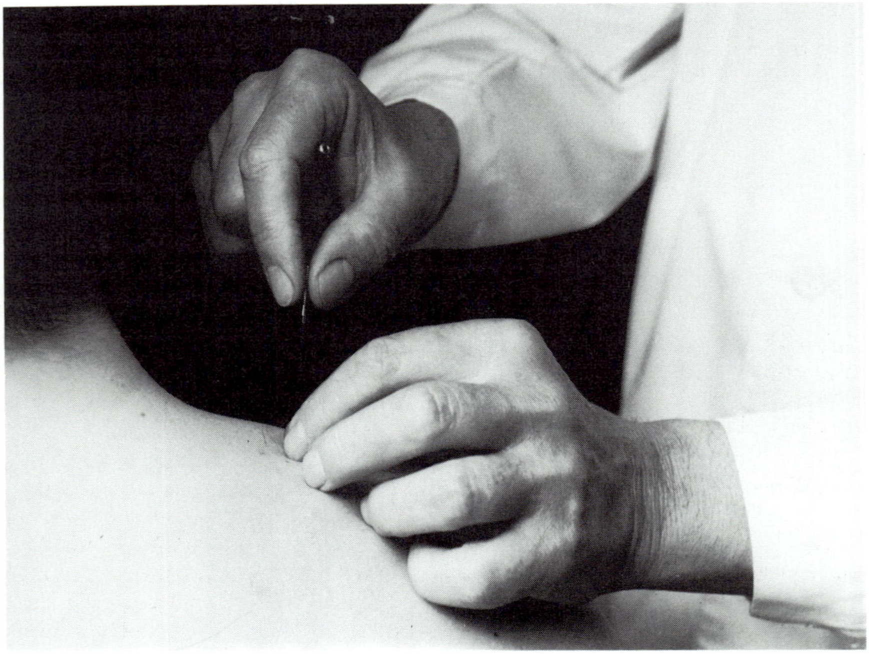

Abb. 142 d Japanische Nadeltechnik

Tonisierung. Die betreffende Stelle wird mit dem Daumen leicht massiert, dann wird die Nadel während der *Ausatmung* des Patienten in der Verlaufsrichtung des Meridians flach in das Unterhautgewebe und möglichst schmerzlos eingeführt und verbleibt dort mehrere Minuten lang. Sie wird mit dem Daumennagel mehrmals in leichte Schwingungen versetzt. Die Nadel muß langsam während der Einatmung des Patienten entfernt werden. Anschließend erfolgt eine leichte Massage der Einstichstelle.

Dispergierung. Sie geschieht in folgender Weise: Ohne vorher zu massieren, wird die Nadel während der *Einatmung* des Patienten gegen die Verlaufsrichtung des Meridians tief eingeführt, dann einigemale hin- und hergedreht oder mehrmals so lange auf- und abbewegt, bis ein Ausstrahlungsgefühl oder ein Schmerz auftritt. Sie wird bei Ausatmung rasch herausgezogen und die Stichstelle wird anschließend nicht massiert *(Tab. 15).*

> Die Japannadel hat den großen Vorzug, daß sie mit Hilfe eines Führungsröhrchens ohne Schwierigkeiten schmerzlos eingestochen werden kann. Dies ist für hochsensible und schwache Personen, bei denen es auf eine optimale Tonisierung ankommt, sehr wichtig. Sie wird daher dem Akupunkturtherapeuten, der die chinesische Nadeltechnik nicht völlig beherrscht, besonders warm empfohlen.

Die französische Nadel

Es sind Gold- und Silbernadeln von etwa 3 cm Länge und 0,45 mm Stärke.

Einführung. Die Einstichtechnik ist äußerst einfach: Der Kranke wird aufgefordert zu husten, und in diesem Moment wird die Nadel ruckartig eingestochen.

Tonisierung und Dispergierung. Zum Tonisieren werden Goldnadeln und zum Dispergieren Silbernadeln verwendet.

> Dieser Nadeltypus eignet sich besonders für kräftige Personen mit Yang-Fülle-Symptomen. Es können starke Reaktionen auftreten, die oft zu einer schlagartigen Beseitigung von Krankheitserscheinungen führen. Der Heilung geht vielfach eine kurzdauernde Verschlimmerung voraus. Bei schwachen Personen muß damit gerechnet werden, daß die Phase der Erstverschlimmerung lange anhält oder daß der Krankheitszustand sich überhaupt verschlechtert. Aus diesem Grunde ist bei Kranken vom Yin-Leere-Typus von der Verwendung der französischen Nadeln ganz abzuraten.

Die Hautnadel

Es sind zwei Arten von Hautnadeln im Handel: die *chinesische,* in der Form eines Reißnagels mit einem kurzen Stift, und die *japanische* Intrakutannadel nach *Akabane,* von einer Länge von 1 cm und einer Stärke von 0,15 mm.

Einführung der chinesischen Hautnadel. Sie wird loco dolendi in die Haut gesetzt, mit einem Pflaster fixiert und für mehrere Stunden oder Tage dort belassen.

> Die chinesische Hautnadel wirkt ableitend bei örtlichen Schmerz- und Krampfzuständen. Die japanische Hautnadel eignet sich dagegen sowohl zum Dispergieren als auch zum Tonisieren. Sie kann also auch bei Atonien, Paresen und zur Meridian-Tonisierung verwendet werden.

Einführung der japanischen Hautnadel. Nach gründlicher Desinfektion wird die betreffende Hautstelle mit dem linken Daumen und Zeigefinger in der Richtung gespannt, in der die Nadel zu liegen kommt. Die sterile Hautnadel wird mit einer Spezialpinzette kurz hinter der Spitze gefaßt und zunächst ein Stück weit in die Haut eingebracht. Dann wird sie am hinteren Ende gehalten und kann nun schmerzlos weiter vordringen. Sie hat die richtige intrakutane Lage,

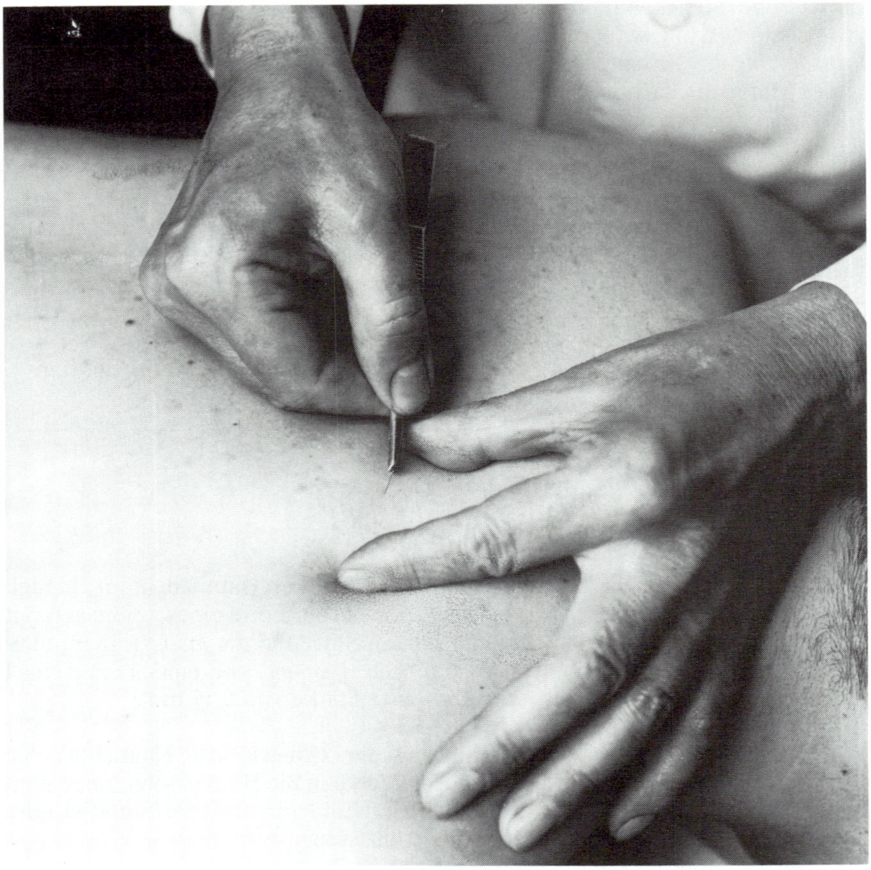

Abb. 143 Setzen der Hautnadel

wenn sie in ganzer Länge deutlich fühlbar ist und völlig reizlos sitzt. Die Nadel wird mit einem Pflaster bedeckt und bleibt dann mehrere Tage lang liegen *(Abb. 143).*

Die Dreikantnadel

Sie wurde schon im alten China zum kleinen und großen Aderlaß gegen Fieber verwendet. Heute dient sie nur noch zum Eröffnen von sichtbaren Kapillaren und kleinen Venen sowie auch zum Mikroaderlaß an den Terminalpunkten der Meridiane und an den unten bezeichneten Stellen.

Einführung. Die Nadel wird mit den drei ersten Fingern so gehalten, daß die Kuppe des Mittelfingers dicht hinter der Spitze liegt. Diese wird an dem betreffenden Punkt aufgesetzt und ruckartig intrakutan eingestochen. Man läßt so lange Blut austreten, bis dieses eine hellrote Farbe annimmt.

Tab. 16 Indikationen und Therapiepunkte für Dauernadeln

Trigeminusneuralgie	B 2, G 3, M 6
Nacken-Schulter-Syndrom, Migräne	3E 15, G 21, B 10, 11–13, 38
Tonsillitis	an den Submandibulardrüsen
Asthma bronchiale	M 9 (Stelle der stärksten Karotispulsation)
paroxysmale Tachykardie	B 15 linksseitig (Druckschmerzpunkt!)
Tendovaginitis	Druckschmerzpunkt, Krepitationsstelle
Kontusion	auf der Mitte der Schwellung
Epicondylitis humeri	am Druckschmerzpunkt
Thrombophlebitis, Erysipel	Kranz von Hautnadeln in der gesunden Haut am Rande der Rötung
Gastritis	KG 13, M 19
Lumbago	Druckpunkt zwischen LW 5 und S 1
Wadenkrampf	B 58
Durchblutungsstörungen der unteren Extremitäten	MP 6
Gastritis	KG 13, M 19
Cholezystitis	Le 13, G 24, B 47
Pyelitis, Nephrolithiasis	B 46, 47, G 25
Enuresis	zwischen LW 3–LW 4 und LW 5–S 1
Amenorrhö	KG 5
Arthrosen, Myogelosen	an den druckschmerzhaften Stellen

Tab. 17 Indikationen für die Dreikantnadel

entzündliche Augenerkrankungen	Kapillarerweiterungen am Orbitalrand, M 1, 5; G 1, 3, 10; B 1, 2; Lu 11; GG 19; B 18
Tränenfluß	B 18
Nasenentzündung (Schwellung, Rötung)	Lu 1, 11; Di 1, 4
Nasenbluten	B 10, 54
Tubenkatarrh, akuter Tubenverschluß	3 E 1
Sinusitis frontalis	B 2; GG 21
Stomatitis, Zungenlähmung	MP 1, die beiden Unterzungenvenen
Fieber ohne Schweiß	Lu 11; Di 1; K 9
Apoplexie	B 54, Di 4
Gallenkolik	MP 1
akute Gastroenteritis	B 54

Fortsetzung Tab. 17

Hitzschlag	B 54
Ohnmacht	H 9
Sprachlähmung	MP 1
Husten	K 3
Hypertonie	Kapillarerweiterungen im Nacken- und Schulterbereich sowie kleine Venen in der Kniekehle
Kopfschmerz	B 22, Kapillarerweiterungen und Druckschmerzpunkte in der Schläfen-, Nacken- und Schultergegend
Tonsillitis, Laryngitis	Lu 11; Di 1
Ischialgie, Lumbalgie	Kapillarerweiterungen im Lumbosakralbereich; B 54, 60, G 33, kleine Venen im Verlauf des Gallenblasen-Meridians an den unteren Extremitäten (bei Schmerzen entlang des Gallenblasen-Meridians); M 36, kleine Venen im Verlauf des Magen-Meridians an den unteren Extremitäten (bei Schmerzen entlang des Magen-Meridians).
Wadenkrampf	MP 1
Kontusion, Distorsion	lokale Druckschmerzpunkte

Tab. 18 Indikationen der gebräuchlichsten Blutlaßpunkte

Lu 11	Tonsillitis, Laryngitis, entzündliche Schwellung der Submandibulardrüsen, Glottisödem, Hustenanfälle, Apoplexie, Krampfanfall beim Kind
Lu 5	Kopfschmerz, Zahnschmerz, schmerzhafte und entzündliche Augenerkrankungen, akuter Gesichtsausschlag, Ohrensausen, Verspannung der Schulter- und Rückenmuskulatur
Di 1	Fieber ohne Schweiß, Zahnschmerz, Schmerz in der Supraklavikulargrube, Beengungsgefühl im Thorax, Hustenanfall
K 9	Angina-pectoris-Anfall, Ohnmacht, akutes Fieber
3E 1	plötzliche Schwerhörigkeit durch Tubenverschluß, akute Rhinitis und Laryngitis, Kopfschmerz
H 9	Ohnmacht, Angina-pectoris-Anfall, Migräneanfall
Le 1	Orchitis, Epididymitis
B 54	akuter Nackenspann, Lumbago, Urtikaria, venöse Stauung im unteren Körperbereich

Die Feuernadel

In alter Zeit benutzte man glühend heiße Nadeln zum Eröffnen von oberflächlichen Eiterherden. In heißem Wasser oder durch Reiben mit Hirschleder erwärmte Nadeln wurden hauptsächlich an Bauchpunkten verwendet. Heute ist die von dem japanischen Arzt *Nishizawa* erfundene Feuernadel allgemein im Gebrauch. Sie besteht aus einer besonderen Metallegierung und ist feuerfest. Zu ihr gehört ein hütchenförmiger Aufsatz zur Aufnahme von getrocknetem und zerriebenem Moxakraut.

Technik. Nach Einstechen der Nadel wird ihr das mit Moxa gefüllte Hütchen aufgesetzt und mittels eines Weihrauchstäbchens angezündet. Es ist darauf zu achten, daß die Nadel beim Atmen des Patienten sich nicht zu stark zur Seite neigt, wie es an den Bauchpunkten bei mageren Personen häufig der Fall ist. Während des Abbrennens darf der Kranke nicht ohne Aufsicht gelassen werden. Das Hütchen wird mit einer Pinzette entfernt und durch ein neues ersetzt. Im allgemeinen ist das Abbrennen von drei Moxafüllungen ausreichend *(Abb. 144).*

Der Zweck des Verfahrens ist die Erwärmung und damit die Anregung der Durchblutung in den tieferen Schichten der Körperdecke. Die Feuernadel ist indiziert bei Kranken vom Typus Yin-Leere und zur allgemeinen Tonisierung und Auflockerung von Gewebsverhärtungen und Muskelspannungen. Sie bewirkt beim Kranken ein angenehmes Gefühl von Wärme und Entspannung.

Die Drucknadel

Sie steckt federnd in einem Halter und hat die Form einer Knopfsonde. Man wendet sie bei Kindern an, die sich vor den üblichen Nadeln fürchten, und erzielt mit ihr fast ebenso gute Heilerfolge wie mit den gewöhnlichen. Sie eignet sich zum Tonisieren wie auch zum schmerzfreien Dispergieren. Außerdem kann mit dem abgerundeten Ende des Halters eine leichte Merdianmassage ausgeführt werden, womit bei Kleinkindern ebenfalls gute Resultate erzielt werden.

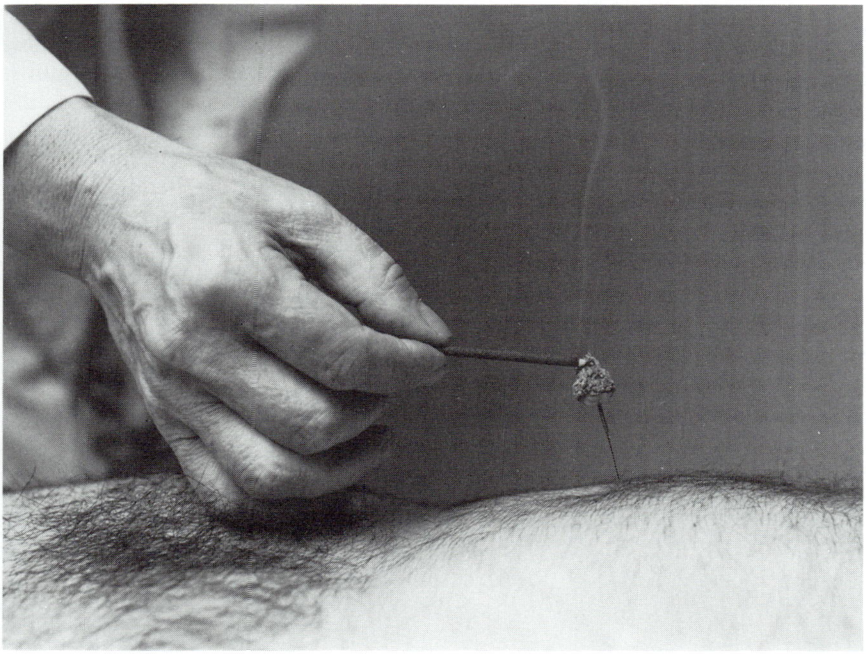

Abb. 144 Feuernadel

Die Fächernadel

Eine andere beliebte Kindernadel hat die Form eines Fächers oder Besens und wird daher auch »Kinderbesen« genannt. Sie eignet sich vorzüglich für eine Umstimmungstherapie bei Kleinstkindern.

Technik. Man streicht mit ihr auf kurzen Strekken und in rascher Folge über sämtliche Meridiane, insgesamt fünf Minuten lang.

> Nach mehrmaligen Anwendungen werden überraschende Erfolge beobachtet, beispielsweise bei Appetitlosigkeit, Schlafstörungen, katarrhalischen Infekten usw.

Die Moxatherapie

Moxa ist die westliche Sprech- und Schreibweise des japanischen Wortes *Mogusa* für Beifuß, Artemisia vulgaris. Das Abbrennen getrockneter und zerriebener Blätter dieser Pflanze auf bestimmten Hautstellen war in China zur Heilung wie zur Verhütung von Krankheiten schon in den ältesten Zeiten üblich. Noch heute ist es in manchen buddhistischen Tempeln Sitte, daß ein Priester den Gläubigen einmal im Jahr lateral unterhalb der Kniescheibe, am sogenannten Knieauge, oder etwas weiter darunter, am San li, M 36, eine große Moxa abbrennt. Die Moxibustion des letztgenannten Punktes zur Vorbeugung gegen Krankheiten und zur allgemeinen Kräftigung ist auch bei japanischen Sportlern in den letzten Jahren wieder stark in Übung gekommen.
Moxa wird in drei Qualitäten hergestellt. Qualität A ist ein helles, gut formbares Material, das zum Abbrennen direkt auf der Haut dient. Qualität B, die dunkler ist als die erstere, weil sie noch Holzbestandteile enthält, verwendet man als Wärme- und Nabelmoxen. Qualität C ist die Rohform; sie erzeugt am meisten Hitze und wird deshalb für Feuernadeln und Räuchergeräte gebraucht.

Allgemein übliches Verfahren

Es besteht im Abbrennen von kleinen Moxakegeln direkt auf der Haut: Eine kleine Menge Moxamaterial der Qualität A wird mit dem linken Daumen und Zeigefinger zu einem Würstchen geformt und das vordere Ende davon auf die Haut gesetzt und mit einem Weihrauchstäbchen an der Spitze angezündet. Durch kräftiges Aufdrücken des Zeige- und Mittelfingers seitlich davon wird der Brennschmerz weniger stark empfunden *(Abb. 145 a–b).*

Tonisierung. Hierzu verwendet man nur leicht gepreßte Moxen von der Größe eines halben Reiskornes. Es werden nicht mehr als drei Moxen auf der Asche der vorhergehenden abgebrannt.

Dispergierung. Hier gebraucht man fest gepreßte Moxakegel von Reiskorngröße. Vor dem Aufsetzen der nächsten wird die Asche jedesmal entfernt. Für eine starke Ableitung können zehn und mehr Moxen in Frage kommen. Die Brennstelle wird mit einem Pflaster versehen.
Bei Kleinkindern kommen sehr dünne, sogenannte Haarmoxen, zur Anwendung.

> Die Moxibustion bewirkt eine Gewebsentspannung, Ableitung über die Haut und eine Mobilisierung der Abwehrkräfte. In Kombination mit der Nadeltherapie werden mit ihr optimale Heileffekte erzielt. Ihr einziger Nachteil ist, daß Brandnarben zurückbleiben. Die nachstehenden Verfahren, bei denen dies nicht der Fall ist, haben indes nicht die gleiche Wirkung wie das direkte Abbrennen auf der Haut.

Weitere Verfahren

Wärmemoxen. Eine Moxamenge von ½ bis 1 cm Durchmesser läßt man solange abbrennen, bis der Patient ein Wärmegefühl wahrnimmt und entfernt sie dann sofort. Dies wird mehrmals wiederholt.

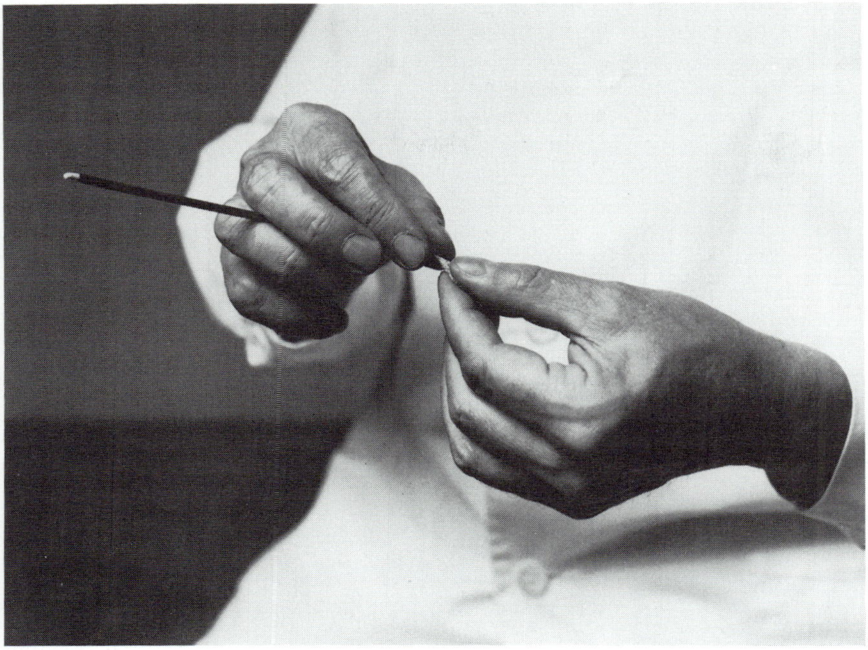

Abb. 145 a Moxa-Technik

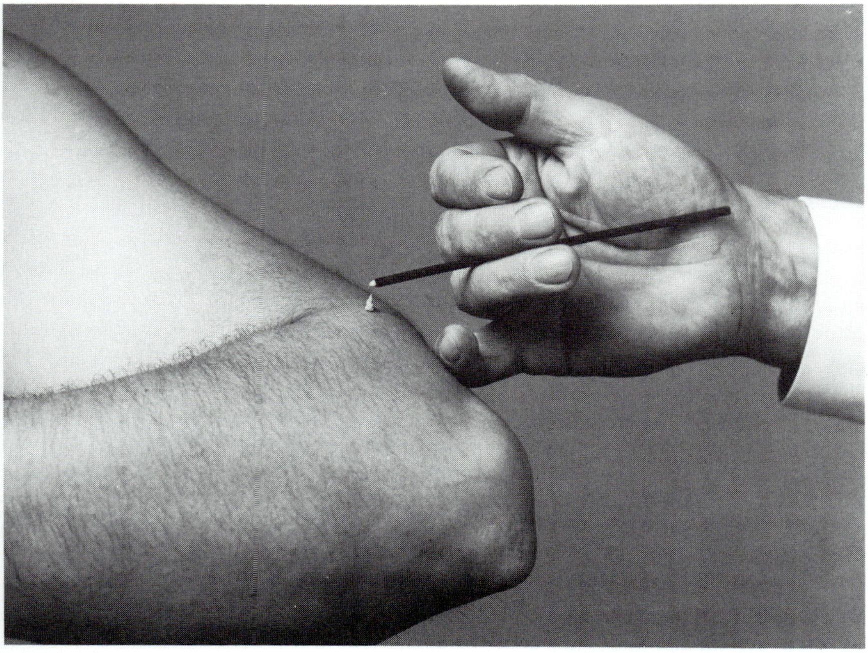

Abb. 145 b Moxa-Technik

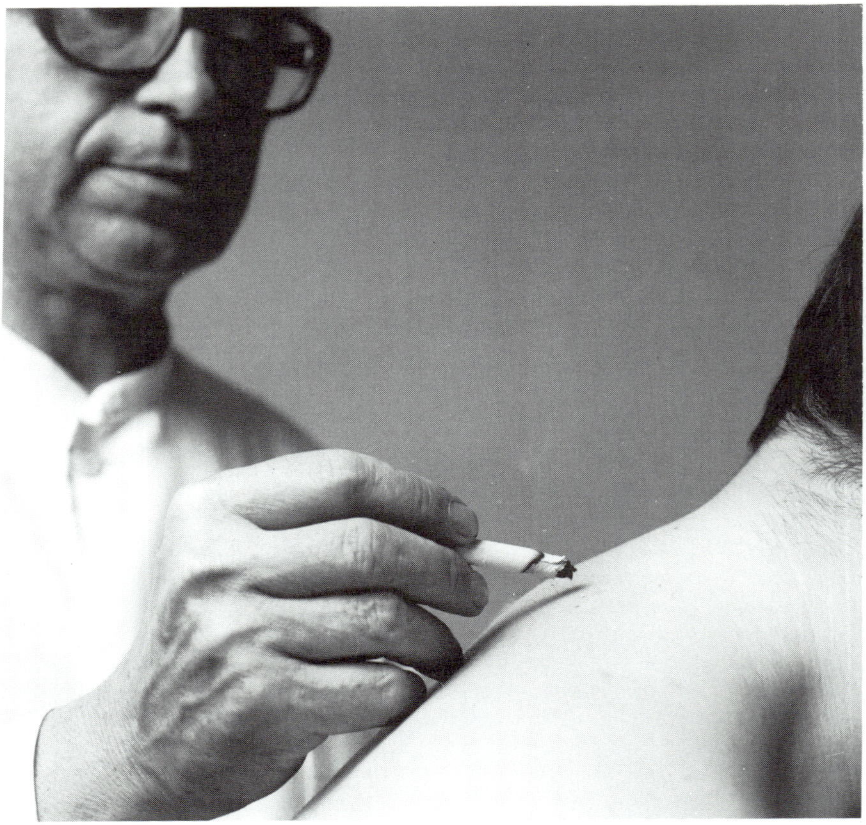

Abb. 146 Moxa-Zigarette

Moxa-Zigarette, Moxa-Zigarre. Sie können von deutschen Firmen bezogen, aber auch leicht selbst hergestellt werden.
Das glimmende Ende der *Moxa-Zigarette* wird in kurzem Abstand über der zu behandelnden Hautstelle gehalten, bis eine Hyperämie auftritt. Man kann mit ihr auf einfache Weise Wärmereize in beliebiger Dosierung ausüben.
Die *Moxa-Zigarre* dient zur Erwärmung einer größeren Hautfläche. Auf die zu behandelnde Stelle legt man einen in 8 Lagen gefalteten, dünnen Wollstoff und darauf noch ein Stück Zeitungspapier, auf das dann das glühende Ende der Zigarre aufgesetzt wird. Diese Methode wird in Japan hauptsächlich bei chronischen Magenerkrankungen angewandt. Ihr Nachteil ist die starke Rauchentwicklung und die Gefahr der Verschmutzung durch die abfallende Moxaasche *(Abb. 146, 147).*

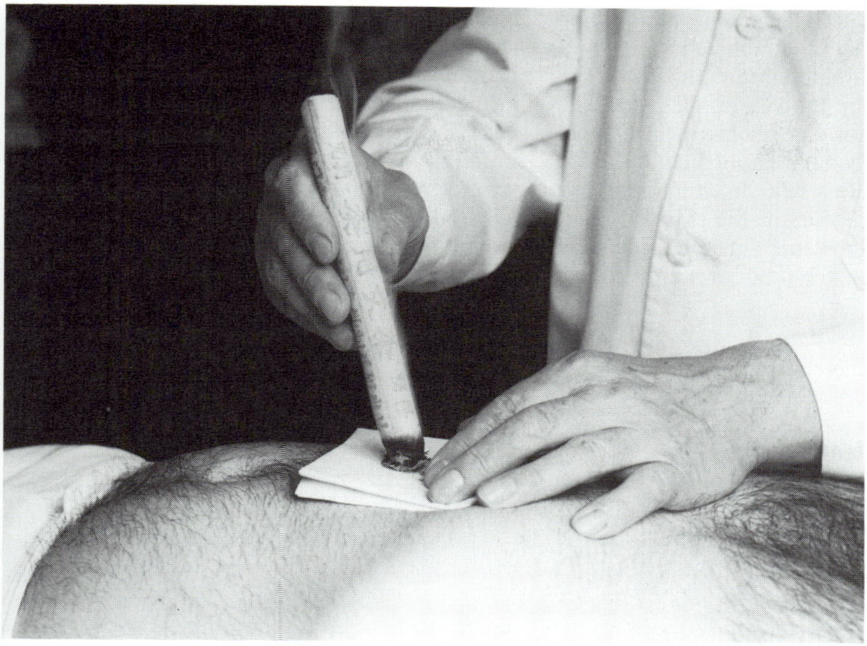

Abb. 147 Moxa-Zigarre

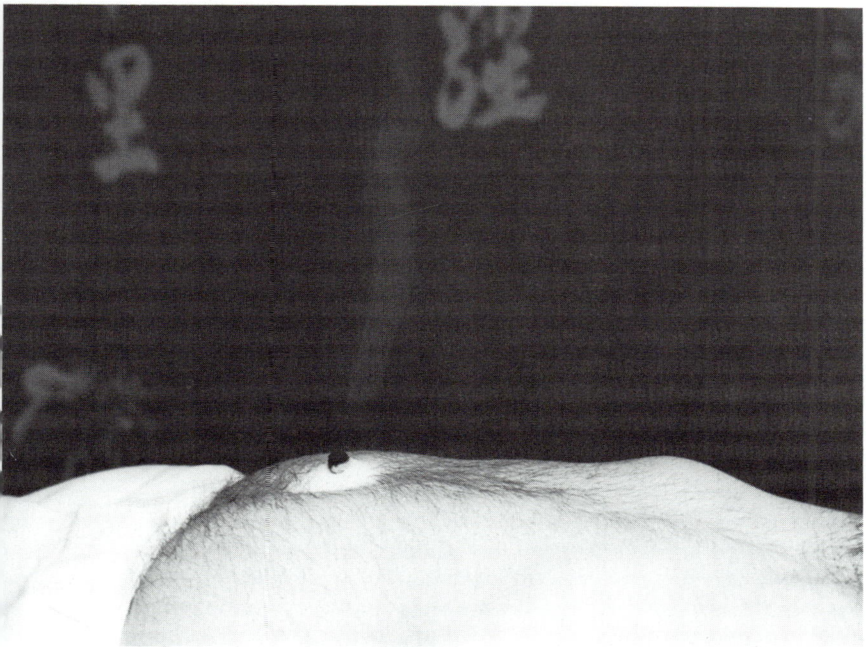

Abb. 148 Nabelmoxen

Knoblauch-Moxen. Man legt auf die betreffende Hautstelle eine Scheibe Knoblauch von 7 mm Dicke und brennt darauf mehrere Moxen ab. Ein zweites Verfahren besteht darin, daß an Stelle der Knoblauchscheibe eine ebenso dicke Schicht Brei aus fein zerriebenem Knoblauch und Bohnenmehl im Verhältnis 1 : 6 auf die Stelle aufgetragen wird und darauf die Moxen zum Abbrennen gebracht werden. Dem Knoblauch wird noch eine zusätzlich roborierende Wirkung zugeschrieben.

Nabel-Moxen. In den Nabel wird Salz eingestreut, das mit etwas Wasser angefeuchtet wird. Darauf werden mehrere Moxen von Kirschkerngröße abgebrannt. Es ist darauf zu achten, daß das Salz nicht zu heiß wird und keine Verbrennungen entstehen. Beim Auftreten eines Brennschmerzes wird die Moxa sofort entfernt. Diese Methode eignet sich besonders für Yin-Leere-Typen mit Insuffizienz der Verdauungs- und Genitalorgane *(Abb. 148).*

Zusammenfassung: Prinzipien der Akupunkturtherapie

Wie wir eingangs festgestellt haben, sind die Behandlungsprinzipien der Akupunktur philosophisch begründet in der Tao-, Yin-Yang- und Fünf-Elementen-Lehre.
Aus der Vorstellung vom Tao, dem allesumfassenden Ordnungs- und Ganzheitsprinzip, nach dem der menschliche Organismus als eine Ganzheit und Krankheit als eine Störung seiner ganzheitlichen Ordnung aufgefaßt wird, ergab sich für die Akupunktur als oberster Therapiegrundsatz:

> Stets den ganzen Menschen behandeln und nicht nur einen bestimmten Körperteil.

Als universales Prinzip der Herstellung und Erhaltung der Ordnung galt das Tao im alten China als das große Vorbild für jede ordnende Tätigkeit des Menschen und damit auch für das therapeutische Wirken des Arztes. Im Sinne des Tao handeln, bedeutete, wie es im 77. Spruch des Tao te King heißt: »Die Fülle verringern, den Mangel ergänzen«. Damit war der Weg für die Akupunkturtherapie klar vorgeschrieben: Ausgleich von Fülle und Leere durch ableitende und ergänzende Nadel- und Moxa-Maßnahmen. Der zweite Therapiegrundsatz lautet daher:

> Hemmung (Dispergierung) einer zu starken und Förderung (Tonisierung) einer zu schwachen Körpertätigkeit.

Der Yin-Yang-Begriff mit den darin eingeschlossenen Begriffen Polarität, Komplementarität und Wandlung führte in der Medizin zu folgenden Vorstellungen und therapeutischen Schlußfolgerungen:
Bei einer Krankheit handelt es sich immer um eine Verschiebung des Kräftegleichgewichts zwischen einem Yang-Teil und dem polar entgegengesetzten Yin-Teil des Körpers. Da beide zueinander in komplementärer Beziehung stehen und zwischen ihnen ein ständiger Energieaustausch stattfindet, führt eine verstärkte Aktivität in einem Yang-Teil (Yang-Fülle) notwendigerweise zu einem Energieverlust in dem entsprechenden Yin-Teil (Yin-Leere). Wenn es im akuten Falle gelingt, die erhöhte Aktivität rechtzeitig zu bremsen, kommt es von selbst zu einem Ausgleich des gestörten Gleichgewichts. Eine langanhaltende Aktivitätssteigerung, beispielsweise in einem Yang-Abschnitt, hat eine Erschöpfung der Energie in dem zugehörigen Yin-Körperteil zur Folge. In diesem Falle sind dispergierende Maßnahmen in einem Yang-Bereich nicht nur nutzlos, weil durch sie allein kein Energieausgleich zustande kommt, sondern sogar gefährlich, da die Gesamtenergie auf einen niedrigeren Stand gebracht wird und der Allgemeinzustand des Kranken sich noch mehr verschlechtert. Daraus ergibt sich die sehr wichtige dritte Therapieregel:

> Im subakuten und chronischen Krankheitsfalle stets den schwachen Körperteil tonisieren und erst in zweiter Linie, wenn es der Allgemeinzustand des Kranken erlaubt, den aktiven Teil in angemessener Weise dispergieren.

Im Falle einer langdauernden Hyperaktivität kann ein Fülle-Zustand in einen Leere-Zustand übergehen. Letzteren bezeichnen wir dann als »reizbare Schwäche«. Betrachten wir als Beispiel die Hyperthyreose. Im ersten Stadium treten Fülle-Symptome auf im Bereich des Drei-Erwärmer- und Gallenblasen-Meridians (Kleines-Yang). Im weiteren Verlauf kommt es infolge des zunehmenden Energieverlustes zu einer Umwandlung der Fülle-Symptome in Leere-Symptome. Es entsteht das Krankheitsbild Kleines Yang-Leere. Schließlich, in der Endphase, erfolgt ein Umschlag des Krankheitszustandes Kleines-Yang in den Zustand Leeres-Yin. *Leere* bedeutet hier *Schwäche* und zugleich *erhöhte Irritabilität* und *Sensibilität*. Selbstverständlich sind in solchen Fällen, wie oben bereits betont, nur streng tonisierende Maßnahmen erlaubt.
Eine »reizbare Schwäche« kann auch vorliegen nach einem Trauma. Nehmen wir als Beispiel einen Sturz auf die linke Schulter an, der eine Schmerzhaftigkeit und Bewegungseinschränkung des linken Armes zur Folge hatte. Erweisen sich die Schmerzpunkte im Gebiet der linken Schulter und des Armes schon bei leichter

Berührung als stark druckempfindlich, dann besteht dort ein Leere-Zustand. Es darf hier also nur tonisierend behandelt werden. Um das Gleichgewicht zwischen links und rechts herzustellen, dispergiert man an druckempfindlichen Punkten in der *rechten* Schulter-Armgegend. In Frankreich nennt man dieses Verfahren »Grande piqûre«. Die Beschwerden werden dadurch oft schlagartig beseitigt.

Die Behandlung der verschiedenen Krankheitstypen wurde ausführlich geschildert, so daß es sich hier erübrigt, darauf im einzelnen näher einzugehen. Es sei jedoch nochmals darauf hingewiesen, daß bei allen chronischen Krankheitszuständen, mit denen der Akupunkturtherapeut es ja am meisten zu tun hat, die Behandlung darauf abzielt, die Krankheit aus einem Yin-Stadium in ein Yang-Stadium überzuführen. Wenn nun im Verlauf eines Heilungsprozesses Yang-Symptome, beispielsweise Schmerzen in einem Yang-Bereich, auftreten, die somit den Übergang in eine Yang-Phase ankündigen, dann dürfen diese nicht sogleich mit dispergierenden Maßnahmen beseitigt werden. Der Kranke muß vielmehr darüber aufgeklärt werden, daß die jetzt erscheinenden Beschwerden ein gutes Zeichen dafür sind, daß der Körper wieder in der Lage ist, aktiv zu reagieren und er sich somit auf dem Wege der Besserung befindet. Eine verfrühte ableitende Akupunkturbehandlung würde den Eintritt in ein Yang-Stadium verzögern, wenn nicht unmöglich machen. Eine dispergierende Behandlung darf erst einsetzen, wenn keine gravierenden Yin-Leere-Erscheinungen mehr vorliegen. Bis dahin können notfalls harmlose Analgetika verordnet werden.

Bei einer *Yin-Konstitutionslage* geht man allgemein so vor, daß man die Punkte der in Frage kommenden Yin-Meridiane tonisiert, d. h. die Nadeln dort 20–30 Min. lang verweilen läßt, und danach über die Punkte der Yang-Meridiane in tonisierender Weise weiterbehandelt.

Beim *Konstitutionstypus Yang* darf selbstverständlich nur dispergiert werden und bei einem Typus Yang-Fülle – Yin-Leere sind, wie schon dargelegt, zuerst die Yin-Meridiane zu tonisieren und anschließend die betreffenden Yang-Meridiane zu dispergieren.

Für die *konstitutionelle Grundbehandlung* kommen in erster Linie die peripheren Meridianpunkte in Frage. Die für die Tonisierung und Dispergierung erfahrungsgemäß am besten geeigneten Punkte sind in nachstehender Tabelle angegeben *(Tab. 19).*

Die aus der Fünf-Elementen-Lehre abgeleiteten Therapieregeln sind für die konstitutionsgemäße Akupunkturbehandlung von untergeordneter Bedeutung. Da ihnen aber ein gewisser heuristischer Wert zukommt, können sie bei der Punktauswahl nicht ganz unberücksichtigt bleiben.

Tab. 19 Besonders bewährte Tonisierungs- und Dispergierungspunkte

Meridiane	Tonisierung	Dispergierung
Lunge	Lu 1, Lu 7, Lu 9	Lu 5, Lu 6
Dickdarm	Di 4, Di 11	Di 2, Di 4
Milz-Pankreas	MP 2, MP 3, MP 9, Le 13	MP 5, MP 9
Magen	M 36, M 41, KG 12	M 36, M 39, M 45
Herz	H 7, H 9, KG 14	–
Dünndarm	Dü 3, Dü 4	Dü 3, Dü 7, Dü 8
Nieren	N 7, N 10, KG 6	N 1, N 3, N 6
Blase	B 60, B 67	B 58, B 60, B 63, B 65
Kreislauf	K 4, K 6, K 9, KG 17	K 4, K 7
Drei-Erwärmer	3E 3, 3E 4	3E 4, 3E 5, 3E 10
Leber	Le 3, Le 8, Le 14	Le 2, Le 8
Gallenblase	G 34, G 43	G 38, G 40

Ausschlaggebend für die Bestimmung der Therapiepunkte ist aber immer der Tastbefund. Er allein gibt eine sichere Auskunft über die jeweilige Reaktionslage und die zu erwartende Reizbeantwortung des Organismus. Aus diesem Grunde sind auch die für jeden Punkt angegebenen Indikationen nur von relativem Wert. Von den organspezifischen Punkten kommen immer mehrere zur engeren Auswahl. Welche davon in Frage kommen, hängt von der jeweiligen Konstitutionslage ab. Es gibt eben in der Akupunktur keine absolut feststehenden Punkte für bestimmte Krankheiten. So müssen die für die spezielle Therapie gemachten Angaben lediglich als therapeutische Empfehlungen verstanden werden, die auch andere Möglichkeiten offen lassen.

Vorrangig und unabdingbar ist in jedem Falle die Grundbehandlung nach konstitutionellen Gesichtspunkten, und an zweiter Stelle steht die organspezifische Therapie im Rahmen der jeweils vorliegenden körperlich-seelischen Gesamtsituation.

II Spezieller Teil*

Augenkrankheiten

Nach dem klassischen Akupunkturbuch *Jia Ji Jing* sind alle inneren Organe und die von ihnen beherrschten Körperteile im Auge vertreten. Die Niere und die Knochen in der Pupille, die Leber und die Muskeln in der Iris, die Lunge und die Energie in der Sklera, das Herz in den Augenwinkeln und in den Blutgefäßen, die Milz in den Augenlidern und speziell der Magen im Oberlid. Weiter heißt es, daß die Energieströme aus diesen Organen sich am Augenhintergrund vereinigen und von dort zum Gehirn und nach dem Hinterkopf ziehen.
Das beherrschende Organ für die Augen ist jedoch die Leber, und infolgedessen müssen alle Augenkrankheiten auch über den Leber- bzw. Gallenblasen-Meridian behandelt werden.
Ein rötliches Aussehen der Augen kennzeichnet den Krankheitstypus Herz, eine weiße Trübung den Typus Lunge, ikterische Verfärbung der Skleren den Typus Milz-Pankreas, bläuliche Skleren den Leber-Typus und schwärzliche Skleren den Typus Nieren.
Iris und Pupille sind Yin im Vergleich zu dem weißen Yang-Teil des Auges.
Eine Erweiterung der Blutgefäße im oberen Bereich des Auges ist charakteristisch für den Krankheitstypus Großes Yang, in den seitlichen Augenpartien für den Typus Kleines Yang und in der unteren Augenhälfte für den Krankheitstypus Helles Yang.

Konjunktivitis

Akute Konjunktivitis
G 2, 3E 22, 17, G 17 (Druckschmerz! disp., 3 kleine Moxen)
G 20, 21, B 12, 15, 18 (disp.)
Di 4, 10, G 34 (disp., 5 bis 7 Moxen)

Chronische katarrhalische Konjunktivitis
Le 2, 8, 14, B 15, 18 (ton.)
G 2, Dü 19, 3E 22, 17, G 17, 20, 21 (disp., 3 kleine Moxen), G 34 (disp.)

Blepharitis

Akute Blepharitis
Di 4, 11 (disp., 5 Moxen), Augenbrauenmitte (P. a. M.), G 1, 3 (disp.), G 2 (disp., 3 kleine Moxen), B 10, G 20 (disp.)

Chronische Blepharitis
Tonisierung der obengenannten Punkte, außerdem B 12, 20 (3 Moxen)

Hordeolum

Di 4 (disp.!) Di 11 (5 Moxen), B 67 (Blutlassen), B 10, G 20 (disp.)

Iritis

Wichtig ist die Bestimmung von Druckschmerzpunkten am Hinterkopf, Nacken, Schulter, an den oberen Extremitäten. Sie erscheinen gewöhnlich an der kranken Seite, doch ist es besser, an beiden Seiten zu behandeln:
B 10, 18, 20, 23, 3E 15 (disp., 3 bis 5 kleine Moxen)
B 2, G 3, 10, 3E 21, M 4 (einige Minuten), G 2, 6, 3E 22 (disp., 3 kleine Moxen)
Le 3, 14, Di 4, G 34, M 36 (disp., 3 bis 5 kleine Moxen)

Keratitis

Gleiche Behandlung wie bei Iritis.

▷ Empfehlenswert: Blutlassen aus Kapillarektasien im Bereich der Schulter, des Nackens und Rückens, oder Schröpfen!

Glaukom

Am häufigsten werden die Konstitutionsformen Nieren-Leber-Leere in Verbindung mit Blase-, Gallenblase- und Drei-Erwärmer-Fülle ange-

* Die Angaben in Klammern gelten für alle voranstehenden Therapiepunkte

troffen. Deshalb sind zum Ausgleich der vegetativen Tonuslage in jedem Falle die genannten Yin-Meridiane zu tonisieren und die entsprechenden Yang-Meridiane zu dispergieren.

▷ Außerordentlich wichtig ist es, die Indurationspunkte im Bereich der Schultern und des oberen Rückens aufzusuchen und, wenn der Allgemeinzustand es zuläßt, dort zu schröpfen.

Von größter Bedeutung sind die Punkte G 21 und 3E 15. Ebenfalls häufig druckempfindlich sind die Punkte 3E 20 und G 8 an den Schläfen oberhalb vom Ohr. Bei Druckschmerzhaftigkeit Blutlassen!
G 20 (Jap. Nadel 2–3 cm. Strahlung Richtung Auge, 10 Min.) und G 1 (Jap. Nadel Nr. 3, 0,5–1 cm, 10 Sek.) sind absolut notwendige Punkte.

Retinitis

Im allgemeinen handelt es sich um die Formen Leber-Leere mit Gallenblase-Fülle und Nieren-Leere mit Drei-Erwärmer-Fülle:
Le 3, 14, N 6, B 18, B 23 (ton.), G 34, 3E 10, 15 (disp.), G 20 (Jap. Nadel Nr. 3, 2–3 cm, Ausstrahlung Richtung Auge, einige Minuten).

Neuritis nervi optici

Behandlung wie bei Retinitis.

Blepharospasmus

Im allgemeinen handelt es sich um die Krankheitsform Leber-Leere in Verbindung mit Gallenblase-Fülle. Es finden sich Muskelverspannungen und druckschmerzhafte Sehnenansatzpunkte im Nacken-, Schulter- und oberen Rükkenbereich.
Diese Stellen sind zu sedieren, ebenso die Punkte B 10, G 20, 17 (so tief einstechen, bis ein Ausstrahlungsgefühl nach der Stirn auftritt) sowie 3E 17, G 15, 17, 21.
Tonisierung der Leber-Meridian-Punkte 3, 8, 14, abschließend leichte Hautreizung der Augenumgebung mit der Spitze einer sehr feinen Nadel.

Hals-Nasen-Ohren-Erkrankungen

Tonsillitis

Lu 11 (Blutlassen), Di 4, 11 (disp., 5 Moxen), Lu 5 (wenn druckschmerzhaft, disp., 3 Moxen), N 3 oder, wenn stärker druckempfindlich, N 6 (disp.), 3-5 Moxen, 3E 17 (kranke Seite, disp.).
Über der Drüsenschwellung Hautnadel für mehrere Tage.
Die konstitutionelle Therapie wird nach den für Erkältungskrankheiten angegebenen Richtlinien durchgeführt. Ein wichtiger Punkt zur Prophylaxe bei der chronisch-rezidivierenden Tonsillenhypertrophie ist Di 10 (3 Moxen), 1-2 Behandlungen im Monat.
Empfehlenswert ist ferner das Anbringen einer Dauernadel über den vergrößerten Submandibulardrüsen.
Bei *Kleinkindern* genügen leichte Hautreizungen mittels der Kindernadel oder Betupfen der Haut mit der Spitze einer feinen Japannadel längs der Meridiane Dickdarm, Milz, Nieren, Gallenblase und Magen, insgesamt fünf Minuten lang und einmal in der Woche. Eine in der japanischen Volkstherapie übliche Methode ist das Abbrennen einer haarfeinen Moxa auf G 11 jeden Abend vor dem Schlafengehen.

Akute Laryngitis

Di 1 (Blutlassen), 11
Lu 5, N 6 (disp., 3-5 Moxen)
M 9 (ton. 3-5 Min.), 3E 16 (subkutan 5-10 Min.)
Spezialpunkt im Nacken in Höhe zwischen den Dornfortsätzen des 6. und 7. Halswirbels auf dem Blasen-Meridian (Japannadel Nr. 3, 1,6 Zoll so tief in Richtung Larynx einstechen, bis Ausstrahlung zum Kehlkopf erfolgt, dann herausziehen), hyperämisierende Hautreizung mit der Nadelspitze am Seitenhals in Höhe des Kehlkopfes sowie im Nacken- und Schulterbereich.

Glottisödem

H 7 (ton. 1 Min. 5-10 kleine Moxen), Lu 11 (Blutlassen)
N 6 (disp. einige Sekunden lang, 3- 5 Moxen), G 11, 14 (disp. einige Sek., 1 Moxa)

Rhinitis

Akute Rhinitis
mit Druck- und Schweregefühl im Kopf, Frösteln an der oberen Rückenpartie:
B 2, Di 4, 20, GG 22, B 10 (disp. 15 Min.), B 12 (5 Moxen)

Spezielle Therapiepunkte

Di 4 (disp., 5-10 Min., 3-5 Moxen), KG 22 (0,5-1,0, 1 Min.), Spezialpunkt im Nacken *(s. Akute Laryngitis)*	Schluckbeschwerden
K 5 (disp., 3-5 Moxen)	Reizhusten infolge Fremdkörper- und Kitzelgefühl im Larynx
Lu 9 (ton.), Lu 11 (Blutlassen)	Trockenheitsgefühl im Larynx

Subakute Rhinitis
mit Trockenheit, Rauhigkeits- und Wundgefühl im Rachen und in der Trachea:
obengenannte Punkte, außerdem M 9, KG 23, 22, N 6 (ton. 15 Min.)

Chronische, vasomotorische Rhinitis
obengenannte Punkte, außerdem Lu 7, N 3, B 23, M 36 (ton. 20 Min.)
Glabella-Mitte (subkutan bis zur Nasenwurzel 20 Min.)

Anosmie

Di 4, 20, B 2, 12, Glabella-Mitte, GG 11, 21, M 36 (ton. 20 Min.)

Nasenfurunkel

Lu 9 (ton.), Di 10 (disp., 15 Moxen!), M 36 (disp.)

Nasenbluten

Akutes Nasenbluten
N 7 (ton.), Lu 6 (disp.), GG 14 (disp. 1 Min.), GG 22 (7 Moxen)

Habituelles Nasenbluten
MP 1 (Blutlassen), B 45 (Blutlassen), GG 13 (7 Moxen), auf den Großzehen
an der behaarten Stelle (15 Moxen)

Nasenpolypen

Di 4, 20, Le 3, B 2, 4, 7 (kontralateral), GG 22!, 27 (20 Min.)

Sinusitis

Akute Sinusitis frontalis, ethmoidalis
B 2, Augenbrauen-Mitte (kleine Mulde), M 36 (15 Min.)
Di 4, 10, 20 (disp. 5–10 Moxen), GG 21, B 10, 12, GG 11

Akute Sinusitis maxillaris
B 2, Di 20, M 6, B 10, G 20, GG 11 (15 Min.)
Di 4, 10, 11, M 36 (disp. 5–10 Moxen)

Chronische Sinusitis
Die oben genannten Therapiepunkte, die Nadeln bleiben jedoch 30 Minuten lang liegen

Typus Großes Yang
Schmerzen in der Stirn, am Hinterkopf und Nacken, Nacken- und Schulterspannung, Nasenverstopfung, wäßrige oder eitrige Sekretion:
Dü 3, B 62, GG 15, G 20

Typus Kleines Yang
Schmerzen an Stirn und Schläfen, Schwindelgefühl, Schwellung der Augenumgebung, schmerzhafte Verspannung der Schulter und der oberen Rückenpartie, Druckgefühl im Bereich des unteren Rippenbogens, Appetitlosigkeit, Übelkeit:
G 21, 41, Le 3, KG 13, B 38 (39, 40), B 18

Typus Großes Yin
Neigung zu Erkältungen, Verdauungsstörungen, Ermüdung, Zahnschmerzen, Schwere- und Kältegefühl in den Extremitäten:
Di 4, Lu 7, 9, MP 4, 6, KG 6, B 20

Typus Kleines Yin
Nasenverstopfung, Geruchlosigkeit, übelriechendes Nasensekret, Kopfkongestion, Schwindel, kalte Extremitäten, Herzbeschwerden, Depressionen:
H 3, 7, N 3, 7, B 15, 23

Otitis media

Die Mittelohrentzündung gehört zum Krankheitstypus Kleines Yang, so daß für die Therapie in erster Linie Punkte der Meridiane Drei-Erwärmer und Gallenblase in Frage kommen. Für die akute Otitis media eignen sich außerdem noch einige Punkte der Dünndarm-, Dickdarm- und Drei-Erwärmer-Meridiane.
Die chronisch-sekretorische Mittelohrentzündung verlangt noch eine Behandlung über den Nieren-Meridian.

Akute, katarrhalische Otitis media
3E 1 und Di 1 (Blutlassen), Di 10, Dü 19, 3E 17, 23, G 2, 17, 20, 38 (disp.)
Intensive Hautreizung im Bereich des Warzenfortsatzes, des Nackens und der Schultern

Akute, eitrige Otitis media
Di 4, 11, Dü 19, 3E 17, 23, G 2, 37 (38) (disp.)
An den lokalen Ohrpunkten je 5 Moxen von ⅓ Reiskorngröße

Chronisch-sekretorische Otitis media
Di 4, 10, 3E 5, 17, 23, Dü 17, 19, G 3, B 13, 23, N 3 (6), 10, (20 Min., 3 Moxen)

Tubenkatarrh

Die akuten Erscheinungen eines Tubenkatarrhs nach Erkältung, wie Verstopfungsgefühl in den Ohren, Schwerhörigkeit und Ohrenklingeln, verschwinden, wenn frühzeitig ausgeführt, meist schlagartig nach Blutlassen aus 3E 1 auf der kranken Seite.

Subakuter und chronisch-rezidivierender Tubenkatarrh
Di 4, 20, 3E 5, 17, 23, B 2, 12, GG 22, Dü 17, 19, G 2, 17, N 3 (6), (ton. 20 Min.)
Hautreizung mit der Nadelspitze an den Halsseiten und im Nacken-Schulterbereich

Taubheit nach Erkältung
Di 4, G 2, Dü 19, 3E 17, 23, B 63, G 41 (disp.)

Plötzliches Verstopfungsgefühl in den Ohren
3E 1, Di 1, Dü 1 (Blutlassen), G 2, 20, 21, Dü 15, 17

Erkrankungen der Zähne

Zahnschmerz

Eine zuverlässige Methode zur Beseitigung des Zahnschmerzes ist nachfolgende, von *Yanagiya* beschriebene Einstichmethode: Eine 6–8 cm lange Japannadel Nr. 3 wird mit der Pinzette von oberhalb der Mitte des Jochbogens aus unter diesem hindurch in Richtung des schmerzhaften Zahnes in ganzer Länge eingeführt. Sie bleibt dort etwa 15 Minuten liegen. Innerhalb dieser Zeit verschwindet fast jeder Zahnschmerz, sowohl im Ober- als auch im Unterkiefer.
Für den Unterkieferzahnschmerz hat *Yanagiya* noch eine andere Methode angegeben: Vom Hinterrand des aufsteigenden Kieferastes aus wird eine 1,6 Zoll lange Nadel am Knochen entlang in Richtung der unteren Zähne soweit eingeführt, bis eine Ausstrahlung in den Unterkiefer erfolgt. Die Nadel verbleibt dort etwa 15 Minuten lang.

Oberkieferzahnschmerz
B 10, G 20, 3E 17, 18 (länger als 1 Min. die Nadel drehen)
Di 1 (Blutlassen), 14 (auf der Schmerzseite dispergieren oder auf der Gegenseite mehrere Moxen)

Unterkieferzahnschmerz
Di 4, 10 (mehr als 30 Moxen), außerdem G 2, 3, Dü 17, M 3, 8 (länger als 1 Min. die Nadel drehen)

Parodontitis

Bei akuten Entzündungserscheinungen zur Unterstützung zahnärztlicher Maßnahmen:
Di 4, M 44 (disp.), Mitte des äußeren Knöchels in einer kleinen Mulde (3 Moxen)
Zur Prophylaxe bei rezidivierender Parodontitis:
Di 4, N 6, B 23 (ton. 3 Moxen)

Gingivitis

Di 7, 10 (disp. 5 Moxen), (11), GG 26, M 3, 8 (15 Min.), GG 19 (Blutlassen)

Parodontose

Behandlung wie bei Gingivitis, außerdem lokale Nadelung des Zahnfleisches zwischen den Zähnen und dort Blutlassen.

Herz- und Kreislauf-Krankheiten

Essentielle Hypertonie

Die Akupunkturbehandlung ist für alle Formen der Hypertonie angezeigt. In leichten und mittelschweren Fällen führt sie zu einer anhaltenden Senkung des Blutdruckes. In schweren Fällen können die im Zusammenhang mit dem Bluthochdruck auftretenden Beschwerden beseitigt oder vermindert werden. Das Krankheitsbild enthält vorwiegend Yang- und Yin-Fülle-Symptome.

- ▷ Sehr empfehlenswert ist das Schröpfen an Indurationsstellen der Schulter und des Rückens sowie Blutlassen aus Kapillarektasien im Bereich der Schultern und oberen Rückenpartie und auch in der Kniekehle.
- ▷ Bei einer Seitendifferenz des Blutdrucks werden die Nadeln an der Seite mit dem höheren Druck oberflächlich und an der Seite mit dem niedrigeren Druck tiefer eingestochen.

Nach eigener Erfahrung werden bei Hypertoniekranken in der Regel folgende 4 Krankheitstypen angetroffen:

Blasen-Nieren-Fülle
B 10, 17, 23, 60; N 2, 3, 10; GG 19, 11 (disp.)

Gallenblase-Leber-Fülle
G 20, 21, 38; Le 2, 14, B 18 (disp.)

Drei-Erwärmer-Kreislauf-Fülle
3E 10, 16, B 22; K 7, KG 17, 14, 12 (disp.)

Dickdarm-Lunge-Fülle
G 4, 10, M 25, B 25; Lu 5, 9, B 13 (disp.)

Spezieller Therapiepunkt

Ein wichtiger Spezialpunkt ist M 9 (Karotispunkt, jap. Nadel Nr. 3, 1,6 Zoll, bis zum Glomus caroticum einstechen, 3 Min.).

Hypotonie

Zugrunde liegt meist eine Blasen-, Nieren-, Herz-Leere-Konstitution.
Die wichtigsten Therapiepunkte sind:
N 3, 7, H 7, 9, B 15, 32, 65 (ton., 3 kleine Moxen)

Bei der orthostatischen Hypotonie besteht noch eine Yang-Leere, so daß auch die nachstehenden Punkte noch in Betracht kommen:
Di 4, Dü 3, 3E 4 (ton.), ferner B 10, G 17, 20, GG 11 (ton., 3 kleine Moxen)
Bei Ohnmacht H 9, Di 1, Blutlassen!

Angina pectoris

Die *echte* Angina pectoris ist durch die Akupunktur-Therapie nicht beeinflußbar. Liegt eine solche bei einem Patienten vor, dann ist bei der Behandlung größte Vorsicht geboten, weil selbst schwache Nadelreizungen einen Anfall auslösen können.

- ▷ Auf jeden Fall sind dispergierende Maßnahmen im oberen Rumpfabschnitt streng untersagt.

Bei der *funktionellen* Angina pectoris dagegen ist die Behandlung sehr erfolgversprechend. Sie besteht in der Verbesserung der vegetativen Konstitutionslage, wofür die nachfolgenden Therapiepunkte in Frage kommen.

Herz-Kreislauf-Leere, Dünndarm-Drei-Erwärmer-Fülle
H 7, K 6, KG 14, 17, B 14, 15 (ton.), Dü 11, 3E 15 (disp.)

Milz-Pankreas-Leere, Magen-Fülle
MP 4, Le 13, KG 6, 12, B 20 (ton.), M 25, 36 (disp.)

Leber-Leere, Gallenblase-Fülle
Le 3, 14, KG 3, B 18 (ton.), G 34, B 38, 47 (disp.)

Spezielle Therapiepunkte

	Im Anfall:
Dü 1 (mehrere kleine Moxen)	blasse Gesichtsfarbe
K 9, Dü 1 (Blutlassen), M 9 (Karotisstich, jap. Nadel Nr. 3, 1,6 Zoll an der Stelle, wo der Karotispunkt ..... liegen lassen)	rote Gesichtsfarbe
	Herzschmerzen mit
H 3, 4 (ton.), 3E 6 (disp.)	Angst
Lu 5, Le 2 (ton.)	Ausstrahlung in die Supraklavikulargrube
K 6 (ton., 7 Moxen)	Bauchauftreibung
N 7, K 7, Lu 2 (ton.)	Benommenheit
H 1, 7, K 5, 8, 9, Lu 4, 8, G 11, GG 7 (ton.)	Brustschmerzen
GG 6, 7, 8, B 42 (leicht disp.)	Brust- und Rückenschmerzen
Le 13 (disp., 5 Moxen)	Erbrechen
M 21, Le 14 (disp., 5 Moxen)	Gasaufstoßen
H 5, Lu 4, Le 13, KG 9, 22 (ton.)	Kurzatmigkeit
N 7 (ton.)	Ohnmachtsgefühl
Le 1 (Blutlassen)	Schweißausbrüche
KG 3, K 8 (ton.)	Unruhegefühl in der Brust
K 6, 8 (ton.)	Völlegefühl in der Herzgegend

Arrhythmie

Die funktionelle Arrhythmie und Extrasystolie gehört häufig zum Krankheitsbild Leeres Yin oder zu dem der Milz-Leere in Verbindung mit Magen-Fülle.
Behandlung wie bei der funktionellen Angina pectoris.

Paroxysmale Tachykardie

Am häufigsten tritt sie bei den Konstitutionsformen Kleines Yin und Leeres Yin auf:
N 7, H 3, 5, K 4, KG 5, 14, 17 (ton., 30 Min.)
Der Zustimmungspunkt des Herzens, B 15, ist in fast allen Fällen als druckempfindliches Knötchen zu tasten. Das Anbringen einer Dauernadel (Intrakutannadel) an diesem Punkt vor Antreten einer längeren Reise ist eine empfehlenswerte Vorbeugemaßnahme.

▷ Er darf in keinem Falle sediert werden, weil dies zu einem Anfall führen könnte.

Endangiitis obliterans

Man tonisiert abwechselnd an MP 2, 3, 6, N 3, 6, 7, Le 2, 3, M 36, 40, 44, G 34, 40, 41, 43, B 54, 56, 57, 58, 60, 65 sowie die Lumbo-Sakralpunkte B 23, 31, 32, 33.
Die Nadeln werden bis in die Unterhaut eingestochen und bleiben mindestens 30 Minuten liegen. Bei livider Verfärbung der Zehenglieder Blutlassen aus den Terminalpunkten!
Sehr wichtig ist am Schluß der Behandlungssitzung das Eröffnen von Kapillaren und kleinen Venen an den Waden und am Fußrücken.

▷ Die Behandlung erfolgt in regelmäßigen Abständen von zunächst einer Woche und nach Besserung mindestens einmal im Monat.

Raynaud-Krankheit

Einstechen von Japannadeln Nr. 3 in die Meridianpunkte an den Handgelenken und Fingern, 30 Min. lang stecken lassen. Blutlassen aus den Terminalpunkten!

Grippe

Krankheitsform Großes Yang

Fieber, Frost, Schweißlosigkeit, Kopf-, Nacken-, Schulter- und Rückenschmerzen:	Dü 1 (Blutlassen), Dü 3, B 2, 10, 11, 12, 60, G 15 (disp.)

Spezielle Therapiepunkte

H 9 (Blutlassen), H 7, KG 14 (ton., 10 Min.), G 19 (disp.)	Unruhe, Angst
N 7 (ton., 10 Min.)	Herzklopfen
B 54 (Blutlassen)	heftiger Kopfschmerz mit Nackensteifheit

Krankheitsform Helles Yang

Hohes Fieber mit Unruhe, Schweiß, kein Frost, Schnupfen, Niesen, Nasenverstopfung, Kratzen im Halse, Kopfdruck, Kopfschmerz, Gesichtsrötung:	Di 1 (Blutlassen) Di 4, 20, Glabellapunkt, B 2, 10, G 13 (disp., dicke Nadel)

Spezielle Therapiepunkte

Di 11, M 44 (disp.)	hohes Fieber mit starker Gesichtsrötung
Lu 9 (5 Min.), Lu 5 (5 Moxen)	Rötung und Schmerzhaftigkeit der Augen
Lu 1, 9, M 9, KG 22 (ton., 3–5 Min.), Lu 5 (3–5 Moxen)	Rötung, Schwellung und Schmerzen im Bereich des Rachens, des Kehlkopfes und der Trachea, trockener Husten
MP 2 (ton., 5 Min.)	kalte Füße
KG 12, M 25 (0,5–1,0, 3 Min.), Di 11, M 36 (disp.)	Obstipation, Druck- und Verstopfungsgefühl im Bauch

Krankheitsform Kleines Yang

Halbseitiger Kopfschmerz, Schwindel, Ohrenschmerz, Schwerhörigkeit infolge Tubenkatarrh, Halsschmerzen, Druckschmerzhaftigkeit an der seitlichen Halspartie, Schulterspannung, Appetitlosigkeit, Übelkeit, Druckgefühl im mittleren und seitlichen Oberbauch, bitterer Mundgeschmack, Erbrechen, Schmerzen in der seitlichen Thoraxgegend, intermittierendes Fieber, schmerzhafter Husten mit Auswurf, Fließschnupfen, gespannter Puls:	3E 9, 3E 5, G 38 (disp., 1 Min.), KG 13, 17, G 24 (5–10 Min.) G 20, 17, 10, 3, 3E 15, 17, 23, 21 oder andere druckempfindliche Punkte der Meridiane Drei-Erwärmer und Gallenblase dispergieren. Hautreizung an den Halsseiten sowie in der Nacken- und Schulterpartie.

Spezielle Therapiepunkte

3E 3, 4G 34, 41 (ton., 10 Min., 3 Moxen)	Kälte und Parästhesien in den Extremitäten
K 4 (3-5 Moxen), Le 14 (1-1,5 Zoll, caudalwärts, disp., 3-5 Moxen)	heftiger Husten
3E 17, 16, je nach Druckempfindlichkeit (0,5, subkutan, 5 Min., 2 kleine Moxen)	Schwindel

Krankheitsform Großes Yin

Appetitlosigkeit, Auftreibungsgefühl des Leibes, Durchfall, Erbrechen, Zerschlagenheitsgefühl:
MP 4, Lu 9 (ton., 10 Min.), Lu 5 (ton., 3-5 Moxen)
KG 6, 12, Lu 1 (ton., 10 Min.); B 13, 20 (ton., 3 Moxen)

Krankheitsform Kleines Yin

Herzklopfen, Gefühl der Unruhe, Schwäche und Bangigkeit in der Herzgegend, Schlaflosigkeit, trockener Mund, kalte Extremitäten, Körper- und Gelenkschmerz, Durchfall und Halsschmerzen mit Durst, Frostgefühl am Rücken, Puls klein und tief:
N 7, H 3, 7, KG 13, 17 (ton., 10-20 Min.) Karotisstich (Jap. Nadel Nr. 2-3, 1 Min.)
B 15, 23 (ton., 3 Moxen)

Spezielle Therapiepunkte

N 3, 6 (5-7 Moxen)	Tonsillitis, Laryngitis
N 6 (ton.)	heftiger Husten, Erbrechen, Unruhe und Beklemmungsgefühl in der Brust
H 7, N 1 (ton.), B 15 (Hautnadel)	Herzklopfen, Herzjagen

Krankheitsform Leeres Yin

Charakteristisch für diese ernsthafte Krankheitsform sind periphere Durchblutungsstörungen, Kollapsneigung, Extrasystolie, Stenokardie, kalte Extremitäten, blaue Lippen. Häufige Klagen sind Gefühl einer brennenden Hitze in den Extremitäten, besonders in den Beinen, obwohl diese kalt sind, Brennschmerz in der Brust und am Herz, heißer Kopf, innere Unruhe, Schlaflosigkeit, Druck- und Spannungsgefühl im Bauch, Appetitlosigkeit, Übelkeit, Erbrechen, Durchfall von unverdauten Speisen, Schwindel beim Aufrichten. In Zusammenhang mit dem inneren Hitzegefühl besteht ein Verlangen nach kalten Getränken, die aber wieder erbrochen werden. Der Puls ist entweder tief, fein und langsam, oder bei Kopfkongestion und nervöser Unruhe oberflächlich und schnell.
Therapiepunkte sind:
K 9, Le 1 (Blutlassen), Le 3, MP 6, K 6 (ton.), KG 3, 12, 17, B 14, 18 (ton.)

Spezielle Therapiepunkte

K 4 (ton., 3-5 Moxen)	Erbrechen, Singultus, Herzklopfen, Brustschmerzen
Karotisstich (30 Sek. bis 1 Min.), K 6, KG 3 (ton.)	Kopfkongestion, nervöse Erregung
K 9 (Blutlassen), K 7, KG 3 (ton., 15-20 Min.)	Stenokardie
K 3 (0,3 Zoll, 5-10 Min.)	Hirnhyperämie, Blutandrang zum Kopf

Erkrankungen der Atmungsorgane

Bronchitis

Akute Bronchitis (Typus Kleines Yang)
Dispergierung der Meridiane Drei-Erwärmer und Gallenblase sowie Tonisierung der komplentären Meridiane Kreislauf und Leber.
K 4 (ton., 5 Moxen), KG 17, Le 3, 14, B 14, 18 (ton.), 3E 9, 15, G 21–24, 38 (disp.)

Chronische Bronchitis
(Typus Großes Yin und Leeres Yin)
Diese Meridiane sind zu tonisieren.
Lu 1, 3, 7 K 4, KG 12, 17, Le 3, 13, 14, MP 4, B 13, 14, 18, 20 (ton.)

Spezielle Therapiepunkte bei chronischer Bronchitis

B 54 (Blutlassen)	Fieber ohne Schweiß
Le 13, B 17	Zwerchfellkrampf
KG 12, 22, N 25, 27, 13, 17, M 18, 40, Lu 6	Auswurf
KG 17, 22, Lu 5, N 6	- dick, gelblich
KG 12, K 6, N 3	- zäh, schwer löslich
KG 14, B 13, GG 18, Di 4	- weiß, gelatinös oder wäßrig
N 3, 6	Trockenheit des Rachens
	Verschlimmerung durch
GG 15, 19, Lu 7, 9	Wind
KG 12, 13, B 13, Di 4, MP 6	Kälte
Di 4 disp., Lu 10 Blutlassen, KG 12	Wärme
3E 15, KG 9, 12, Le 13, B 20, 23, 28, MP 6, M 36	Feuchtigkeit
KG 12, KG 6 (ton.), B 13, GG 11, GG 9,	
B 23 (ton.), H 7 (ton.), M 36, 40	seelische Erregung
Le 14, B 37	Liegen
B 28	Beugen nach hinten

Husten

Die gebräuchlichsten Therapiepunkte sind:
KG 12, 14, 17, 22
Le 14, Lu 1, 5, G 21
B 12, 13, B 38! GG 11

Akuter Erkältungshusten
Lu 5 (disp., 5 Sek., 3–5 Moxen), Lu 1, 7, KG 14, 17 (ton., 5 Min.), B 12, 13 (disp., 3–5 Moxen)

Chronischer Husten
B 13, 23 (ton., 3–5 Moxen), B 38 (5–7 Moxen), M 36 (3 Moxen)

Trockener Reizhusten
KG 22 (Jap. Nadel Nr. 3, 1–2 cm, kaudalwärts bis zur Ausstrahlung in die Trachea)
KG 14 (1–2 cm sternalwärts)
Le 14 (1–3 cm kranialwärts unter dem Rippenknorpel bis zur Ausstrahlung in die Brust)
B 13 (disp., 5–10 Sek.)
K 4 (disp., 3–5 Moxen)

Nächtlicher Husten
MP 6 (ton., 3 Moxen) B 13, B 38 (5 Moxen)

Keuchhusten

Lu 5, KG 12, 14 (subkutan in Richtung Nabel 1–2 Min.)
mit Erbrechen MP 5 (disp.)
mit viel Schleimauswurf B 12, B 13, M 40, MP 3 (5 Moxen)

Asthma bronchiale

Bei der Behandlung des Bronchialasthmas ist die Berücksichtigung der individuellen Reaktionsweise des Kranken ganz besonders wichtig. Die gleiche Behandlungsweise kann einem Kranken von großem Nutzen sein, bei einem anderen einen schweren Anfall auslösen.

▷ Es empfiehlt sich deshalb, bei der ersten Behandlung möglichst behutsam vorzugehen und nur wenige und dünne Japannadeln zu verwenden. Besondere Vorsicht ist bei schwachen und erschöpften Personen (Yin-Typen) geboten.

Die Behandlungen erfolgen in der Regel in Abständen von einer Woche. Bei schwachen Reaktionen kann in kürzeren Intervallen behandelt werden. Bei starken Reaktionen muß gewartet werden, bis diese abgeklungen sind.
Die Aussichten auf Dauerheilung oder eine anhaltende Besserung sind umso größer, je weniger irreversible Lungenveränderungen vorliegen. Die Heilungsquote beträgt im jugendlichen Alter etwa 80%, vom 40. Lebensjahr an sinkt sie fortlaufend ab. Die Anfallsbereitschaft kann jedoch in jedem Stadium, auch bei Bestehen eines Emphysems oder einer chronischen Bronchitis, herabgesetzt werden. Durch die Behandlung wird in der Regel auch ein Nachlassen der Schleimbildung, leichtere Expektoration und eine Verbesserung des Allgemeinzustandes erreicht.
Bei *Kleinkindern* kommt nur die Drucknadel in Frage. Bei älteren und besonders empfindlichen Kindern sollte diese auch zunächst verwendet werden und erst später, wenn ihr Mißtrauen überwunden ist, kann ein Behandlungsversuch mit feinen Japannadeln unternommen werden. Selbstverständlich sollte die Behandlung völlig schmerzlos sein.

Therapiepunkte sind:
M 9, sog. Karotisstich (Jap.-Nadel Nr. 3, 1–2 cm, 2–3 Min.)
KG 22, Jap.-Nadeln Nr. 3, 1 cm retrosternal
Lu 5, 7, N 3 (6), 26, 27, KG 12, 17, Lu 1 (15–20 Min.)
B 12, B 13, 23, GG 11, B 17 (1 Min.)
Im Falle von Muskelverspannungen in der Hals-, Schulter- und oberen Rückenregion je nach Konstitutionslage mehr oder weniger starke Dispergierung druckschmerzhafter Stellen, evtl. auch nur Intrakutannadeln und Wärmemoxen.

Krankheitstypus Kleines Yang
Trockener Husten, schwer expektorierbarer, zäher Schleim, Druck- und Völlegefühl im Oberbauch, Bauchdeckenspannung unterhalb des rechten Rippenbogens, Druckschmerzen und Kälteempfindlichkeit an Nacken, Schulter und Rücken:
KG 3
Le 3, 8 (ton., 20 Min.)
Le 14, Jap.-Nadel Nr. 3, 1–3 cm kranialwärts bis zur Ausstrahlung in den Brustraum, dann die Nadel herausziehen.
3E 5, G 17, 20, 21, B 17, 22, 23, 38 (39), (disp.)

Krankheitstypus Großes Yin
Hartnäckiger, trockener Husten, Appetitlosigkeit, Völle- und Auftreibungsgefühl des Leibes, Aufstoßen, Neigung zu Durchfall und Erbrechen, Bauchdecke bretthart gespannt oder atonisch, allgemeine Mattigkeit, Kälteempfindlichkeit, kalte Extremitäten, Neigung zu Ödemen:
MP 4, 6, Lu 5, 7 (ton., 20 Min.), KG 6, Le 13
B 13, 20 (ton.)
GG 9 (5 Moxen, keine Nadel!)

Krankheitstypus Kleines Yin
Trockener Mund und Rachen, Schmerzen im Hals und in der Brust, innere Unruhe, Herzklopfen, Frieren von innen heraus, kalte Extremitäten, Hautfarbe dunkel, livide Lippen, dunkle Augenringe:
N 7, H 7 (ton., 20 Min.)
B 15, 23, GG 13 (ton., 3–5 Moxen)

Behandlung im Asthma-Anfall

Di 1, Lu 11 (Blutlassen)
M 9 (Jap.-Nadel Nr. 3, 1–2 cm, 30 Sek.)
KG 22, KG 14, KG 12 (Jap.-Nadel Nr. 3, 1 cm, einige Sekunden hin- und herdrehen, 5 Min. lang liegen lassen).

B 10, G 20, 21 (schwach disp.)
An den Halsseiten, im Schulter- und oberen Rückenbereich Hautreizungen bis zur leichten Rötung.

Behandlung bei Kindern

Kleinkinder. Mit der »Kindernadel« oder mit der Spitze einer feinen Japannadel vom Hinterhaupt bis zum 7. Brustwirbel abwärts beiderseits paravertebral in einer Folge von etwa 80mal in der Minute strichweise die Haut berühren, bis eine leichte Rötung auftritt. Dann mit der Drucknadel je 5 Sek. lang an folgenden Punkten einen leichten Druck ausüben:
N 27, N 26, KG 12, Lu 5, MP 6
B 13, GG 11, GG 9, B 17, B 23

Ältere Kinder. Ängstliche Kinder zunächst mit der Drucknadel behandeln wie oben angegeben. Dann Japannadel Nr. 2 oberflächlich und schmerzlos in die voranstehenden Punkte einführen und bis zu 15 Min. lang liegen lassen. Bei quälendem Husten hilft die Nadelung von Lu 6 (0,5 cm, 30 Sek.).

Spezielle Therapiepunkte

	Kurzatmigkeit mit:
MP 1	Bauchauftreibung
B 13, G 16, G 40	Völlegefühl in der Brust
G 40, B 18	Schmerzen in den Bauchseiten
K 7	Schmerzen in der Brust
B 15, G 25	Beklemmung in der Brust
KG 3	vom Bauch aufsteigend
M 9, KG 22, N 26, N 27, KG 9, M 40	Giemen, Rasselgeräuschen
MP 1	Erbrechen
L 3, GG 23	Durst
M 9, N 26, H 7	Herzklopfen
KG 6, M 18, 20, 36, K 7	Kopfkongestion

Erkrankungen der Bauchorgane

Ösophagospasmus

KG 12, 14 (disp.)
K 6 (8) (Moxen)
GG 8, 11, B 17 (disp., 5–10 Moxen)

▷ Im akuten Falle Nadelung des KG 22 (Jap. Nadel Nr. 3, 1 Zoll retrosternal, eine bis mehrere Minuten lang belassen und während dieser Zeit mehrmals drehen).

Bauchschmerz

Es handelt sich hier um Bauchschmerzen, die einer kausalen Therapie nicht zugänglich sind oder darauf nicht genügend ansprechen.
Für die Behandlung des *lokalisierten Bauchschmerzes* kommen in erster Linie Punkte des Meridians in Betracht, der über die Schmerzstelle hinwegzieht. Ob tonisiert oder dispergiert werden muß, hängt von der Art des Schmerzes und dem Palpationsbefund ab.
Beim *diffusen Bauchschmerz* ist die Bestimmung der Therapiepunkte sehr viel schwieriger. Man geht dann in der Weise vor, daß man zunächst Nadeln in peripher gelegene Punkte der unteren Extremitäten, beispielsweise in Le 2, M 44, G 38, B 60 setzt, dann druckempfindliche Punkte am Rücken dispergiert und zuletzt an schmerzhaften Bauchstellen nicht mehr als insgesamt 3 dünne Nadeln, wenig tief einführt, die man einige Minuten lang einwirken läßt. Bestimmend für die Auswahl der Therapiepunkte ist die Konstitutionslage des Kranken.

Typus Großes Yin
Druck- und Stauungsgefühl im Oberbauch, die Bauchdecke ist schlaff und aufgetrieben oder brettartig gespannt. Druckempfindlichkeit der Magengegend, Obstipation, Dyspepsie, Schwäche und Schmerzhaftigkeit der Glieder:
MP 1 (ton., Blutlassen), MP 8 (ton., Moxen), M 44 (disp.), 34 (Moxen)
B 17, 18 (disp., Moxen)
KG 6, 12, M 25, Le 13 (ton., Wärmemoxen)

Typus Nieren-Leere
Kälte und Schmerzen in der Lendenregion und der unteren Extremitäten. Schmerzen im Unterbauch. Dunkel halonierte Augen. Glanzlose Haut. Andauernde Schmerzen:
N 7, 10 (ton.)
K 4, 6, N 12 (ton., Wärmemoxen, Feuernadel), B 23 (ton., Wärmemoxen)

Typus Leeres Yin
Schmerzen in den beiden Bauchseiten und im Unterleib mit Ausstrahlung in die Lenden- und Kreuzbeingegend. Der Patient kann weder auf dem Bauch noch auf dem Rücken liegen. Schmerzen an den Thoraxseiten, in die Schultern zum Rücken ziehend:
Le 3 (ton.), Le 8 (ton., Moxen)
KG 4, 12, Le 14, K 7 (ton., Wärmemoxen)
B 18, 32 (ton.)
3E 9 (8), G 34, 38 (disp.)

Magenatonie

Es liegt im allgemeinen eine Milz-Pankreas-, Magen- und Dickdarm-Leere vor:
MP 8, M 36, Di 4, 11, B 18, GG 8, 10 (ton. Moxen)
Am Oberbauch sanfte Hautreizung mit der Nadelspitze.

Magensenkung

Es handelt sich meist um eine Leere des Leber- und Nieren-Meridians.
KG 6, 9, 12, Le 8, 14, N 4, 10 (ton. Moxen)
GG 8, 10, 19, B 18, 23 (Moxen)
Sanfte Hautreizung der Nacken- und Schulterpartie, da hier meist Muskelverspannungen bestehen.

Akute Gastritis

Schmerz oder Druckgefühl im Oberbauch, Übelkeit, Erbrechen, Kopfschmerz, Schwindel, Erschöpfung:
Zunächst Tonisierung der Punkte Dü 5 und M 41, dann schmerzloses Einführen der Nadeln flach unter die Haut an KG 13, M 21 und K 6.

Während die Nadeln dort noch liegen bleiben, dispergiert man M 44, G 43 und 3E 6. Fühlt sich der Patient besser, dann zieht man alle Nadeln heraus und brennt auf den obengenannten Bauchpunkten sowie auf M 34 je 5 Moxen ab. Um Erbrechen herbeizuführen, läßt man warmes Salzwasser trinken, sticht in KG 13 die Nadel 1,3 Zoll tief senkrecht ein und bewegt diese solange auf und ab, bis es zum Erbrechen kommt.
Bei kolikartigen Bauchkrämpfen werden noch die Rückenpunkte B 17, 21, 22, 45 dispergiert.

Chronische Gastritis

Bei der hyperaziden Gastritis wird wohl am häufigsten das Symptomenbild Kleines Yang angetroffen, während die anazide Form meist das Krankheitsbild Großes Yin aufweist.

Typus Kleines Yang
Druck- und Völlegefühl im Epigastrium; Oberbauch vorgewölbt, gespannt und druckschmerzhaft; Sodbrennen, Übelkeit, Bauchschmerzen, Erbrechen; zeitweise Durchfall und Verstopfung; weißer oder gelblicher Zungenbelag:
KG 12 (13), Le 14, M 21 (10 Min., 5 Moxen); Le 3 (ton.), G 34 (disp.); B 17, 38 (5 Moxen), B 18 (ton.), B 19 (disp.)

Typus Großes Yin
Blasses Aussehen, Appetitlosigkeit, Stauungsgefühl im Oberbauch, Magenplätschern, Meteorismus, Aufstoßen, Erbrechen; Bauchdecke dünn, kraftlos, aufgetrieben oder brettartig gespannt; Zunge schlaff, feucht:
KG 12, M 21, KG 6 (20 Min., 15 Wärmemoxen)
KG 6 (ton.) KG 9 (10 Wärmemoxen)
Le 3, MP 4, 9 (ton., 20 Min.)
B 18, 20 (ton., 5 Moxen)

Spezielle Therapiepunkte

KG 10 (12), M 25, MP 4 (ton.), H 5 (ton.)	Aufstoßen
KG 6, K 6 (ton.), M 36 (disp., 5 Moxen) B 21 (disp.)	Erbrechen
G 24 (disp.)	nächtliches Erbrechen
KG 12, B 45 (44), M 34 (5 Moxen) M 36, 44 (disp.), G 38 (disp.), G 43 (disp.)	Magenkrampf
Le 14, KG 12, B 18, 20 (disp., 5 Moxen)	Singultus
KG 13 (12, 14), M 19, B 38 (17), (5 Moxen)	Sodbrennen

Ulcus ventriculi, duodeni

Es empfiehlt sich zur Verbesserung der Konstitutionslage auch in der schmerzfreien Zeit in monatlichen Abständen zu behandeln *(s. chron. Gastritis).*

▷ Im *akuten* Stadium wird 2–3mal in der Woche an nachstehenden Punkten behandelt:
KG 12 (14), M 21, Le 14 (subkutan, 10 Min., 5 Moxen) B 17 oder, je nach Druckempfindlichkeit, B 18, 19, 21, 45, M 34 (disp., 5 Moxen)
▷ Im Schmerzanfall werden der Reihe nach folgende Punkte genadelt und danach moxiert:
B 17, 22, 23 (starke Reizung durch Auf- und Abbewegen der Nadel), dann KG 14, 13, M 19, 21 (subkutan, mehrere Min. liegen lassen). Falls die Schmerzen nicht nachlassen, eine Minute lang dispergierende Nadelung je nach Druckschmerzhaftigkeit M 44, MP 8, M 34 (10 Moxen); beim Ulcus duodeni auch Dü 11, G 38, B 60. Nach Aufhören der Schmerzen an den genannten Bauchpunkten, besonders an den druckempfindlichsten, je 3 Moxen.

Hyperazidität

(s. a. Sodbrennen unter Chron. Gastritis)

KG 12, 14, Le 14, B 38, GG 8, B 17 (evtl., im Falle von Druckempfindlichkeit, Punkt zwischen GG 8 und B 17), MP 8, G 34 (leicht dispergierende Nadelung der schmerzhaftesten Punkte, anschließend je 5 Moxen)

▷ Cave M 36, da er oft zu Verschlimmerungen führt.

Akute Gastroenteritis (Brechdurchfall)

Die Behandlung ist ähnlich wie bei der akuten Gastritis. Sie beginnt an den Extremitäten, wo außer M 41 auch die Punkte Le 3 und MP 4 tonisiert werden. Anstatt M 44 zu dispergieren, kann man auch auf dem Gegenpunkt *(s. Abb. 149)* so viele Moxen abbrennen, bis ein Brennschmerz auftritt. In leichteren Fällen genügt oft das Abbrennen einer Moxa von Reiskorngröße auf G 25, B 25 und in den Hüftbeingrübchen. Bei Kindern 3 kleine Moxen auf GG 11.

Spezielle Therapiepunkte

	Brechdurchfall
Nabelmoxen	nach kalten Getränken oder Speisen
M 25, KG 4, 6 (10 Moxen)	mit Kälte der Extremitäten
B 54 (Blutlassen)	mit heftigen Krämpfen in der Nabelgegend
KG 21 (5 Moxen)	infolge nervöser Erregung

Chronische Diarrhö

Dem chronisch-rezidivierenden Durchfall liegt nach chinesisch-medizinischer Auffassung jeweils eine Leere der Yin-Organe Milz-Pankreas, Nieren, Lunge und Leber zugrunde. Demnach unterscheidet man bei ihm vier Grundtypen und ebensoviele Behandlungsweisen.

Typus Milz-Pankreas
Unverträglichkeit von Speisen, Völlegefühl und aufgetriebener Leib, wäßrige Diarrhö mit unverdauten Speiseresten; Schweregefühl in den Beinen, Darmkollern:
KG 6, 12, M 25, 27 (ton., 3 Wärmemoxen)
MP 4, 9 (ton., 3 Moxen)
B 20 (ton., 3 Moxen), B 32 (5 Moxen), Di 11, M 36 (ton., 3 Moxen)

Typus Nieren
Schmerzen und Kälte im Unterbauch und in der Leistengegend, Unterbauch gespannt und druckempfindlich, kalte Füße, Durchfall mit gurrenden Darmgeräuschen:
KG 4, 12, N 15 (ton., 5 Wärmemoxen); N 3, 10, Lu 5, Di 10 (3 Moxen); B 23, 25, 47 (3 Moxen), B 32 (5 Moxen).
An Indurationsstellen der Schulter und des Rükkens leichte Hautreizung.

Typus Lungen
Diarrhö mit Bauchschmerzen, die nach dem Stuhlgang nachlassen, Abgang von weißem oder gelbem Schleim, Neigung zu Blähungen:
KG 12, Le 13, M 27 rechts (ton., 5 Moxen)
Lu 6 (5 Moxen), 9, MP 3, 9 (ton.)
B 13, 20, 25 (3 Moxen), B 32 (5 Moxen)

Typus Leber
Spannung und Schmerzen in der oberen und seitlichen Bauchregion; druckschmerzhafte Spannung an der Außenseite des Ober- und Unterschenkels; seelische Depression:
Le 3, 8 (ton.), Le 12, 14, KG 3
B 17, 18, 23 (ton., 3 Moxen), B 32 (5 Moxen)
M 34 (5 Moxen)
G 34, 38 (disp.)
An Indurationsstellen im Nacken- und Schulterbereich sowie im oberen Verlauf des Gallenblasen-Meridians leichte Hautreizung.

Spezielle Therapiepunkte

	Durchfall
M 25, MP 6, KG 6 (ton.)	mit Bauchauftreibung
GG 19 (ton.), GG 4 (Moxen), KG 12 (ton.), KG 6 (ton.) KG 4 (ton.), Di 10 (in Kombination mit GG 19, ton., 3–4 Min., Moxen), N 7 (ton.)	mit Blut
3E 6 (disp.), N 3 (ton., 3 Moxen), 3E 18 (5 Moxen)	mit Erbrechen
M 25	nach Erkältung
MP 9, N 3 (3 Moxen), B 33 (5 Moxen), Le 3 (ton., 3 Moxen), M 21 (disp.)	sofort nach dem Essen
KG 12, M 25, 27	mehr als 2 Stunden nach dem Essen
B 60 (5 Moxen)	frühmorgens
B 23 (5 Moxen)	durch Kälte
Di 11 (5 Moxen), M 36 (5 Moxen), KG 11 (5 Moxen)	bei Kindern
N 7 (ton.)	mit Tenesmus
M 25 (5 Moxen)	nach Trinken
B 22 (3 Moxen)	mit Übelkeit
Nabelmoxen, KG 4 (5–10 Moxen)	mit unwillkürlichem Stuhlabgang
	abwechselnd:
KG 6, 9, M 34 (3–5 Moxen)	mit wäßriger Diarrhö
H 7, M 34 (3–5 Moxen)	mit Verstopfung

Erbrechen

Beim habituellen Erbrechen handelt es sich meist um das Vorliegen einer der nachstehenden Krankheitstypen.

Typus Kleines Yang
Galliges Erbrechen, Schwindel, Rötung der Augen. Leber-Galle-Puls hart, gespannt:
KG 13 (subkutan), Dü 4 (disp.), G 24, 38 (disp., 5 Moxen); MP 8 (ton., 3 Moxen)

Typus Kleines Yin
Übelkeit, Schwächegefühl, Ohnmachtsneigung, Frösteln, kalte Extremitäten: N 3, 6, KG 6, 14, H 5 (ton., Wärmemoxen)
B 15, 23 (ton., Moxen)

Typus Großes Yin
Druck- und Stauungsgefühl in der Magengegend. Speisen vom Vormittag werden abends erbrochen:
MP 4 (ton., Moxen), KG 15 (1,5 Zoll tief schräg nach oben, 1 Min. disp.), K 6 (1 Min. disp.), B 20 (ton., Moxen)

Typus Leeres Yin
Herzklopfen, Beklemmungsgefühl im Epigastrium und Thorax mit Unruhe und Angst, schneller Puls, Kopfkongestion:
KG 12, 14 (ton.), K 7, H 7, Lu 9 (ton.)

Spezielle Therapiepunkte

	Erbrechen
G 21 (3 Moxen), B 17 (disp., 3 Moxen)	gleich nach dem Essen
Dü 3 (9 Moxen)	des Frühstücks am späten Vormittag
Dü 3 (9 Moxen)	des Mittagessens am Abend
Le 13 (Moxen) KG 12 (ton., Moxen) B 17 (10 Moxen)	der Speisen vom Tage vorher
KG 16, 17, GG 11, B 21 (1 Moxa)	der Milch bei Kleinkindern
Le 3, 13, G 37	mit Druckgefühl und Schmerzen in der Brust
GG 21 (3–7 Moxen)	mit Übelkeit (M. Ménière, Alkoholabusus, Reisekrankheit)
GG 21 (3–7 Moxen)	mit Schwindel
GG 21 (3–7 Moxen)	mit Kopfschmerz
H 7, Dü 7 (ton.)	mit Herzklopfen
KG 4 (3 Moxen), KG 12 (ton.), M 25 (5 Moxen), MP 4 (3 Moxen), MP 6 (15 Moxen), Di 4 (ton.), M 34 (5 Moxen), M 44 (disp.)	mit Durchfall
B 17, N 21, GG 3 (ton.)	mit Speichelfluß
MP 1, 4 (ton.)	mit Erschöpfung
3E 19 (1 kleine Moxa)	bei Kindern
3E 4, KG 12, MP 4, 9, B 20, 23 (ton.!) evtl. auch GG 11, 21, B 17 (5 Moxen)	in der Schwangerschaft

Meteorismus

Die wichtigsten Therapiepunkte liegen auf dem Milz-Pankreas- und Nieren-Meridian. Die des ersteren Meridians kommen in Frage, wenn es sich um eine Gasansammlung im Magen-Darm-Bereich handelt, die des letzteren, wenn nur ein Gefühl der Auftreibung besteht. Bei der Nieren-Form sind wohl mehr nervöse Faktoren im Spiel als bei der Milz-Pankreas-Form, bei der Verdauungsstörungen im Vordergrund stehen. Praktisch lassen sich die beiden Arten aber nur schwer trennen, da sie meist miteinander verquickt sind.
MP 3 (ton., 3 Moxen) N 7 (0,5 ton.); KG 4, 6, 12, M 25, B 20, 23 (ton., 5 Moxen)

Ileus

Falls nicht eine sofortige Klinikeinweisung notwendig erscheint, kann ein Versuch mit nachfolgender Therapie, die sich oftmals bewährt hat, gemacht werden.

Spastischer Ileus
Zunächst setzt man eine Nadel ½ Zoll tief und flach in MP 6, die dort 2 Min. lang verbleibt. Dann Einführen von 4–5 Nadeln 1,3 Zoll tief senkrecht in die Schmerzzone und leicht dispergieren. Schließlich je 40 Sek. lang folgende Punkte dispergieren:
KG 12, M 25, 27, MP 4

Paralytischer Ileus
Di 11, 3E 4, KG 6, 12, M 25, 36, B 20, 23
An allen Punkten je 1 Min. lang tonisieren und je 5 Moxen abbrennen.

Spezielle Therapiepunkte bei Meteorismus

KG 14 (Nadel 1 Zoll nach oben unter dem Schwertfortsatz leicht disp.) KG 6 (disp., 7 Moxen)	Auftreibung des Magens 1–2 Stunden nach dem Essen mit Beklemmung, Schweratmigkeit und Herzschmerzen
KG 12, Le 13 (ton., 5 Moxen), 3E 6, G 39 (disp.)	Seitenstechen
N 17 (disp.)	schneidende Bauchschmerzen
MP 2, N 10, M 36 (ton.)	Oberbauchauftreibung
MP 4 (ton., Moxen), Le 14 (disp., Moxen), G 41 (disp.)	Seitenbauchauftreibung
B 25, 27 (disp.), Le 3 (ton.), Le 5 (5 Moxen), N 10 (ton., 3 Moxen); KG 3 (disp., 3 Moxen)	Unterbauchauftreibung

Chronische Obstipation

Die Akupunkturbehandlung hat nur dann Aussicht auf Erfolg, wenn die Abführmittel radikal abgesetzt werden. Bis sie zur Auswirkung kommt, was gewöhnlich erst nach mehreren Behandlungen der Fall ist, müssen andere Maßnahmen versucht werden, wie Trinken von Sauerkrautsaft, Obstessig oder lauwarmes Wasser vor dem Frühstück, sowie eine Umstellung auf eine obst- und gemüsereiche Kost. Notfalls können auch Einläufe vorgenommen werden. Die Unterscheidung einer atonischen und spastischen Obstipation ist weniger für die Wahl der Therapiepunkte als für die jeweils anzuwendende Nadeltechnik von Bedeutung. Die sogenannten Obstipationspunkte sind, mit Ausnahme von H 7, der nur für die atonische Obstipation in Frage kommt, für beide Verstopfungsarten diesselben.

▷ Voraussetzung für die volle Wirksamkeit der lokalen Maßnahmen ist jedoch die vegetative Gesamtumstimmung durch eine Ganzheitstherapie nach konstitutionellen Gesichtspunkten.

Typus Helles Yang
Bauchdecke hart, vorgewölbt und druckempfindlich, Schmerz- und Völlegefühl im Bauch, Besserung der Beschwerden nach dem Stuhlgang; vergeblicher Stuhldrang; rote Gesichtsfarbe; Vorliebe für kalte Getränke:
KG 12, M 25, 27, Di 11, M 36 (disp.), B 25, 46 (disp.), Obstipationspunkt nach *Kinoshita*

Typus Nieren
Die Unterbauchmuskulatur ist atonisch, Kälte in der Lumbosakralregion und den unteren Extremitäten, allgemeine Schwäche, innere Unruhe; atonische Obstipation:
N 3, 6 (ton., 3 Moxen), KG 4 (20 Min.); MP 14 (ton.), Nabelmoxen; B 23 (ton.), 5 Wärmemoxen; H 7 (3 Moxen)

Typus Milz-Pankreas
Appetitlosigkeit, Blähbauch, rasche Ermüdung nach körperlicher und geistiger Arbeit, Schwere- und Müdigkeitsgefühl in den Beinen, blasse Gesichtsfarbe:
MP 4, 8 (ton., 3 Moxen); KG 6, 12 (ton., 3 bis 5 Moxen); M 25, MP 14 (ton.); B 20, 21 (ton., 3 Moxen)

Spezielle Therapiepunkte

Obstipationspunkt nach *Kinoshita*	Lage: Oberrand des Darmbeins in Höhe von B 25, auf der linken Seite. In Bauchlage wird eine 3 Zoll lange Nadel in Richtung After 3–4 cm tief eingestochen und etwa eine Minute lang hin und her gedreht. Dieser Punkt ist indiziert bei der spastischen Obstipation.
Obstipationspunkt nach *Yanagiya*	Lage: Am linken Unterbauch 3 Zoll unterhalb und 1 Zoll außerhalb vom Nabel. Bei der atonischen Obstipation wird während der Ausatmung des Patienten eine Japannadel Nr. 3, 1,6 Zoll, senkrecht bis ans Peritoneum schmerzlos eingeführt und 1 Min. lang mit dem Daumennagel in leichte Schwingungen versetzt. Die Nadel wird dann langsam herausgezogen. Bei der spastischen Obstipation wird die Nadel beim Einatmen eingeführt und 1 Min. lang ein wenig auf- und abwärts bewegt. Es erfolgt, wenn sie richtig sitzt, eine Ausstrahlung zum After. Das Herausziehen geschieht während der Ausatmung.
Weiterer Obstipationspunkt	Lage: Auf der linken Bauchseite in der Mitte zwischen Nabel und dem Unterrand der Spina iliaca anterior superior. Er eignet sich für die atonische wie für die spastische Obstipation. Dasselbe Verfahren wie beim Obstipationspunkt nach *Yanagiya.* MP 14 links, 1,3 Zoll unterhalb der Nabelhöhe und 3,5 Zoll lateral der Medianlinie. Er wird ebenfalls für beide Obstipationsformen verwendet.
KG 12	Hier findet sich besonders bei der spastischen Obstipation eine knotenförmige Verhärtung. In diese führt man eine Feuernadel 0,5–1 Zoll tief ein und brennt darauf 3 Moxafüllungen ab. Vorsicht bei dünnen Bauchdecken, wenn sich die Nadel beim Atmen bewegt!
H 7 nach *Savada*	Lage: Am äußeren Ende der Handgelenksfalte, lateral der Sehne des M. flexor carpi radialis, also zwischen dem Herz- und Dünndarm-Meridian. Er ist indiziert bei atonischer Obstipation. Tonisierende Nadeltechnik oder 3 Moxen von Reiskorngröße.
MP 4	Man läßt den Patienten eine halbe Stunde vor der Behandlung ein Glas kaltes Wasser trinken. Die Nadel wird 0,1 Zoll tief flach unter die Haut geführt und 1 Min. lang etwas gedreht, ohne daß dabei stärkere Schmerzen auftreten.

Appendizitis

Auf jedem der nachstehenden Punkte brennt man der Reihe nach fünf bis zehn reiskorngroße Moxen ab:
B 23 rechts, B 25 rechts, M 34 rechts.

Daraufhin läßt der Schmerz in der Regel nach und die Entzündungserscheinungen kommen zum Abklingen. Es wird dann eine Woche lang nachbehandelt durch tägliche dispergierende

Nadelungen und Abbrennen von je 5 reiskorngroßen Moxen an den genannten Punkten.
In Japan (Toyama-Distrikt) ist als Volkstherapie das Abbrennen von mehreren Moxen am 3E 9 üblich.
Manche Autoren empfehlen 30 Moxen auf der linken Bauchseite in der Mitte zwischen Nabel und Spina iliaca ant. sup.

▷ Bei der akuten Appendizitis sind lokale Akupunkturmaßnahmen streng untersagt.
▷ Die Akupunkturbehandlung kommt selbstverständlich nur dann in Betracht, wenn keine Möglichkeit oder Dringlichkeit für eine Operation vorliegt.

Spezielle Therapiepunkte

Appendizitispunkt nach *Niels Krack*	Lage: Er liegt 2 Zoll unterhalb M 36, etwas mehr zur Tibiakante hin, er erscheint bei der Appendizitis als ein druckschmerzhaftes Knötchen. In dieses wird eine starke Nadel eingestochen, die 20–30 Min. liegen bleibt.

Akute Hepatitis

Ihrer Symptomatik nach gehört sie zum Krankheitstypus Großes Yin. Im Anfangsstadium treten außerdem noch Magen-Fülle-Symptome auf (Schmerzen, Druck in der Magengegend usw.), so daß dann neben der für die Hepatitis-Behandlung notwendigen Tonisierung des Milz-Pankreas-Meridians auch das Dispergieren von Magen-Punkten (M 36, M 44, B 21) in Frage kommt.

Typus Großes Yin
Appetitlosigkeit, Übelkeit, Erbrechen, Allgemeine Erschöpfung, Kraftlosigkeit der Extremitäten, Schlaflosigkeit, Hautjucken, dunkler Harn:
MP 4, Le 3, N 2 (ton., 20 Min.)
KG 12, 6, Le 13, M 25 (flach, 20 Min.)
B 20, 19, 18 (ton., 5 Moxen)
Di 10 (0,5 disp.), M 36 (disp.)
In leichten Fällen kann eine einmalige Nadelung von Le 3 und B 20 eine rasche Heilung bewirken.

Chronische Hepatopathie

In nicht weit fortgeschrittenen Fällen werden nachweisbar günstige Behandlungsresultate erreicht:
KG 12, 14, M 19, 21, 24, MP 3, 4, 6, G 34, Le 3, 8, 14, B 15, 17, 18, 20, 23 (ton., 3 Moxen)

Cholezystitis

Im allgemeinen liegt das Krankheitsbild Leber-Leere-Gallenblase-Fülle vor. Infolgedessen sind die in Frage kommenden Punkte des Leber-Meridians zu tonisieren und die des Gallenblase-Meridians zu dispergieren:
N 3 (6), KG 3, 4, B 23, Le 3, 8, 14, KG 3 (ton.), G 34, 38, 41 (disp.), B 17, 19 (disp.)
B 18 (ton.)
Bei der chronischen Cholezystistis besteht oft auch noch eine Nieren-Leere, so daß dann als weitere Therapiepunkte hinzukommen:
N 7, 10, KG 5, B 23, 47 (ton.)

Spezielle Therapiepunkte

Dü 4, 8 (disp.). Die beiden Punkte wirken spasmolytisch auf den Sphincter Oddi	Vergrößerung der Gallenblase
MP 4, 6, Le 3 (ton.)	Atonie der Gallenblase

Cholelithiasis

Im Kolikanfall

Blutlassen aus MP 1 bringt sofortige Erleichterung. Dann Dispergierung folgender Punkte auf der rechten Rückenseite:
B 17, 18, 19, 45 und H 3 beiderseits.

Intervallbehandlung

Le 3, KG 3, 12 (ton.), M 19 re, 21 re, Le 14 re (disp., 5 Moxen)
3E 9, G 34, 41, B 19 re, 22 re, 45 re (disp., 5 Moxen)

Frauenkrankheiten

Die Akupunkturtherapie erweist sich als sehr nützlich bei allen gynäkologischen Erkrankungen, die einer konservativen Behandlung zugänglich sind. Ihre Heilwirkung beruht einerseits auf einer Verbesserung der Durchblutung und andererseits auf ihrem normalisierenden Effekt auf die Funktionen der Genitalorgane.
Im akuten Krankheitsfall handelt es sich meist um das Vorliegen einer Leber-Fülle, in chronischen Fällen um eine Leber-Leere. Die wichtigsten Therapiepunkte liegen auf dem Leber-Meridian. In den alten Schriften heißt es: »Der Leber-Meridian umgibt die Geschlechtsorgane«. Bei chronischen Genitalerkrankungen ist die Leber-Leere häufig mit einer Nieren- und Herz-Leere vergesellschaftet. Für den ersteren Krankheitstypus ist die depressive Stimmungslage, für die letzteren die Ängstlichkeit und Schreckhaftigkeit charakteristisch.

Endometritis

Meist liegt eine Leber-Leere zugrunde, die oft mit einer Gallenblase-Fülle verbunden ist. Daher in erster Linie Tonisierung des Leber-Meridians über die Punkte Le 3, 5, B 18 (Zustimmungspunkt der Leber) und Dispergierung der Gallenblasenpunkte 26, 34 mit Nadeln und je 5 Moxen von Reiskorngröße. Ferner empfiehlt sich eine Tonisierung der Nierenpunkte N 6, 9 und B 23 (Zustimmungspunkt der Nieren).

Spezielle Therapiepunkte

MP 6 (disp.)	Sehr wichtiger Therapiepunkt für alle gynäkologischen Erkrankungen, insbesondere bei akuten Erscheinungen und zur Ableitung einer venösen Stauung im kleinen Becken
MP 10 (disp., 3–5 Moxen)	
KG 3, N 13, M 27 (2 bis 3 cm, 10 Sek.)	
B 28 (disp.)	
B 32 (1–3 cm, 30 Min.)	
B 47 (wenn druckempfindlich, disp.)	sehr wichtiger Therapiepunkt für alle Erkrankungen der Urogenitalorgane

Amenorrhö

Das Ausbleiben der Menses beruht nach östlicher Auffassung auf einer Störung des
- Nieren-Meridians nach Kälteeinwirkung, Angst oder Schreck
- Lungen-Meridians durch Kummer und Sorgen
- Leber-Meridians auf Grund einer seelischen Depression
- Milz-Pankreas-Meridians infolge einer körperlichen oder geistigen Überanstrengung

Die Grundbehandlung besteht demnach in der Tonisierung dieser Meridiane an den Punkten: Le 3, MP 6, KG 3, 6, 12, M 28, G 26, B 23, 32 (ton., Moxen)

Hypomenorrhö, Oligomenorrhö

Als Ursache wird eine Yin-Leere angenommen, oder, anders ausgedrückt, eine Kälte im unteren Körperabschnitt. Aufgabe der Therapie ist deshalb die Erwärmung, d. h. die Tonisierung der Unterbauchorgane:
Le 3, 8, MP 6, N 7, KG 3, 5, M 28 (ton., 30 bis 60 Min., Wärmemoxen, Nabelmoxen!)

Hypermenorrhö, Menorrhagie

Bei einer verlängerten und zu starken Regelblutung handelt es sich in der Regel um eine »Nieren-Leere« und »Leber-Leere«. Es sind also

nur tonisierende Maßnahmen erlaubt, und zwar vorzugsweise an den Punkten dieser Meridiane:
N 3, 7, Le 3, 8, KG 3, 5 (ton., 3 Moxen), B 18, 23, (ton., 3 Moxen)
Le 1 (3 Fadenmoxen)
G 34! (5 Moxen).

Dysmenorrhö

Für die allgemeine Therapie kommen nachfolgende Punkte in Frage:
MP 6 (zur Spasmolyse des Zervixmuskels, Förderung des Blutabflusses aus dem kleinen Bekken, disp., 3 Moxen)
KG 3 (bei Erschlaffung der unteren Bauchwand ton. 30 Min.; bei erhöhter Bauchdeckenspannung disp. bis zum Auftreten eines Ausstrahlungsgefühls nach dem Uterus, anschließend mehrere Wärmemoxen)
Lendengrübchen (Spina iliaca post. sup.) (Nadel so tief wie möglich einführen, einige Minuten lang belassen, 5 Moxen)
B 32 zur Verbesserung der Durchblutung und Entspannung der Uterusmuskulatur (2 cm, 1 Min., 3–5 Moxen)
B 27 (disp., 3 Moxen)
M 36 zur allgemeinen vegetativen Dämpfung (1–2 cm, 10 Sek.)
Dü 14 (disp.)

Spezialpunkt für die Schmerzbeseitigung

Dysmenorrhö-Punkt	Er ist gewöhnlich auch in der schmerzfreien Zeit druckempfindlich. Lage: In der Mitte zwischen B 47 und B 25. Eine etwa 6 cm lange Nadel wird von diesem Punkt aus in Richtung Uterus 2–3 cm tief eingeführt und solange hin- und hergedreht, bis nach dort ein Ausstrahlungsgefühl auftritt. Man behandelt zunächst auf der Seite, wo der Druckschmerz am größten ist. Gegebenenfalls muß auch auf der anderen Seite dispergiert werden.

Menostase

N 4 (bei Unterleibschmerzen 5 Moxen), MP 6 (ton., 3 Moxen)
MP 10 (tiefer Einstich, Schmerzausstrahlung nach dem Knie!)
Di 4 (disp.), M 30 (7 Moxen), M 36 (2 cm, ton., 7 Moxen)

Fluor

Als konstitutionelle Ursache für den *weißlichen,* den nicht oder wenig entzündlichen Fluor liegt am häufigsten eine Nieren-Leere vor mit den charakteristischen Symptomen körperliche und seelische Erschöpfung, Kreislauflabilität, dunkle Augenränder, blasse Gesichtsfarbe, Kreuzschmerzen.
Die wichtigsten Therapiepunkte sind in diesem Falle:
G 26, 27, B 27, G 34 (5 Moxen), MP 6, Le 5 (5 Moxen), KG 3, N 13, B 23, 32 (ton.).
Entzündlicher Fluor, von *gelb-rötlicher* Farbe, übelriechend und wundmachend, wird häufig bei einer Leber-Fülle angetroffen und erfordert deshalb in erster Linie eine Sedierung des Leber-Meridians an den hierbei druckschmerzhaften Punkten Le 2, 3, 8. Außerdem kommen noch die erstgenannten Therapiepunkte in Frage, die ebenfalls dispergiert werden müssen.

Adnexitis

Dieselbe Behandlung wie bei Endometritis. Hinzu kommt noch B 31 (disp., 3–5 Moxen). Dieser Punkt ist bei Adnexitis fast immer druckschmerzhaft und wurde zuerst von *Onodera* als ein differentialdiagnostisch bedeutsamer Schmerzpunkt für entzündliche Adnexerkrankungen beschrieben.

Sterilität

Bei der funktionellen, also nicht auf anatomischen Veränderungen beruhenden Sterilität sollte auch in scheinbar aussichtslosen Fällen ein Versuch mit der Akupunkturbehandlung unternommen werden, da sie nicht selten, auch wenn eine Kinderlosigkeit seit zehn oder mehr Jahren besteht, noch zum Erfolg führt. Es sind mindestens zehn Behandlungen in Abständen von ein bis zwei Tagen in der für eine Konzeption günstigen Zeit erforderlich.
Le 3, 8, MP 6 (ton., 3 Moxen), N 13
Spezialpunkt (außerhalb d. Merid.) 3,3 Zoll seitlich von KG 4 (2-3 cm, 30 Min., 5 Moxen)
Je nach Konstitutionslage können selbstverständlich auch noch Punkte anderer Meridiane in Frage kommen.

Hyperemesis gravidarum

M 9 (Einstich bis zum Glomus caroticum, 3 bis 10 Min.), MP 4 (ton.), KG 14 (tief, ton., 5 Moxen).

Habitueller Abort

Häufigste konstitutionelle Ursachen sind eine Leber- und Nieren-Leere. Le 3, N 7, MP 6 (jap. Nadel Nr. 2 oder 3, ton.!, 30 Min.)
Di 4 (disp. Nadel 1mal rasch einführen und sofort wieder ausziehen)
Nabelmoxen!, N 13, M 28 (5 Wärmemoxen)

▷ Bei drohendem Abort muß die Behandlung täglich, sonst in wöchentlichen Abständen durchgeführt werden.

Geburtsstörungen

Geburtsschmerzen

Zur Linderung bewährt sich das Einstechen einer chinesischen Nadel in den Punkt MP 6. Sie wird während des Geburtsaktes in rascher Folge nach links und rechts gedreht.
In derselben Weise kann auch an einem Druckschmerzpunkt im Lumbosakral-Bereich verfahren werden.

Vorzeitige und zu starke Wehen

Di 4 (disp.!), MP 6 (ton.!) zur Dämpfung der Wehentätigkeit und Erweiterung der Zervix.
KG 4 (flach subkutan, starke Dispergierung durch Drehen der Nadel), G 21 (disp.), M 36 (ton., 3 Moxen).

Wehenschwäche

Di 4 (ton.!, 3 kleine Moxen), MP 6 (disp.!), B 67 (3 Moxen), KG 4 (2-3 cm, ton.!).

Plazentarretention

Di 4 (ton.), MP 6 (disp.), B 60 (disp.), KG 3 (ton.)

Nachblutungen

Di 4 (ton., 3 kleine Moxen), MP 6, G 21, 23 (disp.)

Hypogalaktie

Als konstitutionelle Ursache liegt meist eine Leber-Leere vor, so daß hauptsächlich eine Tonisierung der Leber-Meridian-Punkte in Frage kommt.

Spezielle Therapiepunkte

Dü 1, 2, H 1, 7 (ton.), Le 14, KG 17 (3-5 Moxen)

Hypergalaktie

Bei überreichlicher Milchsekretion und Stauungsbeschwerden besteht eine Gallenblase-Fülle, die eine Sedierung der Gallenblasenpunkte, insbesondere G 41, 42 verlangt.

Spezielle Therapiepunkte

B 38 (Blutlassen), B 44, 45, 46 (disp.)

Mastitis

Dieselbe Behandlung wie bei Hypergalaktie, außerdem MP 6, Di 10 (disp., 5 Moxen). Hautnadeln an den druckschmerzhaften Stellen der Brust.

Pruritus vulvae

Häufigste Ursache ist eine Leber-Fülle und Lungen-Leere.
Lu 9, 5, B 13 (ton., 3 Moxen), Le 2 (disp.), Le 5 (disp., 10 Moxen), B 10, G 20 (disp.!), B 34 (3–4 cm tief einstechen und mehrmals auf- und abbewegen), KG 1 (jap. Nadel 1–2 cm, 10 Min., 3–5 kleine Moxen oder Wärmemoxen)

Descensus uteri

In nicht allzu schweren Fällen können Lageveränderungen der Gebärmutter durch wiederholte Behandlungen weitgehend normalisiert werden, zumindest aber läßt sich das Senkungsgefühl beseitigen. Nach chinesischer Meinung handelt es sich hier um eine Leere des unteren Erwärmers.
3E 4 (3–5 Moxen), von *Savada* empfohlen zur Kräftigung der Unterleibsorgane.
KG 4, N 12, M 28 (nach Bestimmung ihrer genauen Lage durch sorgfältige Palpation werden jap. Nadeln Nr. 3, 2–3 cm tief schräg nach unten in Richtung Uterus eingeführt und solange belassen, bis der Patient sie als unangenehm empfindet).
KG 12 (3–5 Moxen), MP 6, 10 (ton., 5 kleine Moxen)
B 31, 32 (2–3 cm, 3 Min.). Bei richtiger Lage der Nadeln verspürt der Patient ein Wärmegefühl im Unterleib.

Erkrankungen der Urogenitalorgane

Zystitis

Bei der chronischen Zystitis, die für die Akupunkturtherapie hauptsächlich in Frage kommt, liegt meist eine Nieren- und Leber-Leere vor.

Nieren-Leere
Charakteristisch für die Nieren-Leere ist bekanntlich die Kälte in der Lenden- und Kreuzbeingegend, ein Kältegefühl im Unterbauch, Kälte der unteren Extremitäten und die allgemeine Leistungsschwäche. In diesem Falle sind folgende Therapiepunkte angezeigt:
N 6, 7, 10 (ton.), KG 4, 6; M 38 (jap. Nadeln 1 bis 2 cm, 30 Min.), B 23 (ton.)

Leber-Leere
Die Leber-Leere ist hierbei besonders gekennzeichnet durch eine Druckempfindlichkeit der Inguinalgegend, besonders links, und eine Hypofunktion der Genitalorgane. Folgende Therapiepunkte sind angezeigt:
Le 2, 8 (ton.), KG 3, M 28 (jap. Nadeln 1–2 cm, 30 Min.).

Leber-Fülle-(Oketsu-Fülle-)Konstitution
Nicht selten liegt auch eine Leber-Fülle- bzw. eine Oketsu-Fülle-Konstitution vor. Man dispergiert in diesem Falle je nach Druckempfindlichkeit die Punkte
Le 2, 3, 8, 10, MP 6, 10, KG 3, M 29 (2–3 cm, 10 Sek.)
B 27, 28
Es empfiehlt sich außerdem blutiges Schröpfen an der druckschmerzhaften Stelle am oberen äußeren Kreuzbeinrand.
Therapiepunkte sind:
Sakralpunkte B 32, 33. Jap. Nadeln 1,6 Zoll werden möglichst in ganzer Länge eingeführt und bleiben 30 Min. lang stecken.

Spezielle Therapiepunkte

MP 6, Le 2 (disp.), KG 3, N 12 (1–3 cm, 10 Sek.), B 45, 50 (disp.)	schmerzhafte Miktion

Pollakisurie

KG 3, M 28, 29, B 32 (je nach Konstitutionslage ton. oder disp.).

Ischurie

KG 3 (jap. Nadel 3 cm tief in Richtung Blase, 30 Min.), B 50, 53 (tief, 30 Min.), N 1 (7 oder mehr Moxen)
Bei Sphinkterspasmus hilft in einem hartnäckigen Fall auch die Nadelung von KG 1 (zwischen Anus und Skrotum, 2–3 cm tief, Nadel längere Zeit liegen lassen). Zur Vorbeugung Nabelmoxen!

Hämaturie

N 7 (ton.), Lu 6 (disp.), nach japanischen Autoren eine sehr bewährte Kombination bei allen Blutungen.

Urethritis

Die Therapie ist die gleiche wie bei Zystitis.
Ein Spezialpunkt ist N 12 bzw. N 13. Durch sorgfältige Palpation muß die genaue Lage des Punktes ermittelt werden; er ist als eine grübchenförmige Vertiefung fühlbar. Man führt beiderseits eine Japannadel 1,6 Zoll schräg nach unten so tief ein, bis ein Ausstrahlungsgefühl in die Urethra auftritt. Man läßt die Nadel so lange liegen, bis der Kranke sie als unangenehm empfindet.

Pyelitis

Bei der chronisch-rezidivierenden Pyelitis handelt es sich meist um eine Nieren-Leere in Verbindung mit Blasen-Fülle:
N 6, 7, KG 4, B 23 (ton.), B 28, 54, 65 (disp.)
An Indurationsstellen der Schulter-, Rücken- und Lumbalregion mäßige Dispergierung.

Nephrolithiasis

Bei den nachstehenden Punkten an den Extremitäten kommt eine stark sedierende Nadeltechnik zur Anwendung. An den Bauch- und Rückenpunkten genügt eine leichte Dispergierung. In Frage kommen in erster Linie solche Punkte, die am meisten druckempfindlich sind oder an denen ein erhöhte Gewebsspannung festgestellt wird:
N 3, 6, 10, Di 10, M 24, 28, B 22, 23, 47, G 25, 26 (disp.)

Enuresis

Die rein funktionelle Enuresis beruht meist auf einer Leere von Nieren-Blase, Herz-Dünndarm, der Leber und zuweilen auch der Lunge. Bei Kindern im Vorschulalter verwendet man nur die Drucknadel, bei älteren, nicht sehr ängstlichen Kindern, Japannadeln Nr. 2 bis 3 und dazu Wärmemoxen. Sobald eine Besserung eintritt, darf nicht weiter behandelt werden, weil dann erfahrungsgemäß wieder ein Rückfall eintritt.
Le 2, 3, N 7, H 5, 7, Lu 9 (ton.), KG 4, B 23, 27, 31 (ton., Wärmemoxen)

Prostatitis

Gleiche Behandlung wie bei Zystitis.
In der Regel ist bei stärkeren Beschwerden der Punkt MP 6 als sehr druckschmerzhaftes Knötchen tastbar. Dieser sollte dann als erster dispergiert werden. Wird der Punkt richtig getroffen, empfindet der Patient eine Schmerzausstrahlung bis zur Prostata. Wenn danach, wie dies fast immer der Fall ist, die Beschwerden schlagartig nachlassen, muß die Behandlung sofort abgebrochen werden. Nach einigen Tagen darf sie, auch wenn keine akuten Erscheinungen vorliegen, in regelmäßigen Abständen fortgesetzt werden.

Prostata-Hypertrophie

Meist liegt eine Leber-Fülle und eine Oketsu-Fülle vor.
Le 2, 3, 8, MP 6, 9, 10 (disp.), KG 3, M 29 (2–3 cm tief in Richtung Blase, 10 Sek.), B 31, 32, 33 (Nadeln in ganzer Länge in die Foramina sacralia I bis III einführen und 30 Min. belassen).
Oft findet man seitlich neben dem oberen und unteren Kreuzbeinrand druckschmerzhafte Gewebsverdichtungen, die ebenfalls dispergiert werden. Auch ein blutiges Schröpfen dieser Stellen verschafft dem Patienten sofort große Erleichterung und hat einen entscheidenden Einfluß auf die weitere Behandlung.

Impotenz

Im allgemeinen besteht eine Leber- und Nieren-Leere, nicht selten auch eine Herz-Leere. Diese Meridiane sind also zu tonisieren.
B 23, 32, 33 GG 3, 4 (ton., 30 Min., 3 Moxen)
B 26, 27 (wenn druckempfindlich 3 Moxen)

Erkrankungen des Bewegungsapparates

Zervikalsyndrom

(Zervikalneuralgie, Brachialneuralgie)

Art und Intensität der Beschwerden entsprechen durchaus nicht immer dem Schweregrad der pathologischen Veränderungen der Halswirbelsäule. Vielmehr wird das Krankheitsbild in hohem Maße auch durch konstitutionelle Faktoren, insbesondere von der psychischen Seite her mitbestimmt. Seelische Erregungszustände führen zu einer erhöhten Spannung der Hals- und Schultermuskulatur und damit zu einer Steigerung der Beschwerden. Es ist daher verständlich, daß örtliche Maßnahmen allein für eine wirksame Behandlung des Zervikalsyndroms oft nicht ausreichen.

▷ Im akuten Schmerzstadium sollte zur Vermeidung von Verschlimmerungen zunächst an den peripheren Punkten der Yin-Meridiane und an den entsprechenden Bauchpunkten tonisiert werden.

Darauf folgt eine nicht zu starke Sedierung schmerzhafter Stellen im Schulter- und Nackenbereich und der entsprechenden Yang-Meridianpunkte. Bei sehr empfindlichen Personen ist es ratsam, an besonders druckempfindlichen Punkten, vor allem an den Insertionsstellen der Hals- und Rückenmuskulatur am Okziput, Hautnadeln zu setzen und sie dort vier bis sechs Wochen lang zu belassen.
Nach Abklingen der akuten Reizerscheinungen empfiehlt sich blutiges Schröpfen oder Eröffnen von sichtbaren Kapillaren über knotenförmigen Verhärtungen der Muskulatur und des Bindegewebes in der Schulter- und oberen Rückenpartie, insbesondere auch am inneren Skapularrand.
Am Ende jeder Behandlung werden durch Betupfen der Haut mit der Spitze einer dünnen Japannadel Hautreizungen an der hinteren und seitlichen Halspartie sowie über Muskelspannungen in der Schulter- und der oberen Rückenregion ausgeübt.

Akute Nackensteifheit
Sie läßt sich rasch beseitigen durch starke Nadelreizung an den Punkten B 10, Di 4, 10, 3E 9, G 20, 38 und B 60.
Auch Blutlassen aus B 54 auf der Schmerzseite verschafft sofortige Erleichterung.
Anschließend Hautreizung mit der Nadelspitze an den schmerzhaften Hals- und Schulterpartien.

Subakute und chronische Nacken- und Schulterspannung
B 10, G 20, 21, GG 13 und ½ Zoll seitlich, B 11, 13, Dü 14, B 60, G 38
Blutlassen aus blauroten Kapillarektasien an der Außenseite der Unterschenkel im Verlauf des Gallenblasen-Meridians.

Typus Großes Yang
Schmerzhafte Spannung der Nacken- und Schultermuskeln mit Ausstrahlung zum Kopf bis zur Stirn, zum Schulterblatt und Oberarm bis zum Ellbogen; im Nacken- und Schulterbereich Kältegefühl; feuchte, kalte Hände, Unverträglichkeit von Kälte und Wind; Wärmeanwendungen bessern die Beschwerden:
KG 3, N 11, Dü 3, H 3, B 65 (ton., 20 Min.)
B 10, 11, 12, GG 13, Dü 14, G 20 (disp.)

Charakteristische Druckschmerzpunkte: Dü 4, Dü 5, Dü 8–14, H 3, B 58, N 11 (Symphyse)

Typus Kleines Yang
Schulter- und Nackenschmerzen mit Ausstrahlung nach den Ohren, in die Schläfen und in den Rücken; häufige Begleiterscheinungen: Kopfschmerz, Schwindel, Ohrensausen, Taubheit; seelische Gereiztheit:
KG 3, 3E 5, 3E 9, G 38, G 41 (disp.)
3E 15, G 21, B 11, B 12, GG 11, B 38 (39, 40) (disp., 3 Moxen)
An stark druckempfindlichen Punkten (G 20, 21, 3E 15) Dauernadeln

Charakteristische Druckschmerzpunkte: 3E 15, G 20, G 21, 3E 17, 3E 16, 3E 9, G 38

Typus Lungen-Leere
Schultersteifheit mit Schmerzen, die bis in die Supraklavikulargrube, in die Thoraxseiten und zum Schulterblatt ziehen; rechts vom Nabel Druckschmerzhaftigkeit, zuweilen fühlbare

Aortenpulsation; Neigung zu Affektionen der Atemwege; Stimmungslage: ernst, traurig, bekümmert:
KG 12, M 25, Lu 1, Lu 9, Di 11, M 36, MP 6, B 13 (ton., 20 Min.)
3E 15, B 11, B 12, B 38, B 10, G 20, Di 15 (disp., 3 Moxen)
In der Gegend des Sternocleido tonisierende Hautreizung.

Charakteristische Druckschmerzpunkte: Lu 1 oder Lu 2, M 12, Lu 5, Di 11, Di 15, B 38

Typus Nieren-Leere, Blasen-Fülle
Schulter- und Nackenmuskulatur hart gespannt; große körperliche Schwäche; fühlt sich morgens nicht ausgeruht, sondern eher müder als abends; untere Körperhälfte kalt, Kreuzschmerzen, dunkle Hautfarbe; Ängstlichkeit, Schreckhaftigkeit:
KG 14, KG 5, N 6 (7), N 10, H 3, Lu 5 (ton., 20–30 Min.)
B 23,, B 47 (5–10 Wärmemoxen)
3E 15, Dü 14, Dü 15, B 11–13, B 38 (disp., 3–5 Moxen)
B 10, G 20 (disp., Hautnadeln)
B 60 (disp., Nadel drehen)

Charakteristische Druckschmerzpunkte: KG 5, N 10, H 3, B 23

Periarthritis humeroscapularis

Sehr oft landen Patienten mit dieser Erkrankung schließlich beim Akupunkturarzt, weil sie bisher mit Wärmeanwendungen und Massagen falsch behandelt worden sind und ihr Zustand sich dadurch zunehmend verschlimmert hat. Bei allen entzündlichen Weichteilaffektionen, wie sie hier vorliegen und die auch der Name dieser Erkrankung zum Ausdruck bringt, sind derartige Maßnahmen und selbst warme Bäder im akuten Stadium streng kontraindiziert. Ebenso muß, solange noch Spontanschmerzen vorhanden sind, von jeder aktiven und passiven Bewegungstherapie abgesehen werden.
Bei starker Schmerzhaftigkeit bei geringer Bewegung und auf leichten Druck intrakutane Nadelung der Druckschmerzpunkte für die Dauer von 20–30 Min., anschließend je 3 kleine Moxen von ½ Reiskorngröße. Blutlassen aus den Terminalpunkten der entsprechenden Meridiane. Eröffnen von Kapillarektasien oder Schröpfen an druckschmerzhaften Indikationsstellen der oberen Schulter- und Rückenpartie.
Bei mäßigem Bewegungsschmerz und Druckempfindlichkeit bei tieferer Palpation dispergierende Nadelung der lokalen Schmerzpunkte durch tiefes Einstechen der Nadel für die Dauer von 5–10 Min. und anschließend je 3–5 Moxen. Tonisierung der betreffenden Meridiane an druckempfindlichen peripheren Punkten, sowie je 3–5 Moxen:
3E 5, 9, Dü 3, 5; Di 4, 10, 11; Lu 5, 7; G 38
Nach der Einstichmethode von *Yanagiya* sticht man bei Schmerzen, die an der Dorsalseite des Schultergelenks beim Bewegen des Armes nach vorn und oben auftreten, eine lange Nadel in Di 15 (vordere Mulde unterhalb des Akromion) horizontal in Richtung 3E 14 (hintere Mulde unterhalb des Akromion). Umgekehrt wird bei Schmerzen, die an der Vorderseite des Schultergelenkes bei der Armbewegung nach hinten auftreten, eine Nadel vom 3E 14 aus horizontal nach Di 15 eingeführt. Man kann aber auch bei Schmerzausstrahlung in den Oberarm von diesen beiden Stellen aus die Nadeln subkutan nach unten führen und sie dort einige Minuten lang belassen.
Bei Schmerzen an der Medialseite des Schultergelenks, die bei der Armbewegung nach hinten auftreten, empfiehlt sich auch das Anbringen von 3–5 Intrakutannadeln an druckschmerzhaften Stellen der lateralen Pektoralismuskulatur in Richtung Humeruskopf. Sie verbleiben dort mehrere Tage, in hartnäckigen Fällen auch zwei bis drei Wochen.

▷ Bei sehr schmerzhafter Bewegungseinschränkung im Schultergelenk und bei heftigen Schmerzzuständen in der Nacht finden sich meist am medialen Skapularrand und auf der Schulter stark druckempfindliche knotenförmige Infiltrationen. Blutiges Schröpfen an diesen Stellen bringt oft schlagartig eine große Erleichterung. Besteht dazu keine Möglichkeit, empfiehlt es sich, im akuten Schmerzstadium an besonders druckschmerzhaften Punkten am Schultergelenk Hautnadeln zu setzen und an den entsprechenden Stellen auf der gesunden Seite sedierend zu nadeln.

Charakteristische Druckschmerzpunkte. Sie werden am besten in der Weise bestimmt, daß der Patient in Sitzhaltung die Hand der erkrank-

ten Seite auf die gesunde Schulter auflegt. Man findet dann Druckschmerzpunkte am inneren Schulterblattrand (B 38–40), am Hinterrand des Deltamuskels, unterhalb und oberhalb der Spina scapulae (Dü 9–13), sowie in der Furche zwischen dem mittleren und hinteren Anteil des Deltamuskels (3E 12–14).
Bei seitlich erhobenem Oberarm tastet man die vordere Furche des Deltamuskels vom Akromion abwärts bis zum Muskelansatz ab und findet dort die Schmerzpunkte des Dickdarm-Meridians (Di 15, 14). Schließlich palpiert man medial vom Humeruskopf die laterale Partie des M. pectoralis und trifft dort auf Schmerzpunkte des Lungen- und Gallenblasen-Meridians (Lu 1, 2, G 23).

Ischialgie

Lokale Therapie

Wir unterscheiden in Übereinstimmung mit dem bedeutenden japanischen Akupunkturarzt *Kinoshita* 5 Formen der Ischialgie: eine hintere, vordere, seitliche, kombinierte und parästhetische Form.
Gemeinsame Therapiepunkte für alle fünf Ischiasformen sind:
B 23 beiderseits, B 25, Spina-Punkt, B 51 und äußerer B 56 auf der schmerzhaften Seite.
Die Nadeln werden so tief eingeführt, bis eine Ausstrahlung in den Ischiasnerv erfolgt. Sie bleiben 1–2 Min. lang liegen. An den Punkten, die am meisten druckempfindlich sind oder an denen nach der Nadelung ein unangenehmes Gefühl zurückbleibt, werden anschließend noch 5 Moxen abgebrannt.

Hintere Form. Der Schmerz zieht auf der Hinterseite des Beines abwärts. Sie erfordert in der Regel noch eine dispergierende Nadelung der Punkte B 54 und B 60.

Vordere Form. Der Schmerz strahlt in die Vorderseite des Beines aus. Sie wird zusätzlich zu den oben genannten 5 Punkten noch an M 36 und am oberen Glutäus-Punkt behandelt.

Äußere Form. Der Schmerz zieht an der Außenseite des Beines nach unten. Man verwendet noch die Punkte M 36, oberer Glutäus-Punkt, G 36 und N 7.

Kombinierte Form. Die Schmerzen breiten sich nach allen Seiten des Beines aus. Man behandelt mit Nadeln auch an den Punkten M 36, oberer Glutäus-Punkt, B 50 und M 38.

Parästhetische Form. Bei ihr herrschen Parästhesien vor. Zusätzliche Punkte sind M 36, oberer Glutäuspunkt, B 59, M 36 und N 7.

Für jede Art hat der genannte Autor durch eingehende experimentelle Untersuchungen die dafür optimal wirksamen Therapiepunkte ermittelt. Es handelt sich um insgesamt 14 Punkte, die wegen ihrer besonderen Bedeutung mit ihrer genauen Lokalisation aufgeführt sind.

Spezielle Therapiepunkte nach *Kinoshita*

B 23	Lage: Etwa 3 cm (1,5 Zoll) seitlich der hinteren Mittellinie. In der Mitte zwischen den Querfortsätzen des 2. und 3. Lendenwirbels, bzw. in Höhe der Mitte zwischen dem 1. und 2. Lendenwirbeldornfortsatz.
B 25	Lage: Etwa 3 cm seitlich der hinteren Mittellinie in Höhe der Mitte zwischen dem 4. und 5. Lendenwirbeldornfortsatz.
B 32	Lage: 0,8 Zoll seitlich vom Unterrand des 2. sakralen Dornfortsatzes, auf dem 2. Foramen sacrale.
Spina-Punkt »Kamihoko« (oberer B 48) nach *Kinoshita*	Lage: Am unteren äußeren Rand der Spina iliaca post. sup.
Glutäus-Punkt, »Denatsu« nach Kinoshita	Lage: Mitte der Verbindungslinie von Spina iliaca post. sup. und Trochanter major
Oberer Glutäus-Punkt, »Sotohoko« (äußerer B 48) nach *Kinoshita*	Lage: Die Spitze eines rechtwinkligen Dreiecks, dessen beide anderen Ecken der Spina-Punkt Kamihoko und der Glutäus-Punkt Denatsu bilden.
B 50	Lage: Mitte der Gesäßfalte
B 51	Lage: in der Mitte der Hinterseite des Oberschenkels
Äußerer B 56	Lage: etwa 1 Zoll lateral von B 56 (Wadenmitte, bei Bauchlage die höchste Stelle der Wade)
B 59	Lage: 3 Zoll oberhalb vom äußeren Knöchel neben der Achillessehne
M 36	Lage: Außenseite des Unterschenkels, etwa 1½ Zoll lateral vom Unterrand des Tuberositas tibiae
M 38	Lage: Außenseite des Unterschenkels, 5 Zoll unterhalb M 36, etwa 1½ Zoll lateral von der Tibiakante
G 36	Lage: Mitte der Verbindungslinie von Capitulum fibulae und Malleolus externus
N 7	Lage: 2 Zoll oberhalb des inneren Knöchels, neben dem Rand der Achillessehne

Konstitutionelle Therapie

In konstitutioneller Hinsicht unterscheidet man hauptsächlich drei Formen der Ischialgie: Die Nieren-Form, die Leber-Form und die Milz-Pankreas-Form. Sie entsprechen der hinteren, seitlichen und vorderen Ischias-Form nach *Kinoshita*.

Die Nieren-Form
Sie ist gekennzeichnet durch Kälte oder subjektives Kältegefühl im Lumbosakral- und Glutäalbereich, allgemeine Erschöpfung, dunkle Augenringe usw. Dabei besteht oft gleichzeitig eine Blasen-Fülle mit Muskelverspannungen und druckschmerzhaften Punkten im Verlauf des Blasen-Meridians.

Tonisierung des Nieren-Meridians (N 7, 10, 13) und Dispergierung an druckschmerzhaften Punkten des Blasen-Meridians.

Die Leber-Form
Hier besteht eine venöse Blutstauung in der unteren Körperhälfte. Charakteristisch ist die Verschlimmerung bei Nacht und die Besserung der Beschwerden durch Bewegung (Ischialgia ambulatoria). Damit verbunden ist meist eine Gallenblase-Fülle, erkennbar u. a. durch schmerzhafte Druckpunkte im Verlauf des Gallenblasen-Meridians.
Tonisierung des Leber-Meridians (Le 3, 8, KG 3) und Dispergierung an druckschmerzhaften Punkten des Gallenblasen-Meridians.

Die Milz-Pankreas-Form
Sie ist charakterisiert durch Lähmungs- und Schweregefühl in den unteren Extremitäten, Neigung zu ödematösen Anschwellungen der Beine und Meteorismus. In Verbindung damit besteht häufig eine Magen-Fülle, bei der einige Meridianpunkte (M 34, 36, 38, 40) druckempfindlich sind.
Tonisierung des Milz-Pankreas-Meridians (MP 3, 6, 10, 12) und Dispergierung des Magen-Meridians an den genannten Punkten.

Kombination beider Therapieformen

Die konstitutionelle Behandlung ist mit der nach *Kinoshita* zu kombinieren.

▷ Im akuten Schmerzstadium kommt eine dispergierende Nadeltechnik zur Anwendung, in chronischen Fällen läßt man die Nadeln längere Zeit sitzen und macht mehr Gebrauch von Moxen.

Als sehr wirksam erweist sich in jedem Falle das Blutlassen aus Kapillarerweiterungen oder kleinen Hautvenen im Verlaufsgebiet der betroffenen Meridiane. Dies gilt besonders für eine Ischialgie mit nächtlicher Verschlimmerung, bei der das Eröffnen kleiner Venen auf dem Fußrükken meist eine schlagartige Besserung bringt.

Lumbalgie

Akute Lumbalgie
Die akute Lumbalgie behandelt man, wenn der Patient nicht in der Lage ist, auf dem Bauch zu liegen, im Stehen, wobei er beide Hände oder Ellbogen auf den Untersuchungstisch aufstützt. Zunächst führt man auf der schmerzhaften Stelle eine Nadel in B 54, Mitte der Kniekehle, so tief ein, bis eine Ausstrahlung, wie ein elektrischer Schlag, in die Fußsohle erfolgt. Dies wird am anderen Bein wiederholt. Falls danach noch keine merkliche Besserung eintritt, dispergiert man auf der Schmerzseite an B 60 durch Drehen der Nadel 1 Min. lang. Kann der Kranke sich dann auf den Bauch legen, werden Nadeln in beide B 23, 2–3 cm tief eingestochen und einige Sekunden lang auf- und abbewegt oder gedreht. Anschließend brennt man dort 5 kleine Moxen ab. In gleicher Weise werden noch besonders druckschmerzhafte Stellen in der Lumbosakralregion behandelt.

▷ Ein akuter Hexenschuß kann auch durch blutiges Schröpfen druckschmerzhafter Stellen im Lumbosakralbereich rasch gebessert werden.

Subakuter und chronischer Kreuzschmerz
Er ist in seinem Symptomenbild vielgestaltiger als der akute und bedarf infolgedessen einer mehr individuellen Behandlungsweise.
Nach der Lokalisation des Schmerzes auf Grund der Angaben des Kranken oder des Palpationsbefundes unterscheiden wir vier Formen der Lumbalgie.

Hauptschmerzpunkt B 23: B 23, B 47, B 24 (1,0–1,5, 10 Min., 5–7 Moxen), KG 4, M 27 (0,5–1,0, 5 Min.), B 57 (disp.), B 60, N 7 (ton.)

Hauptschmerzpunkt B 25 oder B 26: B 25, B 26, G 26 (1,0–1,5, 10 Min., 5–7 Moxen), M 25 (0,5–1,0, 5 Min.), Di 11, M 36, B 60 (disp.)

Hauptschmerzpunkt B 47: B 23, B 47, G 25 (1,0, 10 Min., 5 Moxen), Le 8, N 7 (ton.), N 9 (3 Moxen), G 41 (ton.)

Schmerzpunkte B 27–B 29: Es handelt sich hierbei um eine chronische Fibrositis infolge einer Dauerspannung der Lumbosakralmuskulatur. Die beste Therapie ist das blutige Schröpfen in diesem Bereich, das schlagartig Schmerzfreiheit bringt. Zur Vermeidung von Rezidiven sind weitere Behandlungen mit Nadeln und Moxen notwendig.

Chronische Polyarthritis

Die Akupunkturbehandlung ist um so weniger erfolgversprechend, je mehr Gelenke befallen sind. Vollständige Heilungen von Monoarthritiden allein durch Akupunktur sind nicht selten. Bei der Polyarthritis ist eine Dauertherapie notwendig. Wenn auch keine endgültige Heilung erreicht wird, so führt sie doch in der Regel zu einer Verbesserung des Allgemeinzustandes, zur Verlängerung der schmerzfreien Intervalle und zur Einschränkung, günstigenfalls auch zum Absetzen antirheumatischer Arzneimittel.
Die chronische Polyarthritis fällt unter den Krankheitsbegriff Yin-Leere. Nach der chinesischen Pathologie werden die Gelenke von den Nieren beherrscht, was uns heute wegen der Bedeutung der Nebenniere für dieses Krankheitsgeschehen ohne weiteres verständlich ist. Die konstituionelle Ganzheitstherapie hat daher in erster Linie auf eine Tonisierung des Nieren-Meridians abzuzielen. Daneben kommen selbstverständlich auch Punkte anderer Yin-Meridiane zur Konstitutionsverbesserung in Frage. Grundsätzlich kommt die tonisierende Nadeltechnik zur Anwendung. Zur Moxibustion verwendet man entweder haardünne Moxen oder Wärmemoxen.

Konstitutionelle Therapie

Nieren-Typus:	N 3, 6, 7, KG 5, B 23, 47, 27
Leber-Typus:	Le 2, 3, 4, 9, KG 3, B 18, 23, 27
Milz-Typus:	MP 4, 6, 8, KG 6, 7, B 20, 23, 27

Lokale Therapie

Bei akut entzündlichen Anschwellungen intrakutane Nadelung und Moxibustion mit sogenannten Fadenmoxen an den periartikulären Meridianpunken und auf der Höhe der Schwellung.
Bei Gelenkschwellungen mit nicht erhöhter Hauttemperatur führt man zur Anregung der Resorption eine oder mehrere Japannadeln so tief wie möglich in den Innenraum der Gelenke und Schleimbeutel ein und läßt sie einige Minuten lang stecken. Bei druckschmerzhaften Anschwellungen empfiehlt sich auch das Anbringen von Hautnadeln und das Abbrennen von fadenförmigen Moxen.

Spezielle Therapiepunkte

Dü 9, Di 15, 3E 14, Di 10, K2	Schulter
Lu 5, H 3, Di 11, Di 8	Ellbogengelenk
Lu 9, K 7, H 7, 3E 4, Dü 5, K 5	Handgelenk
G 30, M 31, B 50, 54	Hüftgelenk
beide Knieaugen, B 54, M 34, 35, 36, Le 8, N 10	Kniegelenk
B 54 (Blutlassen!). G 33, MP 9, Le 8	Bei nicht akut entzündlichem Kniegelenkserguß, Einstechen von je 3 Nadeln in die Knieaugen in Rückenlage des Patienten und bis zu 90 Grad angewinkelten Knien (20 Min.).
MP 5, M 41, G 40, N 3, B 60	Sprunggelenk

Nervenkrankheiten

Psychosen, Psychoneurosen

Konstitutionelle Therapie

Wegweisend für die konstitutionelle Behandlung seelischer Störungen sind die jeweils für einen bestimmten Krankheitstypus charakteristischen Gemütssymptome:

Angst	entspricht Herz-Leere
Schreckhaftigkeit	entspricht Nieren-Leere
seelische Depression	entspricht Leber-Leere
Zorn, Aggressivität	entspricht Leber-Fülle
Kummer	entspricht Lungen-Leere
Grübelei	entspricht Milz-Leere

Spezielle Therapiepunkte: die 13 »Teufelspunkte«

Lu 11 (Teufels Glauben)	Psychotische und psychoneurotische Störungen. Leitsymptom: starke Gesichtsrötung. (Im akuten Erregungszustand die Daumen zusammenbinden und auf beiden Lu 11 eine gemeinsame große Moxa abbrennen)
Lu 9 (Teufels Herz)	aufgeregtes Sprechen, Schlaflosigkeit infolge nervöser Übererregung, heißer Kopf, gerötete Augen, heiße Handteller (disp.)
Lu 5 (Teufels Haus, Teufel-Bekommen)	Kummer, Schluchzen, Weinen (ton.), seelische Erregung bei depressiver Grundstimmung (disp.)
M 36 (Teufels Übel)	Nervöse Spannung, Kopfkongestion. Sehr häufig verwendeter Punkt bei Psychosen, Hysterie, Neurasthenie (verboten bei Epilepsie!) (disp.).
Di 11 (Teufels Anhänger)	nervöse Erregung mit Durchfall, Kopfkongestion (disp.)
MP 1 (Teufels Festung, Teufels Auge)	Alpdrücken, Schüchternheit und Furcht der Kinder vor fremden Personen. Viel gebrauchter Punkt bei Psychoneurosen und Epilepsie (Blutlassen).
B 62 (Teufels Weg)	nervöse Reizbarkeit (Yang-Erregung), Schlaflosigkeit durch nachts nicht abschaltbare Gedanken. Nächtliche Epilepsie-Anfälle (disp.). Bei epileptischen Anfällen am Tag 3 Moxen.
K 5 (Teufels Weg)	verrücktes Reden, starke Gesichtsrötung, Schreien, Aggressivität, will Leute ermorden, Verfolgungswahn (30 Moxen)
K 7 (Teufels Weg)	Herzangst mit Hitzegefühl, Lachkrampf (disp.)
K 8 (Teufels Weg)	große seelische und körperliche Erschöpfung (Druckschmerzhaftigkeit dieses Punktes), nervöse Reizbarkeit, Verärgerung mit Schwächegefühl (ton.)
G 21 (Teufels Tor)	Hirnanämie (3 Moxen), Hirnhyperämie (disp.), Epilepsie bei Kindern, Fieberkrämpfe (3 Moxen) (G 19 hat denselben Namen (Teufels Tor) und auch dieselben Indikationen)
G 22 (Teufels Halle)	Epilepsie (zusammen mit G 40, 3E 16, G 20, 3 Moxen). Psychosen. Leitsymptome: heißer Kopf, gerötetes Gesicht (7 Moxen, Blutlassen)
G 25 (Teufels Palast, Teufels Bezirk, Teufels Markt)	epileptischer Anfall, akute Erregungszustände (3 Moxen)

Neurasthenisches Syndrom

Sehr häufig handelt es sich hierbei um Personen mit einer Herz-, Lungen-, Leber- und Nieren-Leere. Die Therapie besteht infolgedessen hauptsächlich in der Tonisierung dieser Meridiane. Es empfiehlt sich in jedem Falle die Tonisierung der Punkte H 7 und Lu 9 (0,2–0,5 ton., 45 Min.!).

Gedächtnisschwäche, Konzentrationsmangel

Tonisierung des Milz-Pankreas-Meridians und einiger bewährter Punkte anderer Meridiane: MP 2, H 7, LU 9, KG 6, 15, M 19, 27 (ton.), B 10, G 20, GG 11, 19 (ton., 3–5 Moxen)

Phobie

H 7, K 6, KG 14, 17, B 15, M 36, N 5 (ton., 5 Moxen)

Examensangst

H 5, KG 14, B 15 (ton.)

Seelische Depression

Le 3, 8, H 3, 7, KG 6, 12, GG 11, 19 (ton., 3–5 Moxen)
Bei der ersten Behandlung empfiehlt sich Abbrennen von 10 Moxen am GG 19, falls dieser druckempfindlich ist.

Schlaflosigkeit

Die chronische Schlaflosigkeit beruht auf einer Yin-Leere in Verbindung mit einer Yang-Fülle oder Yang-Leere. Bei der ersteren Kombinationsform handelt es sich um einen Yin-Zustand mit einer erhöhten Spannung der Nacken-, Schulter- und Rückenmuskulatur. Die Yin-Yang-Leere-Form wird oft bei Personen angetroffen, die eine schwere Krankheit durchgemacht haben oder einer längeren körperlichen und seelischen Belastung ausgesetzt waren.

Die Therapie besteht somit in erster Linie im Tonisieren der jeweils in Frage kommenden Yin-Meridiane. Im Falle einer Yang-Leere sind ebenfalls die entsprechenden Yang-Meridiane, jedoch nicht stark, zu tonisieren. Bei Yang-Fülle-Erscheinungen im oberen Körperbereich empfiehlt sich außer einer dispergierenden Nachbehandlung auch das Schröpfen an druckschmerzhaften Indurationsstellen in der Schulter- und oberen Rückenpartie.
Zuletzt setzt man die Nadeln in die speziellen Therapiepunkte. Selbstverständlich müssen Schlafmittel sofort abgesetzt werden. Die günstigste Behandlungszeit ist der späte Nachmittag nach der Arbeit. Eine längere Heimfahrt in einem selbstgesteuerten PKW sollte möglichst unterbleiben.
Die Zeitspanne zwischen den einzelnen Behandlungen sollte nicht länger als eine Woche betragen.

Konstitutionelle Therapie

Typus Kleines Yin
Angst, Furcht, Schreckhaftigkeit. Im Epigastrium Druckempfindlichkeit, Beklemmungsgefühl, fühlbare Aortenpulsation:
H 3, H 7, N 7, KG 4 (ton., 20 Min.), KG 14 (Hautnadel) B 15, B 23 (1 Min., 5 Wärmemoxen)

Typus Großes Yin
Kummer, Traurigkeit, grüblerisch, fühlbare Aortenpulsation oberhalb des Nabels, Blähsucht, Abgeschlagenheit, Hirnmüdigkeit:
MP 3, MP 9, Lu 9, Lu 5, KG 6, KG 13 (ton., 20 Min.)
B 13, B 20 (ton., 5 Moxen), B 17–B 19 (disp.)

Typus Leeres Yin
Seelische Depression mit nervöser Gereiztheit, Andrang zum Kopf, kongestiver Kopfschmerz, Schwindel, kalte Füße:
Le 3, N 3, MP 6, K 6, KG 3 (ton., 20 Min.)
B 18, B 23 (0,7, ton., 5 Moxen)
B 54, MP 1 (Blutlassen)

Spezielle Therapiepunkte

Schlafpunkt	Lage: In einer kleinen Mulde am hinteren Rand und etwa ½ Zoll oberhalb vom unteren Pol des Warzenfortsatzes. (Er ist nicht identisch mit dem 17. Gallenblasenpunkt, sondern liegt ½ Zoll unterhalb von diesem.) Der Patient liegt auf dem Bauch, die Stirn ruht auf den übereinandergelegten Händen. Nach Ermittlung der exakten Lage des Punktes durch eine sorgfältige Palpation führt man dort beiderseits eine 1,6 Zoll lange Japannadel Nr. 3 am Knochen entlang in Richtung Nasenspitze schmerzlos und so tief wie möglich ein. Wenn die Nadeln richtig, d. h. völlig reizlos sitzen, bleiben sie 10 bis 20 Min. lang liegen.
GG 14	Lage: 1,5 Zoll unterhalb der äußeren Okzipitalprotuberanz. (Jap. Nadel Nr. 3, 1 Min.) Der Punkt wirkt sedierend auf die Hirntätigkeit und damit schlaffördernd.
G 20	Lage: In einer Mulde im Winkel zwischen dem äußeren Trapeziusrand und dem Hinterhauptknochen (Jap. Nadel 1–1,5 Zoll, 10–15 Min.) Sedierende und schlaffördernde Wirkung. Vaguseffekt!

Kopfschmerz, Migräne

Lokale Therapie

Am erfolgversprechendsten ist die Behandlung des lokalisierten Kopfschmerzes. Die speziellen Therapiepunkte dafür befinden sich auf dem Meridian, in dessen Verlauf am Kopf die Schmerzen auftreten. Bei einem Nacken- und Hinterhauptschmerz, der über den Scheitel zur Stirn verläuft, liegen sie auf dem Blasen-Meridian; beim parietalen Kopfschmerz, der sich bis in die Augenhöhlen erstreckt und von Flimmerskotom begleitet ist, auf dem Gallenblasen-Meridian; beim temporalen Kopfschmerz, der in die seitliche Stirnpartie ausstrahlt, kommen die Punkte des Drei-Erwärmer- und Gallenblasen-Meridians in Frage, und schließlich weist ein Glabellaschmerz, der in die Nasenwurzel und von dort weiter abwärts bis in die Maxillargegend zieht, auf eine Beteiligung des Dickdarm-Meridians hin.

Spezielle Therapiepunkte

B 2, 9, 10, 11, 12, 58, 60 (disp.), B 32 (disp., Schröpfen! 5 Moxen) G 11, 15, 19 (disp.)	Hinterkopfschmerz
GG 19, B 7 (disp., 3–5 Moxen), B 10 (0,3), GG 11 (disp.), B 23 (wenn druckschmerzhaft schröpfen!, andernfalls disp., 5 Moxen)	Scheitelkopfschmerz
G 3–8, 17, 20, 21, 38, 3E 6 (8, 9), 15, B 47 (disp.) Aus sichtbaren Kapillaren an der Schläfe (G 3!) Blutlassen. Über Muskelverspannungen im Nacken- und Schulterbereich stärkere Hautreizung. An druckempfindlichen Stellen (3E 15, B 38–41, B 11–13) Moxen, evtl. schröpfen an G 3, 17, 20, Hautnadeln	Schläfenkopfschmerz
B 2 (disp.), Glabellapunkt, P. a. M., Mitte zwischen den Augenbrauen, (subkutan in Richtung Nasenwurzel, Blutlassen!) Di 4, 11 (disp.)	Stirnkopfschmerz

Konstitutionelle Therapie

Typus Großes Yang
Meist Hinterkopfschmerz bei akuten Infektionskrankheiten, Nackensteifheit, Frieren oder Schwitzen im oberen Körperbereich:
Dü 3, B 62 (ton.), GG 15, B 10, G 20, B 11 (disp.), B 12, GG 11 (5 Moxen), B 23 (ton., 5 Moxen)

Typus Kleines Yang
Meist temporaler Kopfschmerz, Schwindel, Ohrenklingen, Übelkeit, fader oder bitterer Mundgeschmack, Druck und Spannung in den Bauchseiten:
Le 3, KG 4 (ton.), 3E 5, 5, B 10, G 20, 21, 38 (disp.)
3E 15 (Hautnadel)
Hautreizung an den Halsseiten der Schulter und der oberen Rückenpartie

Typus Großes Yin
Meist frontaler Kopfschmerz, Kopfdruck, Gefühl eines schweren Hutes auf dem Kopf, Schwere der Augenlider, allgemeine Müdigkeit, Appetitlosigkeit, Erbrechen:
MP 3, 6, 8, Di 4, GG 22, B 2, 20 (ton.), KG 6, 12, M 36, 44 (disp.)

Typus Nieren-Leere
Scheitelkopfschmerz, Schmerz und Kälte in der Lumbosakralregion, kalte Extremitäten:
N 7, 10, KG 5, B 23 (ton., 20 Min., 5–10 Wärmemoxen), GG 19 (5 Moxen), B 60 (disp.)

Typus Leber-Leere
Kopfkongestion, heißer Kopf und kalte Füße, Schwindel, seelische Depression, Gereiztheit, linke Inguinalgegend druckempfindlich:
Le 3, 8, 14 (ton., 20 Min.), KG 3, B 18, 32 (ton., 5 Moxen) GG 15, 19, G 34 (disp.)
Hautreizung an der Schulter und oberen Rükkenpartie

Typus Yang-Leere
Die ganze Kopfschwarte schmerzt und ist druckempfindlich, Verschlimmerung durch Kälte und Müdigkeit, Abneigung gegen Wind und Kälte:
Dü 3, Di 4, M 36 (ton., 20 Min., 5 Wärmemoxen), B 11, GG 11, 13, 19 (3–5 Moxen)
An Druckschmerzpunkten der Kopfschwarte 3 Moxen

Schwindel

Am häufigsten liegen die Konstitutionsformen Leber-Leere und Nieren-Leere vor, meist in Verbindung mit einer Gallenblase- und Blase-Fülle.

Konstitutionelle Therapie

Typus Leber-Leere
Schwindel morgens beim Aufstehen, bei rascher Änderung der Kopflage, seelische Depression, Sehstörungen, Druckgefühl in den seitlichen Bauchpartien:
Le 1, 8 (ton., 3 Moxen)
KG 3, 13, Le 14 (ton., 20 Min.)
B 18, B 23 (ton., 5 Moxen) G 20, B 10, GG 19, G 34 (disp.)

Typus Nieren-Leere
Schwindel mit Übelkeit, Schwerhörigkeit, Schreckhaftigkeit, dunkle Gesichtsfarbe, schwärzliche Augenränder, leichte Ermüdbarkeit, untere Körperhälfte kalt, Kreuzschmerzen:
N 6, 10, KG 4 (ton., 20 Min.)
B 10, 60 (disp.), GG 22 (3 Moxen)
B 23 (5 Moxen)
Bei Vorliegen einer Nacken- und Schulterspannung nur ganz leichte Hautreizung mit der Nadelspitze und anschließend auf den Indurationsstellen (3E 15, B 11, B 12) Wärmemoxen.

Spezielle Therapiepunkte

Spezialpunkt gegen Schwindel allgemein	Lage: 1 Zoll unterhalb vom unteren Ansatz der Ohrmuschel, in der Mulde zwischen M. sternocleido und Mandibula. Druckschmerz! Im Schwindelanfall jap. Nadel Nr. 1-3, subkutan, in kaudaler Richtung. Verweildauer 10–20 Min. Anschließend eine kleine Moxe auf der Einstichstelle abbrennen. Bei anhaltendem Schwindel Dauernadel für 1-2 Wochen.
MP 1 (Blutlassen), M 36 (0,5 subkutan, 1 Min. liegen lassen)	Schwindel infolge Hirnanämie
GG 19 (Blutlassen), M 36, B 60 (disp.)	Schwindel infolge Sonnenstich

Epilepsie

Sie ist eine Yin-Krankheit. Fast immer handelt es sich um eine Leber-Leere und Nieren-Leere, wobei auch Symptome von Gallenblase-Fülle und Blase-Fülle vorliegen können.
Le 1, 3, 8, N 4, 8 (ton.)
KG 3, 5, Le 13,14, M 19 (1,0, ton., 30–40 Min.)
KG 14 (Jap. Nadel, 2 Zoll unter dem Sternum kranialwärts)
B 10, 18, 23, 47, G 20, 21 (3–5 Moxen)
G 38, B 62 (disp.)
Hautreizung mit der Nadelspitze an den seitlichen Hals- und Nackenpartien.

▷ Im Anfall GG 25 (5 Moxen)
▷ Bei Epilepsie darf der Magen-Meridian an dessen peripheren Punkten, beispielsweise am M 36, nicht dispergiert werden.

Sprachlähmung

H 7, GG 11, 14, B 10, G 20, 34 (ton., 5 Moxen)
Nach Auftreten der Sprachlähmung Blutlassen aus MP 1 und aus den beiden Venen auf der Unterseite der Zunge.

Schreibkrampf

In der Regel liegt eine Lungen-Leere und Dickdarm-Fülle vor. Für die Therapie ergibt sich deshalb die Notwendigkeit einer Tonisierung des Lungen-Meridians und einer dispergierenden Nadelung und Abbrennen von je 5 reiskorngroßen Moxen an druckempfindlichen Punkten des Dickdarm-Meridians.
Ferner empfiehlt es sich, mit dem *Akabane*-Test zu prüfen, ob ein Ungleichgewicht zwischen den beiden Schenkeln des Lungen-Meridians besteht; gegebenenfalls den Ausgleich herstellen. Häufig ist der Zustimmungspunkt des Lungen-Meridians B 13 nur auf einer Seite druckempfindlich. In diesem Falle setzt man dort eine Hautnadel für die Dauer von mehreren Wochen.

Fazialisparese

Je früher die Akupunkturbehandlung einsetzt, um so besser sind selbstverständlich die Heilungsaussichten. Doch können selbst jahrelange Paresen oft noch günstig beeinflußt werden.
Allgemeine Therapiepunkte sind:
KG 12, Di 4, 11, M 36, G 34, GG 11, B 13, 18 (ton., 5 Moxen)
Selbstverständlich können auch andere Meridianpunkte entsprechend der jeweils vorliegenden Konstitutionslage indiziert sein. Häufig erweist sich die Tonisierung von Punkten des Lungen- und Milz-Pankreas-Meridians als notwendig.

▷ Besonders achte man auf Muskelverspannungen im Nacken- und Schulterbereich, für die zunächst ebenfalls nur tonisierende Nadel-und Moxaanwendungen in Betracht kommen.

Lokale Therapie

B 10 (Tonisierung auf der gelähmten Seite, 3 Moxen auf der gesunden Seite!) G 20, G 17, 3E 17 (Jap. Nadeln Nr. 2–3, 0,5–0,8, 20 Min., 3 haardünne Moxen)
KG 24, B 2, M 7, 8, 3, Di 19, 20, 3E 21, G 1, 3, 10, 3E 23, Dü 18, 19, G 2 (Jap. Nadeln Nr. 2, 20 Min., Erwärmung mit Moxazigarette).
In jeder Sitzung nadelt man abwechslungsweise nicht mehr als jeweils einen Punkt in der oberen, mittleren und unteren Gesichtspartie und am Hinterkopf.
Gleich nach Beginn der Lähmung brennt man auf der Mitte des Ohrläppchens, auf der gelähmten Seite, 15 haardünne Moxen ab! In der ersten Woche werden täglich alle oben genannten lokalen Therapie-Punkte auf der *gesunden* Gesichtsseite genadelt. Danach erst wird die gelähmte Gesichtshälfte mit Japannadeln Nr. 2, die 2–3 mm weit flach unter die Haut eingeführt werden, behandelt. Anschließend erwärmt man die genadelten Stellen mit Wärmemoxen oder mit der Moxazigarette.
Vor oder nach der Lokalbehandlung sind alle Meridiane, die zum Gesicht führen, in erster Linie der Dickdarm- und Magen-Meridian, zu tonisieren. Ferner sollte einmal in der Woche eine Allgemeinbehandlung nach konstitutionellen Gesichtspunkten vorgenommen werden.
In den ersten zwei Wochen nach Eintritt der Lähmung behandelt man am besten jeden Tag, in den nächsten zwei Wochen jeden 2. Tag und später zweimal in der Woche.

Fazialisspasmus

Die Erfolgsaussichten bezüglich einer vollständigen Heilung sind gering, doch kann mit einer Besserung bei Behandlung über längere Zeit gerechnet werden.
Die Therapiepunkte sind die gleichen wie bei der Faszialisparese. Auch für die Punkte im Gesicht und an den Extremitäten kommt auf der erkrankten Seite dieselbe tonisierende Nadeltechnik zur Anwendung. Besonders wichtig ist die Beseitigung von Indurationen im Nacken- und Schulterbereich durch dispergierende Nadelung und Moxibustion. Entspannend auf die Gesichtsmuskulatur wirkt ein Karotisstich und eine Dauernadel an 3E 17 auf der erkrankten Seite. Ferner empfiehlt sich noch eine tiefe Nadelung der Sakralpunkte B 31 bis 34 für die Dauer von etwa 10 Minuten.

Periphere Nervenlähmungen

Das Ziel der Behandlung ist die Verbesserung der Durchblutung im Ausbreitungsgebiet des gelähmten Nervs. Die dort verlaufenden Meridiane sind also zu tonisieren. Ferner kommen für die Therapie auch die mit dem betroffenen Meridian in Beziehung stehenden Punkte anderer Meridiane in Frage. Außer tonisierenden und erwärmenden Behandlungsmaßnahmen empfiehlt sich Blutlassen aus Kapillarerweiterungen und kleinen Venen im Verlauf der Nervenausbreitung sowie an den Endpunkten der entsprechenden Meridiane. Sehr zu empfehlen ist ferner noch das Schröpfen an schmerzhaften Druckpunkten in der Schulter-, Rücken- und Lumbosakralregion.

▷ In allen Fällen von Lähmungen ist der Dickdarm- und Magen-Meridian auf beiden Seiten zu tonisieren (Di 4, 10, 11, M 36, 41). Bei Vorliegen einer Yin-Konstitution sind selbstverständlich auch die betreffenden Yin-Meridiane zu tonisieren.

Peronaeus-Lähmung

G 31 (Jap. Nadel Nr. 3, 1,0 Zoll, tief)
M 36, G 34, M 40 (in Seitenlage 1,0 Zoll subkutan, distalwärts, 20 Min., 5 kleine Moxen)
M 42 (0,5 bis 1 Zoll subkutan, distalwärts, 20 Min., 3 kleine Moxen)

Radialislähmung

Di 15, Di 11, Di 4 (0,5 bis 1,0 subkutan, 20 Min., 5 kleine Moxen)
Lu 6, 7 (subkutan, 7 kleine Moxen)
G 11, 13 (3 Moxen)
M 12 (mehrere Wärmemoxen)

Medianuslähmung

K 2, 4, 6, 9 (0,5 distalwärts, 20 Min., 3 kleine Moxen)
G 11 (3 Moxen)

Ulnarislähmung

Dü 10, 8, 7, 4 (0,5 distalwärts, 3 kleine Moxen)
G 13 (3 Moxen)

Neuritis, Neuralgie

Die Therapie ist im wesentlichen die gleiche wie die der peripheren Nervenlähmung. Neuritiden im akuten Stadium vertragen Moxen im allgemeinen schlecht, dagegen empfiehlt sich stets Blutlassen an peripheren Meridianpunkten. Empfehlenswert ist das Setzen von Hautnadeln an besonders druckempfindlichen Stellen. Man behandelt grundsätzlich in tonisierender Weise, außer an druckschmerzhaften Indurationsstellen am Stamm, insbesondere am medialen Schulterblattrand und im Bereich der Ileosakralgelenke, wo auch blutiges Schröpfen oft große Erleichterung bringt. Insbesondere bei Schmerzformen mit Verschlimmerung in der Nacht und in der Ruhe sind ableitende Maßnahmen im Bereich der oberen und unteren Rückenpartie sowie auch Blutlassen aus Kapillarerweiterungen im Verlauf der Nervenausbreitung erforderlich.

Trigeminusneuralgie

Bei der durch blitzartig einsetzende Schmerzattacken gekennzeichneten echten Trigeminusneuralgie sind die Heilungsaussichten wesentlich besser als bei andauernden dumpfen Gesichtsschmerzen. Sie bedarf im allgemeinen einer längeren Behandlungszeit und verschwindet dann oft schlagartig.
Im Bereich der Nacken- und Schulterregion, wie auch zwischen den Schulterblättern finden sich häufig druckempfindliche Muskel- und Gewebsspannungen. Im Falle von Schmerzhaftigkeit schon auf leichten Fingerdruck sind diese Stellen zu tonisieren (Hautnadel!) und die dort verlaufenden Meridiane an den peripheren Punkten zu dispergieren. Auf stärkeren Druck schmerzhafte Indurationsstellen werden dispergiert, - auch Schröpfen erweist sich als sehr wirksam - und die entssprechenden Meridiane werden dann tonisiert.
Die lokalen Therapiepunkte werden in der Regel tonisiert und die betreffenden Yang-Meridiane an den Extremitätenpunkten dispergiert:
Ramus ophthalmicus:
B 2, G 10, 3E 21, M 1, B 10, G 20
Ramus maxillaris:
Di 20, M 2, M 5, M 6, M 7, Dü 18, 3E 17, 3E 22
Ramus mandibularis:
M 2, M 3, M 8, 3E 17, 3E 22 (Jap. Nadeln Nr. 3, 0,1, 0,3, 10–15 Min., Dauernadeln!)

Bei hochgradiger Irritabilität des Trigeminus ist es jedoch ratsam, auf der *gesunden* Gesichtshälfte zu nadeln und die peripheren Meridianpunkte zu tonisieren. Häufig gebrauchte periphere Therapiepunkte sind:
Lu 6, 9, K 4, 7, H 3, 7, N 3, MP 4, 6, Le 2 (ton., 5–10 Min.), Di 4, 6, 10, 3E 9, 19, M 36, 44, G 34, 38 (ton. oder disp., 3–5 Moxen)

Interkostalneuralgie

Vielfach liegt eine Leber-Leere - Gallenblase-Fülle vor, nicht selten aber auch eine Nieren-Leere - Blase-Fülle und Milz-Pankreas-Leere - Magen-Fülle. Die Basistherapie besteht somit in Tonisieren bzw. Dispergieren der genannten Meridiane. Anschließend Nadelung der paravertebralen Druckschmerzpunkte (2–3 cm tief, 15 Min.) und der schmerzhaften Stellen auf der seitlichen und vorderen Brustwand (subkutan, 20–30 Min.).

Spezielle Therapiepunkte

Lu 7	Schmerzen im Bereich des M. pectoralis major (ton.)
K 4	Druckschmerzhaftigkeit von KG 17, Schmerzen im 4. Interkostalraum (ton.)
G 34, 38	Schmerzen in der seitlichen Thoraxgegend (disp.)
B 60	Schmerzen am Rücken (disp.)

Meridianpunkte: Lage und Indikationen

Lungen-Meridian

Lu 1 Zhongfu Alarmpunkt der Lungen
Lage: im 2. Zwischenrippenraum, in der Mitte zwischen der vorderen Axillarlinie und der Mamillarlinie
Indikationen: Bronchitis, Asthma, Husten, akute Tonsillitis, Stimmritzenkrampf, Schulter- und Oberarmschmerzen beim Bewegen des Armes nach oben und hinten, Gesichtsschwellung

Lu 2 Yunmen
Lage: 1,6 Zoll* oberhalb Lu 1
Indikationen: wie Lu 1

Lu 3 Tianfu
Lage: am äußeren Bizepsrand 3 Zoll unterhalb der vorderen Achselfalte
Indikationen: wie Lu 1

Lu 4 Xiabai
Lage: am äußeren Bizepsrand, 1 Zoll unterhalb Lu 3, 5 Zoll oberhalb Lu 5
Indikationen: wie Lu 1

Lu 5 Chize Dispergierungspunkt
Lage: in einer Mulde in der Ellenbeuge am äußeren Rand der Bizepssehne
Indikationen: Bronchitis, Asthma, Husten, Tonsillitis, akute und chronische Krampfzustände bei Kindern, Krupp (mehrere Moxen), Keuchhusten (Blutlassen), Blutandrang zum Kopf, Durchfall

Lu 6 Kongzui Zwischenpunkt
Lage: 3 Querfinger unterhalb Lu 5. Der Punkt ändert häufig seine Lage. Bei akuten Schmerz- und Entzündungszuständen ist er druckempfindlich
Indikationen: Schmerzhafte und blutende Hämorrhoiden. Der Punkt ist auf der Seite, an der sich der Hämorrhoidalknoten befindet, am stärksten druckempfindlich. Sonstige Indikationen wie bei Lu 5.

* Zollmaß der Akupunktur, s. Anhang

Lu 7 Lieque Luo-Punkt
Lage: 1,5 Zoll proximal von der Handgelenksfalte in einer Grube auf der Volarseite des Radius
Indikationen: Asthma bronchiale, Tonsillitis, Laryngitis, Trigeminusneuralgie, Fazialisparese, Hemiplegie, Kopfschmerzen, Migräne

Lu 8 Jingqu
Lage: Am medialen Rand des Proc. styloid. radii 1 Zoll proximal der Handgelenksfalte
Indikationen: Fieber ohne Schweiß, Tonsillitis, Bronchitis, Ösophagospasmus, Singultus, Gähnen

Lu 9 Taiyuan Tonisierungspunkt, Quellpunkt
Lage: in der Handgelenksfurche auf der Radialarterie
Indikationen: Fieber mit Schüttelfrost, Angst in der Nacht, frühes Erwachen, Bronchialasthma, Husten, Blutandrang zum Kopf, entzündliche Augenerkrankungen, Trockenheit der Rachenschleimhaut, Schweregefühl und Kraftlosigkeit in den Armen und Händen, heiße Handteller, Schreibkrampf, Handgelenksentzündung

Lu 10 Yuji
Lage: am Daumenballen in einer Mulde an der Basis des 1. Mittelhandknochens
Indikationen: Fieber ohne Schweiß (Blutlassen), schmerzhafte Milchstauung, Schmerzhaftigkeit und Schwellung des 1. Karpometakarpalgelenks

Lu 11 Shaoshang
Lage: an der radialseitigen Nagelecke des Daumens
Indikationen: Fieber mit Schüttelfrost und Unruhe (Blutlassen), Blutandrang zum Kopf mit psychischer Erregung, akute Stomatitis, Tonsillitis, Laryngitis (Blutlassen), Druckgefühl in der Magen- und Herzgegend, Singultus

Dickdarm-Meridian

Di 1 Shangyang
Lage: an der Ecke des Zeigefingernagels (Daumenseite)
Indikationen: akutes Fieber ohne Schweiß, Gesichts- und Nasenfurunkel, akute Parotitis, Tonsillitis, entzündliche Schwellung der Kieferwinkel und Halsdrüsen, Zahnschmerzen am Unterkiefer, Gerstenkorn, Schulterschmerzen

Di 2 Erjian Dispergierungspunkt
Lage: am Zeigefingermittelgelenk am Ende der Gelenksfalte (Daumenseite)
Indikationen: akute Tonsillitis und Laryngitis, Speichelfluß, Gerstenkorn, nervöse Reizbarkeit und Verstopfung bei Kindern (Blutlassen aus der sichtbaren Vene)

Di 3 Sanjian
Lage: am Ende des 2. Mittelhandknochens in einer Delle am Zeigefingergrundgelenk (Daumenseite)
Indikationen: wie Di 2, außerdem: Glossitis, Gingivitis, Asthma, Meteorismus, Durchfall

Di 4 Hegu Quellpunkt
Lage: In der Mitte der Mulde im Winkel zwischen dem 1. und 2. Mittelhandknochen
Indikationen: seelische Depression, körperliche und seelische Erschöpfung, zerebrale Durchblutungsstörungen, Kopfschmerzen, Halbseitenlähmung, Entzündung und mangelnde Durchblutung des Sehnerven, alle entzündlichen Augenerkrankungen, Grüner Star, Entzündung der Nase und Nebenhöhlen, Nasenpolypen, Nasenfurunkel, Entzündung der Zunge und Mundschleimhaut, Tubenkatarrh, Kaumuskelkrampf, alle Hautkrankheiten, insbesondere Gesichtsausschläge, Schmerzen im Bereich der Schulter und Arme, Dickdarmentzündung.

▷ In der Schwangerschaft darf dieser Punkt wegen seiner anregenden Wirkung auf die Wehentätigkeit nicht tonisiert werden!

Di 5 Yangxi
Lage: in der Mitte der Tabatière
Indikationen: wie Di 4

Di 6 Pianli Luo-Punkt
Lage: 3 Querfinger proximal vom Handgelenk auf der Radialseite des Unterarms auf der Sehne des M. Extensor pollic. long. Beim Bewegen des Daumens fühlt man hier die Bewegung der Sehne.
Indikationen: Trigeminusneuralgie, Nasenbluten, Zahnschmerzen am Unterkiefer, Schulter-, Arm- und Handgelenksschmerzen (Neuralgie, Neuritis, Arthritis), Tendovaginitis, Radialislähmung

Di 7 Wenliu Zwischenpunkt
Lage: In der Mitte der Ellbogen- und Handgelenksfurche, am unteren Ende des Muskelwulstes des M. brachioradialis, der bei Faustschluß und Auswärtsdrehung des Unterarms deutlich fühlbar ist.
Indikationen: akute Stomatitis, Glossitis, Gingivitis (mehrere Moxen!), Zahnschmerz, Fazialisparese, Hemiplegie

Di 8 Xialian
Lage: 1 Zoll oberhalb Di 7
Indikationen: Bronchitis, Pleuritis, Mastitis, Epicondylitis humeri

Di 9 Shanglian
Lage: 3 Zoll distal von Di 11
Indikationen: wie Di 10

Di 10 Shousanli
Lage: 3 Querfinger unterhalb Di 11 zwischen dem M. brachioradialis und Extensor carpi radialis longus
Indikationen: entzündlicher Gesichtsausschlag (4 Moxen!), Nasenfurunkel (10 Moxen!), Fazialislähmung, Kieferhöhlenempyem, alle eitrigen Prozesse, Halbseitenlähmung, entzündliche Schwellung des Ellbogengelenks, Lumbago

Di 11 Quchi Tonisierungspunkt
Lage: am äußeren Ende der Ellbogenfalte
Indikationen: Wichtiger Punkt für alle Hautkrankheiten und entzündlichen Erkrankungen der Augen, der Nase und Nebenhöhlen, des Mundes und Rachens, Neigung zu Erkältungen, Blutandrang zum Kopf und Hitzewallungen, Kolitis, Psychosen, Epilepsie, Entzündung des Ellbogengelenks, Epicondylitis humeri

Di 12 Zhouliao
Lage: 1,5 Zoll hinter und oberhalb von Di 11
Indikationen: Oberarm- und Schulterneuralgie, Epicondylitis humeri

Di 13 Wuli
Lage: 3 Zoll oberhalb Di 11, am äußeren Rand des M. bizeps
Indikationen: wie Di 12

Di 14 Binao
Lage: 3 Zoll unterhalb Di 15, am Ansatz des M. deltoideus
Indikationen: Brachialneuralgie, Periarthritis humeroscapularis, Radialislähmung

Di 15 Jianyu
Lage: An der Außenseite des Schultergelenks am Unterrand des Akromions, in der vorderen Grube beim Erheben des Armes
Indikationen: Sehr wichtiger Punkt bei Hemiplegie (tägliche Moxen ab 7. Tag nach der Lähmung wirken vorbeugend gegen Muskelatrophie). Allergische Hauterkrankungen, Brachialgie, Periarthritis humeroscapularis

Di 16 Jugu
Lage: in der Mulde am äußersten Winkel zwischen Klavikula und Spina scapulae
Indikationen: wie Di 15

Di 17 Tianding
Lage: 3 Zoll außerhalb und 1 Zoll unterhalb der Cartilago thyreoidea, am Außenrand des M. sternocleidomastoideus
Indikationen: Tonsillitis, Pharyngitis, Laryngitis, Stridor, Schluckbeschwerden, Heiserkeit, Brachialgie

Di 18 Futu
Lage: 3 Zoll außerhalb der Cartilago thyreoidea auf dem M. sternocleidomastoideus, Pulsationsstelle. Bei starkem Druck Ausstrahlung bis zur Zungenwurzel
Indikationen: heftiger Husten, Stridor, Asthma, Speichelfluß, Schiefhals

Di 19 Heliao
Lage: unterhalb des Naseneingangs, 0,5 Zoll seitlich von GG 25
Indikationen: wie Di 20

Di 20 Yingxiang
Lage: 0,5 Zoll seitlich vom unteren Ansatz des Nasenflügels in der Nasolabialfalte
Indikationen: akuter und chronischer Schnupfen, Nasenverstopfung, Nasenpolypen, Nasenbluten, Tubenkatarrh, Anosmie, Fazialislähmung, Trigeminusneuralgie

Magen-Meridian

M 1 Touwei
Lage: in der vorderen oberen Temporalgegend oberhalb des äußeren Augenbrauenendes, 0,5 Zoll innerhalb der Haargrenze und 4,5 Zoll lateral vom GG 23
Indikationen: Kopfschmerz, Migräne, Trigeminusneuralgie, entzündliche Augenerkrankungen

M 2 Xiaguan
Lage: In der Mitte der Mulde unterhalb des Jochbogens (die Mulde schließt sich beim Öffnen des Mundes)
Indikationen: Fazialisparese, Trigeminusneuralgie, Kiefergelenksarthrose, Kieferhöhlenentzündung, Zahnschmerzen, Ohrenerkrankungen

M 3 Jiache
Lage: in einer Mulde zwischen dem Ansatz des Ohrläppchens und der Unterkieferecke
Indikationen: Fazialisparese, Zahnschmerzen, Kaumuskelkrampf

M 4 Chengqi
Lage: am unteren Orbitalrand in einer kleinen Knochenmulde 0,7 Zoll unterhalb der Pupille
Indikationen: Blepharospasmus, Augenerkrankungen mit Tränenfluß, Photophobie (Blutlassen), Fazialisparese

M 5 Sibai
Lage: am Foramen infraorbitale 1 Zoll unterhalb der Pupille
Indikationen: wie M 4

M 6 Juliao
Lage: 0,3 Zoll lateral von Di 20, senkrecht unterhalb der Pupille
Indikationen: Trigeminusneuralgie, Fazialisparese, Konjunktivitis, Rhinitis, Sinusitis maxillaris, Gingivitis, Zahnschmerzen am Oberkiefer

M 7 Dicang
Lage: 0,4 Zoll lateral vom Mundwinkel
Indikationen: wie M 6

M 8 Daying
Lage: In einer Mulde am vorderen Teil des Kieferwinkels, 1,3 Zoll von der äußeren Ecke entfernt
Indikationen: Lagophthalmus, Fazialisparese, Fazialistic, Trismus, Parotitis

M 9 Renying (Karotispunkt)
Lage: 1,5 Zoll seitlich der Incisura thyeroideae am Glomus caroticum (Stelle der stärksten Karotispulsation)
Indikationen: Tonsillitis, Laryngitis, Heiserkeit, Stimmbandlähmung, Asthma, Bluthochdruck, Schilddrüsenüberfunktion. (Einstich mit einer jap. Nadel Nr. 3 bis an die Arterienwand, Verweildauer 1–2 Min. Bei richtigem Sitz schwingt die Nadel im Rhythmus der Pulsation.)

M 10 Shuitu
Lage: 1 Zoll unterhalb M 9
Indikationen: wie M 9

M 11 Qishe
Lage: senkrecht unterhalb M 9 und M 10 am oberen Rand des Schlüsselbeins
Indikationen: Tonsillitis, Laryngitis, Husten, Singultus, Tortikollis

M 12 Quepen
Lage: In der Mitte der Supraklavikulargrube
Indikationen: wie M 11, außerdem Brachialgie, Nacken- und Schulterschmerzen, Zwerchfellschmerz

M 13 Qihu
Lage: in der Subklavikulargrube auf der Mamillarlinie
Indikationen: Keuchhusten, Bronchitis, Pleuritis, Singultus, Interkostalneuralgie

M 14 Kufang
Lage: 1,6 Zoll unterhalb M 13 im 1. Interkostalraum
Indikationen: wie M 13

M 15 Wuyi
Lage: im 2. Interkostalraum auf der Mamillarlinie
Indikationen: wie M 13

M 16 Yingchuang
Lage: im 3. Interkostalraum auf der Mamillarlinie
Indikationen: wie M 13

M 17 Ruzhong
Lage: Mamilla
Indikationen: keine

M 18 Rugen
Lage: im 5. Interkostalraum auf der Mamillarlinie
Indikationen: Pleuritis, Interkostalneuralgie, Oesophagospasmus, Stenokardie, Mastitis, Erbrechen

M 19 Burong
Lage: am Rippenbogen 2 Zoll neben der Mittellinie am Ansatz des 8. Rippenknorpels
Indikationen: Spannungsgefühl im Epigastrium, Magenkrampf, Sodbrennen, Erbrechen, Herzklopfen, Husten, Rücken- und Schulterschmerzen. (Einstichtiefe 1,5 Zoll. Zur Entspannung des Oberbauchs die Nadel 20 Atemzüge lang stekkenlassen und vor dem Ausziehen mehrmals auf- und abbewegen. Anschließend 5 Moxen).

M 20 Chengman
Lage: 1 Zoll unterhalb M 19, 2 Zoll lateral von KG 13
Indikationen: wie M 19

M 21 Liangmen
Lage: 1 Zoll unterhalb M 20, 2 Zoll lateral von KG 12
Indikationen: Akute und chronische Magen-Darmerkrankungen, Cholezystitis, Cholelithiasis

M 22 Guanmen
Lage: 1 Zoll unterhalb von M 21 lateral von KG 11
Indikationen: wie M 21

M 23 Taiyi
Lage: 1 Zoll unterhalb M 22, 2 Zoll lateral von KG 10
Indikationen: akute Gastritis, Dyspepsie, Darmspasmen, Appetitlosigkeit, Epilepsie, Enuresis

M 24 Huaroumen
Lage: 1 Zoll unterhalb M 23, 2 Zoll lateral von KG 9
Indikationen: Tonsillitis, Otitis media, Ohrensausen, Parotitis, Dyspepsie, Magen-Darmspasmen, Erbrechen, Pyelitis, Epilepsie, psychische Störungen

M 25 Tianshu Mu-Punkt des Dickdarms
Lage: 2 Zoll neben dem Nabel
Indikationen: chronische Magen- und Darmkrankheiten, Durchfall (Moxen), Bauchschmerzen und Blähungen, Unterleibserkrankungen. (Einstichtiefe je nach Dicke der Bauchdecke 1–3 cm, 5 Moxen. Bei Kindern und erschöpften Personen Wärmemmoxen.

▷ In der Schwangerschaft keine Moxen!

M 26 Wailing
Lage: 1 Zoll unterhalb M 25, 2 Zoll lateral von KG 7
Indikationen: wie M 25

M 27 Daju
Lage: 2 Zoll unterhalb M 25, 2 Zoll lateral von KG 6
Indikationen: chronische Magen-Darmkrankheiten, Erkrankungen der Urogenitalorgane, Ischialgie, Lähmungen der unteren Extremitäten

M 28 Shuidao
Lage: 3 Zoll unterhalb M 25, 2 Zoll lateral von KG 4
Indikationen: Erkrankungen und Unterfunktion der weiblichen und männlichen Geschlechtsorgane, Sterilität, Impotenz, Blasenleiden.
Der Punkt fördert die Durchblutung der Unterleibsorgane und die Harnausscheidung (dünne Nadeln 1–1,5 cm tief etwas schräg nach unten schmerzlos einführen und 20 Min. stecken lassen, 10–20 Wärmemoxen)

M 29 Guilai
Lage: 2 Zoll neben KG 3
Indikationen: wie M 28

M 30 Qichong
Lage: am Oberrand des Schambeins, 1 Zoll unterhalb M 29, 3 Zoll lateral von KG 2, 1 Zoll oberhalb der Inguinalfurche, Pulsation fühlbar
Indikationen: Anurie, Orchitis, Samenstrangneuralgie, Impotenz, Sterilität

M 31 Biguan
Lage: am äußeren Ende der Leistenbeuge in einer Mulde medial vom Trochanter major außerhalb und unterhalb des Spina iliaca ant. sup.
Indikationen: Koxalgie, Koxitis, Lumbalgie, Oberschenkelneuralgie, Lähmungen der unteren Extremitäten, Krampf der Oberschenkelmuskulatur

M 32 Futu
Lage: auf dem M. quadriceps fem., auf der höchsten Erhebung beim Sitzen, 6 Zoll oberhalb der Kniescheibe
Indikationen: wie M 31

M 33 Yinshi
Lage: 3 Zoll oberhalb der lateralen Ecke der Kniescheibe
Indikationen: Knieschmerzen, Femoralisneuralgie, Kältegefühl im Unterbauch, Oberschenkel und Knie

M 34 Liangqiu Zwischenpunkt
Lage: 2 Zoll oberhalb der äußeren oberen Ecke der Kniescheibe
Indikationen: Spezialpunkt gegen Magenkrampf und sonstige akute Bauchschmerzen (Moxen). Diarrhö (Moxen), Kälte- und Schwächegefühl in den Beinen, Kniegelenksschmerzen.
Bei Appendizitis ist der rechtsseitige M 34 druckempfindlich

M 35 Dubi
Lage: unterhalb der Kniescheibe lateral der Patellarsehne am äußeren Rand der Mulde (Knieauge)
Indikationen: Gonarthritis, Gonalgie

M 36 Zusanli
Lage: 3 Zoll unterhalb der Kniescheibe und 1 Zoll seitlich vom äußeren Tibiarand auf der Mitte zwischen dem Unterrand der Tuberositas tibiae und des Capitulum fibulae
Indikationen: akute und chronische Gastritis, Ulcus ventriculi et duodeni, Magenatonie,

Enterokolitis, Obstipation, Schwellung der Nasenschleimhaut, Laryngitis, Hirnhyperämie, Neuralgie, Lähmung und Durchblutungsstörungen der unteren Extremitäten, seelische Spannungs- und Erregungszustände.
Wegen seiner harmonisierenden Wirkung auf die Psyche erhielt er von französischen Autoren den Beinamen »Göttlicher Gleichmut«. Auf Grund seiner vielseitigen und zuverlässigen Wirkung erfreut sich der Punkt seit jeher großer Beliebtheit.
Schon in alten Zeiten benutzte man ihn zur Krankheitsprophylaxe, und auch heute noch ist es in manchen buddhistischen Tempeln Brauch, daß Priester den Gläubigen einmal im Jahr an diesem Punkt eine Moxa abbrennen.
Ein altes japanisches Sprichwort sagt: »Gehe niemals mit jemand auf Reisen, der am San Li keine Moxanarbe hat.« Die damit zum Ausdruck gebrachte Erfahrung, daß Moxibustion dieses Punktes das Leistungs- und Durchhaltevermögen des Menschen steigert, konnte in Japan durch vergleichende Untersuchungen an Soldaten und Sportlern vollauf bestätigt werden.

▷ Auf Grund seiner allgemein aktivierenden Wirkung empfiehlt sich seine Mitverwendung bei der Behandlung aller Arten von chronischen Krankheiten.

M 37 Shangjuxu
Lage: 3 Zoll unterhalb M 36
Indikationen: wie M 36

M 38 Tiaokou
Lage: 4 Zoll unterhalb M 36
Indikationen: Peronäuslähmung, Wadenkrampf, Parästhesien

M 39 Xiajuxu
Lage: 5 Zoll unterhalb M 36
Indikationen: wie M 38, außerdem Gastritis, Speichelfluß, Enterokolitis

M 40 Fenglong Luo-Punkt
Lage: gleiche Höhe wie M 39 und 0,5 Zoll lateral von M 39
Indikationen: wie M 39

M 41 Jiexi Tonisierungspunkt
Lage: Am Sprunggelenk, in der Mitte der Mulde zwischen den Sehnen des M. extensor hallucis long. und M. extensor digitorum long.
Indikationen: Schwellung, Entzündung und Ptose des Oberlides, Gerstenkorn, Schwindel, Kopfkongestion, Stirnkopfschmerz, Schwellung und Rötung des Gesichts, kalte Füße, Arthritis der Fußgelenke

M 42 Chongyang Quellpunkt
Lage: Auf der höchsten Stelle des Fußrückens, zwischen dem 2. und 3. Metatarsalknochen, Pulsation der A. dorsalis pedis
Indikationen: wie M 41, außerdem Fazialisparese, Zahnschmerz, Erbrechen, Epilepsie, seelische Erregungszustände

M 43 Xiangu
Lage: im vorderen Teil der Grube zwischen dem 2. und 3. Metatarsalknochen
Indikationen: Gesichtsödem, Augenhyperämie, Fieber ohne Schweiß, Gähnen, Nachtschweiß

M 44 Neiting
Lage: Zwischen der 2. und 3. Zehe in der Mulde zwischen den beiden Grundgelenken. *Gegenpunkt* auf der Fußsohle: Auf der Kuppe der 2. Zehe setzt man einen Tintenfleck an und bringt diesen auf dem Zehenballen zum Abklatsch *(Abb. 149)*.
Indikationen: Nächtliche Unruhe, schlechte Träume, Oberkieferzahnschmerzen, Nasenbluten, Gastroenteritis, Magenkrampf, Fazialisparese, Trigeminusneuralgie. Der M 44-Gegenpunkt ist bei »verdorbenem Magen« angezeigt. (Man brennt auf ihm so viel kleine Moxen ab, bis ein Brennschmerz auftritt.)

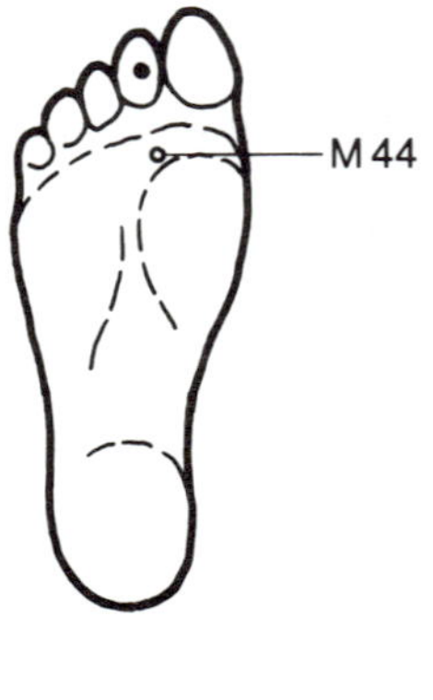

Abb. 149 M 44 Gegenpunkt

M 45 Lidui Dispergierungspunkt
Lage: an der lateralen Nagelecke der 2. Zehe
Indikationen: nervöse Reizbarkeit, Trigeminusneuralgie, Augenlidptose, Tränenfluß, akute Tonsillitis (Blutlassen!)

Milz-Pankreas-Meridian

MP 1 Yinbai
Lage: an der medialen Nagelecke der Großzehe
Indikationen: nächtliche Angst und Angstträume (Blutlassen), akute Hirnblutung (Blutlassen), überstarke Regelblutung (mehrere kleine Moxen), Druck- und Spannungsgefühl im Epigastrium, Gallenkolik

MP 2 Dadu Tonisierungspunkt
Lage: an der medialen Seite des Zehengrundgelenks am Ende der Gelenksfalte
Indikationen: wie MP 3

MP 3 Taibai Quellpunkt
Lage: medial und proximal vom Großzehengrundgelenk in einer Mulde
Indikationen: körperliche und geistige Müdigkeit, akute und chronische Magen-Darmbeschwerden mit Völlegefühl, Meteorismus, Erbrechen, Kälte und Schwächegefühl in den Beinen

MP 4 Gongsun Luo-Punkt
Lage: am medialen Rand der Basis des 1. Mittelfußknochens
Indikationen: Anorexie, Meteorismus, Roemheld'Syndrom, Erbrechen

MP 5 Shangqiu Dispergierungspunkt
Lage: in der Grube zwischen Condylus medialis und Os naviculare (in der Mitte zwischen Le 4 und N 3)
Indikationen: Hämorrhoiden, venöser Symptomenkomplex, Meteorismus, Obstipation, Arthritis der Fußgelenke, Distorsion des Sprunggelenks, unruhiger Schlaf mit schreckhaften Träumen, Apathie

MP 6 Sanyinjiao
Lage: Handbreit (3 Zoll) oberhalb des inneren Knöchels
Indikationen: Alle Erkrankungen der Geschlechtsorgane bei beiden Geschlechtern, zu schwache Regelblutung, Bettnässen, kalte Füße und heißer Kopf.

▷ Während der Schwangerschaft keine Nadelanwendung!

MP 7 Lougu
Lage: 6 Zoll oberhalb des inneren Knöchels in einer Mulde am medialen Tibiarand
Indikationen: Meteorismus, Dyspepsie, Wadenkrampf, Schweregefühl in den Beinen

MP 8 Diji Zwischenpunkt
Lage: 5 Zoll unterhalb des Knies in einer Grube zwischen Tibia und M. gastrocnemius
Indikationen: wie MP 7, außerdem Ödem, Neuralgie, Parästhesien der unteren Extremitäten, Unterleibsschmerzen, Hämorrhoiden

MP 9 Yinlingquan
Lage: an der Innenseite des Schienbeins am unteren Rand des Condylus medialis, in einer Mulde
Indikationen: wichtiger Punkt zur Verbesserung der Harnausscheidung, akuter und chronischer Durchfall, Unterleibsschmerzen, Bettnässen (kleine Moxen)

MP 10 Xuehai
Lage: 2,5 Zoll oberhalb der inneren oberen Ecke der Kniescheibe
Indikationen: wichtiger Punkt gegen venöse Blutstauungen und damit im Zusammenhang stehende Erkrankungen der Unterleibsorgane

MP 11 Jimen
Lage: 6 Zoll oberhalb MP 10 in der Mitte der medialen Seite des Oberschenkels
Indikationen: Schmerzen und Drüsenschwellung in der Inguinalregion, entzündliche Erkrankungen der männlichen und weiblichen Genitalorgane

MP 12 Chongmen
Lage: in der Leistenbeuge 2 Zoll medial der Spina iliaca ant. inf. 3,5 Zoll lateral von KG 2
Indikationen: wie MP 11

MP 13 Fushe
Lage: 3,5 Zoll lateral von KG 3
Indikationen: kolikartige Schmerzen im Unterbauch, Obstipation

MP 14 Fujie
Lage: 1,3 Zoll unterhalb MP 15
Indikationen: Meteorismus, Schmerzen in den Bauchseiten, Schwangerschaftserbrechen

MP 15 Daheng
Lage: 3,5 Zoll seitlich vom Nabel
Indikationen: Obstipation, Magen-Darmspasmen, Meteorismus

MP 16 Fuai
Lage: 3,5 Zoll lateral von KG 12
Indikationen: wie MP 15

MP 17 Shidou
Lage: im 6. ICR, 6 Zoll lateral von KG 16
Indikationen: Zwerchfellhochstand infolge Gasansammlung im Magen, Interkostalneuralgie, Bronchitis, Pneumonie, Pleuritis

MP 18 Tianxi
Lage: im 5. ICR, 6 Zoll lateral von KG 17, 2 Zoll lateral der Mamilla
Indikationen: Singultus, Bronchitis, Pneumonie, Pleuritis, Mastitis, Interkostalneuralgie

MP 19 Xiongxiang
Lage: im 4. ICR, 6 Zoll lateral von KG 18, 1,6 Zoll unterhalb Lu 1
Indikationen: wie MP 18

MP 20 Zhourong
Lage: im 3. ICR, 6 Zoll lateral von KG 19, 1,6 Zoll unterhalb Lu 1
Indikationen: wie MP 18, außerdem Ösophagospasmus und Kardiaspasmus

MP 21 Dabao
Lage: im 6. ICR auf der vorderen Axillarlinie
Indikationen: wie MP 17

Herz-Meridian

H 1 Jiquan
Lage: in der Achselhöhle an der Pulsationsstelle der Axillararterie
Indikationen: übelriechende Schweißabsonderung in der Achselhöhle (Blutlassen!), Durchblutungsstörungen der Arme

H 2 Qingling
Lage: am medialen Rand des Biceps 3 Zoll proximal vom Epicondylus ulnaris
Indikationen: Brachialgie, Muskelspannungen in der oberen Rücken- und Schulterpartie, Schmerzen im Schultergelenk beim Erheben des Armes zur Seite

H 3 Shaohai
Lage: am medialen Ende der Ellbogengelenksfalte
Indikationen: seelische Depression, Vergeßlichkeit, eitrige Entzündung der Nasennebenhöhlen, Ohrensausen, Hals- und Achseldrüsenentzündung, schmerzhafte Spannung der Nacken- und Schultermuskulatur, Trigeminusneuralgie

H 4 Lingdao
Lage: 1,5 Zoll proximal der Handgelenksfurche zwischen den Sehnen von M. flexor carpi ulnaris und M. flexor digitorum superficialis
Indikationen: Ängstlichkeit, Furcht, psychogene Krampfzustände, auch bei Kindern, anginöse Herzbeschwerden, Hyperämie am inneren Augenwinkel

H 5 Tongli Luo-Punkt
Lage: 1 Zoll proximal der Handgelenksfurche zwischen den Sehnen von M. flexor carpi ulnaris und M. flexor digitorum superficialis
Indikationen: seelische Erregung, Angst, Examensangst, rotes, heißes Gesicht, gerötete Augen, akute Zungenmuskellähmung, Herzklopfen, Bettnässen

H 6 Yinxi Zwischenpunkt
Lage: 0,5 Zoll proximal der Handgelenksfurche in einer Delle
Indikationen: Präkordialangst, paroxysmale Tachykardie, nervöser Schüttelfrost, Blutandrang zum Kopf, Nachtschweiß

H 7 Shenmen Quellpunkt, Dispergierungspunkt
Lage: In der Handgelenksfurche zwischen den Sehnen des M. flexor carpi ulnaris und dem M. flexor digit. superfic. Die japanische Savada-Schule lokalisiert ihn seitlich von der Sehne des ulnaren Handbeugers, in der Mulde zwischen Os pisiforme und Proc. styloid. ulnae
Indikationen: »Hysterie«, seelische Depression oder Erregtheit, unruhiger Schlaf, Gesichtsrötung, Blutdruckerhöhung, Trockenheit der Kehle, Kloßgefühl im Schlund, Zungenlähmung, Herzklopfen, nervöser Durchfall, atonische Obstipation, Bettnässen

H 8 Shaofu
Lage: auf der inneren Handfläche zwischen dem 4. und 5. Metakarpalknochen, beim Faustschluß zwischen der 4. und 5. Fingerkuppe
Indikationen: Globus hystericus, Menschscheu, Herzklopfen, Harnretention, brennendes Hitzegefühl in den Handtellern

H 9 Shaochong Tonisierungspunkt
Lage: an der radialen Nagelecke des Kleinfingers
Indikationen: Kreislaufkollaps (Blutlassen), Tachykardie

Dünndarm-Meridian

Dü 1 Shaoze
Lage: an der ulnaren Nagelecke des Kleinfingers
Indikationen: akute Fieberkrankheiten ohne Schweiß, schmerzhafte Nackensteifheit morgens beim Erwachen, akute Tonsillitis, heftige Herzschmerzen, Ohnmacht. In allen diesen akuten Fällen Blutlassen! Plötzlich auftretende Sehstörungen (kleine Moxen).

Dü 2 Qiangu
Lage: an der Ulnarseite des Kleinfingergrundgelenks am Ende der mittleren Falte
Indikationen: wie Dü 3

Dü 3 Houxi Tonisierungspunkt
Lage: an der Ulnarseite der Hand in einer kleinen Grube proximal vom Kleinfingergrundgelenk am Ansatz des Köpfchens des 5. Mittelhandknochens, am Ende der unteren Falte, die sich beim Faustschluß bildet.
Indikationen: Nacken- und Schultersteifheit, Kopfschmerz an Stirn und Schläfe, Konjunktivitis, Epilepsie, Tetanie, akuter Tubenverschluß, Krampf in der Magengrube, Gelenkrheumatismus

Dü 4 Wangu Quellpunkt
Lage: an der Basis des 5. Mittelhandknochens, in einer Mulde
Indikationen: Fieber ohne Schweiß, Tränenfluß (besonders bei kaltem Wind), Ohrensausen, Krampfzustände bei Kindern, Gallenkolik, Unterbauchkolik, Schreibkrampf, Neuralgie und Lähmung des N. ulnaris, Interkostalneuralgie, Entzündung des Oberarm-, Ellbogen- und Handgelenks

Dü 5 Yanggu
Lage: distal vom Processus styloideus ulnae in einer Grube am Ende der Handgelenksfalte
Indikationen: Mund- und Zahnfleischentzündung, Zahnschmerzen, Interkostalneuralgie, alle akuten Krampfzustände, Neuralgie und Lähmung des N. ulnaris, Ellbogen- und Handgelenksentzündung

Dü 6 Yanglao Zwischenpunkt
Lage: 1 Zoll proximal von der Handgelenksfalte am dorsomedialen Ulnarrand in einer Grube
Indikationen: Spezialpunkt für Furunkel und Karbunkel, Augenermüdung, Rheumatismus und Neuralgie im Bereich der Schulter, Ober- und Unterarme

Dü 7 Zhisheng Luo-Punkt
Lage: an der Ulnarseite des Unterarms in der Mitte zwischen Handgelenk und Ellbogengelenk
Indikationen: wie Dü 6

Dü 8 Xiaohai Dispergierungspunkt
Lage: in der Mitte der Furche zwischen Epicondylus med. humeri und Olekranon
Indikationen: Nacken-, Schulter-, Armschmerzen, Schmerzen, die vom Kreuz in den Unterbauch ausstrahlen, Schmerzen, die vom Nabel in den Unterbauch ziehen

Dü 9 Jianzhen
Lage: 1 Zoll oberhalb der hinteren Achselfalte
Indikationen: wie Dü 10

Dü 10 Naoshu
Lage: 2 Zoll oberhalb der hinteren Achselfalte, am unteren hinteren Rand des Akromion, am Hinterrand des Deltamuskels
Indikationen: Hypertonie (Spezialpunkt!), schmerzhafte Versteifung der Nacken-, Schulter- und Oberarmmuskulatur, Periarthritis humeroscapularis!, Brachialgie, Ulnarislähmung

Dü 11 Tianzong
Lage: 1,5 Zoll unterhalb der Mitte der Spina scapulae
Indikationen: wie Dü 10, außerdem Spezialpunkt bei mangelnder Milchsekretion

Dü 12 Bingfeng
Lage: am oberen Rand der Spina scapulae, lateral von Dü 13 in einer Mulde
Indikationen: wie Dü 10

Dü 13 Quyuan
Lage: auf der Mitte des oberen Randes der Spina scapulae in einer Grube
Indikationen: wie Dü 10

Dü 14 Jianwaishu
Lage: in einer Grube an der medialen oberen Schulterblattecke
Indikationen: Nacken-Schultersyndrom

Dü 15 Jianzhongshu
Lage: 2 Zoll lateral von GG 11
Indikationen: Zervikalsyndrom

Dü 16 Tianchuang
Lage: am vorderen Rand des M.sternocleido in Höhe des Adamsapfels
Indikationen: Nacken-Schultersyndrom, Tonsillitis, Laryngitis, Otitis media, Ohrensausen, Fazialisparese, Parotitis

Dü 17 Tianrong
Lage: 1 Zoll unterhalb des Warzenfortsatzes am Vorderrand des M. sternocleidomastoideus
Indikationen: Spezialpunkt gegen Schwindel (vorsichtige oberflächliche Nadelung, Hautnadel! Wärmemoxen), Ohrensausen, Rachen- und Gaumenmandelentzündung, Kieferkrampf, Nacken- und Schultermuskelkrampf

Dü 18 Quanliao
Lage: am unteren Rand des Jochbeinhöckers
Indikationen: Trigeminusneuralgie, Fazialisparese, Fazialisspasmus

Dü 19 Tinggong
Lage: In der Mitte des Tragusansatzes, in einer Delle, die sich beim Mundöffnen erweitert. Fühlbare Pulsation.
Indikationen: Wichtiger Punkt für Ohrenerkrankungen: Mittelohrentzündung, Entzündung des äußeren Gehörganges, Schwerhörigkeit, Ohrensausen; Entzündung der Nebenhöhlen, Heiserkeit, Trigeminussneuralgie, Fazialislähmung

Blasen-Meridian

B 1 Jingming
Lage: 0,1 Zoll neben dem inneren Augenwinkel in einer kleinen Delle
Indikationen: Obturation des Tränen-Nasen-Kanals, Konjunktivitis, Kopfschmerz

B 2 Zanzhu
Lage: am oberen Rand der Augenbraue, 1 Zoll lateral der Mittellinie
Indikationen: Stirnkopfschmerz, Supraorbitalneuralgie, Tränenfluß, Nasenverstopfung, Anosmie

B 3 Meichong
Lage: Vertikal oberhalb B 2, 0,5 Zoll innerhalb der Haargrenze, 0,5 Zoll lateral der Mittellinie
Indikationen: Kopfschmerz, Nasenverstopfung, Anosmie, Schwindel, Epilepsie

B 4 Quchai
Lage: 0,5 Zoll lateral von B 3, 1,5 Zoll lateral von GG 23
Indikationen: wie B 3

B 5 Wuchu
Lage: 0,5 Zoll hinter B 4, 1,5 Zoll lateral GG 22
Indikationen: wie B 3

B 6 Chengguang
Lage: 2,5 Zoll hinter B 4, 1,5 Zoll lateral der Mittellinie
Indikationen: wie B 3

B 7 Tongtian
Lage: 1,5 Zoll lateral von GG 19
Indikationen: Migräne, Nasenverstopfung, Trigeminusneuralgie

B 8 Luoque
Lage: 1,5 Zoll hinter B 7, 1,5 Zoll lateral der Mittellinie
Indikationen: Schwindel, Ohrensausen, Fazialisparese, Glaukom, Epilepsieanfall

B 9 Yuzhen
Lage: 1,5 Zoll hinter B 8, 1,3 Zoll lateral von GG 16
Indikationen: Augenschmerzen, Nackenschmerzen, Kopfschmerz, Schwindel, Hirnhyperämie

B 10 Tianzhu
Lage: am äußeren Rand der Ansatzstelle der Trapeziussehne, 1,5 Zoll lateral von GG 14
Indikationen: akute Fieberkrankheit, Kopfschmerz, Migräne, Rhinitis, Nasenbluten, Tränenfluß, Anosmie, Durchblutungsstörungen der Augen, Nackensteifheit, Schiefhals

B 11 Dashu
Lage: 1,5 Zoll lateral der Mittellinie in Höhe zwischen dem 1. und 2. BWD
Indikationen: Rhinitis, Bronchialasthma, Tonsillitis, Hals-, Nacken-, Schulter-, Rückenschmerzen.
Wichtiger Punkt zur Muskelentspannung im oberen Körperabschnitt; Einstichtiefe bis 0,7 Zoll, Ohnmachtsgefahr!

B 12 Fengmen
Lage: 1,5 Zoll lateral der Mittellinie zwischen dem 2. und 3. BWD
Indikationen: wie B 11, außerdem Furunkulose im Nacken-, Schulter- und Rückenbereich.

▷ Bei fieberhaften Krankheiten keine Moxen. Die Anwendung von Moxen empfiehlt sich bei Husten und zur Prophylaxe gegen Furunkulose.

B 13 Feishu Zustimmungspunkt der Lungen
Lage: 1,5 Zoll lateral der Mittelinie zwischen 3. und 4. BWD
Indikationen: Husten, Bronchitis, Pneumonie, Bronchialasthma, Speichelfluß, Krampf der Speiseröhre und des Zwerchfells, Nachtschweiß (Moxen!)

B 14 Jueyinshu Zustimmungspunkt des Kreislauf-Meridians
Lage: 1,5 Zoll lateral der Mittellinie zwischen dem 4. und 5. BWD
Indikationen: nervöse Herzstörungen, Singultus, Erbrechen, Husten, Bronchitis, Asthma

B 15 Xinshu Zustimmungspunkt des Herzens
Lage: 1,5 Zoll lateral von GG 10 zwischen dem 5. und 6. BWD
Indikationen: Angstgefühl, Präkordialangst, paroxysmale Tachykardie (intrakutane Dauernadel!) Ösophagospasmus, Nachtschweiß

B 16 Dushu
Lage: 1,5 Zoll lateral von GG 9 zwischen dem 6. und 7. BWD
Indikationen: Herz-, Brust-, Bauchschmerzen

B 17 Geshu Zustimmungspunkt des Zwerchfells
Lage: 1,5 Zoll lateral von GG 8, zwischen dem 7. und 8. BWD
Indikationen: Ösophago-Kardia-Pylorospasmus, Zwerchfellkrampf, hyperazide Gastritis, Sodbrennen, Bronchialasthma, Husten, Galle- und Lebererkrankungen, *Roemheld'*Symptomenkomplex, venöse Stauungen

B 18 Ganshu Zustimmungspunkt der Leber
Lage: 1,5 Zoll lateral von GG 7 zwischen dem 9. und 10. BWD
Indikationen: Schlaflosigkeit, Schwindel, Sehstörungen, Glaukom, Tränenfluß, Schmerzen in der Brustseite, im Ober- und Unterbauch, Appetitlosigkeit, schmerzhafte Muskelverspannung im Nacken und Rücken, Wadenkrampf

B 19 Danshu Zustimmungspunkt der Gallenblase
Lage: 1,5 Zoll lateral der Mittellinie zwischen dem 10. und 11. BWD
Indikationen: Cholelithiasis, Cholezystitis, bitterer Mundgeschmack, Ulcus duodeni, Ösophagospasmus, Erbrechen

B 20 Pishu Zustimmungspunkt Milz-Pankreas
Lage: 1,5 Zoll lateral von GG 6 zwischen dem 11. und 12. BWD
Indikationen: Schlaflosigkeit infolge geistiger Überbeanspruchung, Meteorismus, Appetitlosigkeit, Diabetes mellitus, Oligurie, leichte Erschöpfbarkeit

B 21 Weishu Zustimmungspunkt des Magens
Lage: 1,5 Zoll lateral der Mittellinie zwischen dem 12. BWD und 1. LWD
Indikationen: Wie B 20 besonders bei Schmerzzuständen

B 22 Sanjiaoshu Zustimmungspunkt des Drei-Erwärmer-Meridians
Lage: 1,5 Zoll lateral von GG 5, zwischen dem 1. und 2. LWD
Indikationen: Chronische Erkrankungen der Verdauungsorgane, schmerzhafte Spannung der Rücken- und Lendenmuskulatur

B 23 Shenshu Zustimmungspunkt der Nieren
Lage: 1,5 Zoll lateral von GG 4, zwischen dem 2. und 3. LWD
Indikationen: Erkrankungen der Harn- und Geschlechtsorgane, Allergie, Lumbalgie, Ischialgie.

▷ Der Punkt wird allgemein bei chronischen Krankheiten gebraucht.

B 24 Qihaishu
Lage: 1,5 Zoll lateral der Mittellinie zwischen dem 3. und 4. LWD
Indikationen: Lumbalgie, Ischialgie, Hämorrhoiden

B 25 Dachangshu Zustimmungspunkt des Dickdarms
Lage: 1,5 Zoll lateral von GG 3, zwischen dem 4. und 5. LWD
Indikationen: Kolitis, Obstipation, Lumbalgie, Ischialgie

B 26 Guanyuanshu
Lage: 1,5 Zoll lateral der Mittellinie unterhalb des 5. LWD
Indikationen: Lumbago, Diarrhö

B 27 Xiaochangshu Zustimmungspunkt des Dünndarms
Lage: 0,7 Zoll lateral von B 31 (1. Foramen sacrale)
Indikationen: Akute und chronische Enterokolitis, Genitalkrankheiten, Unterleibsplethora, Zystitis, Prostatitis, Ischialgie, Lumbalgie

B 28 Pangguangshu Zustimmungspunkt der Blase
Lage: 0,7 Zoll lateral von B 32 (2. Foramen sacrale)
Indikationen: wie B 27, außerdem Schmerzen in der Leistengegend

B 29 Zhonglushu
Lage: 0,7 Zoll lateral von B 33 (3. Foramen sacrale)
Indikationen: wie B 27, außerdem Proktitis

B 30 Baihuanshu
Lage: 0,7 Zoll lateral von B 34 (4. Foramen sacrale)
Indikationen: wie B 27 bis B 29

B 31–34 Shangliao - Ciliao - Zhongliao - Xialiao
Lage: 1.–4. Foramen sacrale
Indikationen: Erkrankungen der männlichen und weiblichen Geschlechtsorgane, Zystitis, Prostatitis, Prostatahypertrophie, Hämorrhoiden, Lumbalgie, Ischialgie, arterielle Durchblutungsstörungen der Beine

B 35 Huiyang
Lage: 0,5 Zoll neben dem unteren Steißbeinende
Indikationen: Hämorrhoiden, Analprolaps, Kokzygodynie

B 36 Fufen
Lage: 3,5 Zoll lateral der Mittellinie zwischen dem 2. und 3. BWD
Indikationen: Nacken-Schulter-Arm-Syndrom

B 37 Pohu
Lage: 3,5 Zoll lateral der Mittellinie zwischen dem 3. und 4. BWD
Indikationen: Schulter-Arm-Syndrom, Bronchitis, Bronchialasthma, Husten

B 38 Gaohuang
Lage: 3,5 Zoll lateral der Mittellinie zwischen dem 4. und 5. BWD. Die genaue Lage wird in Sitzhaltung des Kranken mit verschränkten Armen durch Palpation ermittelt und erweist sich als eine druckschmerzhafte Indurationsstelle.
Indikationen: Husten, Gastritis, Sodbrennen, Herz- und Lungenkrankheiten, Schulterschmerzen, Kopfkongestion, Brachialgie. Anämie. (Bei starker Druckschmerzhaftigkeit des Punktes Blutlassen mit der Dreiecksnadel oder blutiges Schröpfen!)

B 39 Shentang
Lage: 3,5 Zoll lateral der Mittellinie zwischen dem 5. und 6. BWD
Indikationen: wie B 38

B 40 Yixi
Lage: 3,5 Zoll lateral der Mittellinie zwischen dem 6. und 7. BWD
Indikationen: wie B 38

B 41 Geguan
Lage: 3,5 Zoll lateral der Mittellinie zwischen dem 7. und 8. BWD
Indikationen: Ösophagospasmus, Singultus, Speichelfluß, schmerzhafte Schulterspannung

B 42 Hunmen
Lage: 3,5 Zoll lateral der Mittellinie zwischen dem 9. und 10. BWD
Indikationen: wie B 18

B 43 Yanggang
Lage: 3,5 Zoll lateral der Mittellinie zwischen dem 10. und 11. BWD
Indikationen: wie B 19

B 44 Yishe
Lage: 3,5 Zoll lateral der Mittellinie zwischen dem 11. und 12. BWD
Indikationen: wie B 20

B 45 Weicang
Lage: 3,5 Zoll lateral der Mittellinie zwischen dem 12. BWD und 1. LWD
Indikationen: wie B 21

B 46 Huangmen
Lage: 3,5 Zoll lateral der Mittellinie zwischen dem 1. und 2. LWD
Indikationen: wie B 22

B 47 Zhishi
Lage: 3,5 Zoll lateral der Mittellinie zwischen dem 2. und 3. LWD
Indikationen: Pyelitis,, Urethritis, Nephrolithiasis, Erkrankungen der männlichen und weiblichen Genitalorgane, schmerzhafte Spannung der Nacken-, Schulter- und Rückenmuskulatur

B 48 Baohuang
Lage: 3 Zoll lateral von B 22
Indikationen: wie B 47, außerdem Obstipation, Dysmenorrhö, Lumbalgie, Ischialgie

B 49 Zhibian
Lage: 3 Zoll lateral von B 33
Indikationen: Lumbalgie, Ischialgie, Hämorrhoiden, Proktitis, Dysmenorrhö

B 50 Chengfu
Lage: In der Mitte der Gesäßfalte
Indikationen: Ischialgie, Hämorrhoiden, Dysmenorrhö, Anurie

B 51 Yinmen
Lage: in der Mitte der Hinterseite des Oberschenkels
Indikationen: Ischialgie

B 52 Fuxi
Lage: 1 Zoll oberhalb B 53
Indikationen: Krampf der Ober- und Unterschenkelmuskulatur, Peronäusneuralgie, Peronäuslähmung

B 53 Weiyang
Lage: am lateralen Ende der Kniegelenksfalte
Indikationen: wie B 52

B 54 Weizhong
Lage: Mitte der Kniekehle
Indikationen: Akutes Fieber, Nackensteifheit, Kreuzschmerzen, Ischias, Urtikaria, entzündliche Hautausschläge, Hypertonie. In allen diesen Fällen empfiehlt sich ein Aderlaß aus einer dort verlaufenden kleinen Vene. Bei Hypertonie dispergierende Nadelung.

B 55 Heyang
Lage: 3 Zoll unterhalb B 54
Indikationen: schmerzhafte Erkrankungen der männlichen und weiblichen Genitalorgane, Lumbago, Wadenkrampf

B 56 Chengjin
Lage: in der Mitte der Hinterseite des Unterschenkels, am höchsten Punkt der Wade
Indikationen: Kreuzschmerzen, Ischias, Wadenkrampf, Fersenschmerz, Parästhesien

B 57 Chengshan
Lage: am unteren Wadenrand, in der Grube zwischen den beiden Anteilen des M. gastrocnemius
Indikationen: Wadenkrampf, Fersenschmerz, Lumbago, Ischialgie, chronische Hämorrhoiden

B 58 Feiyang Luo-Punkt
Lage: am äußeren Rand des Gastrocnemius in Höhe von B 57, 7 Zoll oberhalb des äußeren Knöchels
Indikationen: Kopfschmerz, Schwindel, Okzipitalneuralgie, Nackensteifheit, Kreuzschmerz, Ischialgie, Wadenschmerz, Epilepsie, Spasmophilie, Hämorrhoidalschmerz

B 59 Fuyang
Lage: 3 Zoll oberhalb des Condylus lat. am Außenrand der Achillessehne
Indikationen: wie B 60

B 60 Kunlun
Lage: in der Mulde hinter dem äußeren Knöchel am Oberrand des Fersenbeins
Indikationen: akute Lumbalgie, Ischialgie, Spasmen und Lähmungen der Beinmuskulatur

B 61 Pushen
Lage: 1,5 Zoll unterhalb B 60 in der Grube unterhalb des Fersenbeins
Indikationen: Fersenschmerz, Wadenkrampf, Unterschenkelneuralgie

B 62 Shenmai
Lage: 0,5 Zoll unterhalb des äußeren Knöchels in einer Mulde
Indikationen: Kopfschmerz, Schwindel, Schmerzen am inneren Augenwinkel, Lumbalgie, Peronäusneuralgie, Peronäuslähmung

B 63 Jinmen Zwischenpunkt
Lage: 1 Zoll unterhalb und distal vom äußeren Knöchel, in einer Grube. Druckschmerzpunkt
Indikationen: Kopfschmerz, Schwindel, Nackensteifheit, Wadenkrampf, Ischialgie, Schmerzen am Fußrücken, Peronäuslähmung, Epilepsie, Spasmophilie

B 64 Jinggu Quellpunkt
Lage: Am lateralen Fußrand auf der Grenzlinie der dorsalen und ventralen Haut, hinter dem Höcker des 5. Metatarsalknochens in einer Grube. Druckschmerzpunkt.
Indikationen: Hirnhyperämie, Kopfschmerz, Schwindel, Nasenbluten, entzündliche Augenerkrankungen, alle Muskelspasmen und Schmerzzustände im Verlauf des Blasen-Meridians

B 65 Shugu Dispergierungspunkt
Lage: am proximalen Rand des Grundgelenks der 5. Zehe in einer Grube
Indikationen: Tränenfluß, Augenhyperämie, Hirnkongestion, Kopfschmerz, Schwindel, Ohrensausen, Nacken-, Rücken-, Kreuzschmerzen

B 66 Tonggu
Lage: am Außenrand der Kleinzehe in einer Delle distal vom Grundgelenk
Indikationen: wie B 65

B 67 Zhiyin Tonisierungspunkt
Lage: an der äußeren Nagelecke der Kleinzehe
Indikationen: Schweregefühl des Kopfes, Nasenverstopfung, Augenschmerzen, Harnverhaltung, heiße Fußsohlen

▷ Zur Anregung der Geburtswehen 3 Moxen

Nieren-Meridian

N 1 Yongquan Dispergierungspunkt
Lage: in der Mitte des vorderen Teils der Fußsohle, in der Grube bei starker Beugung der Zehen
Indikationen: nervöse Überregung, Epilepsieanfall, Krampfzustände bei Kindern, Koma nach Hirnblutung (Moxen!), akute Heiserkeit, Unterleibsschmerzen, Harnverhaltung in der Schwangerschaft, Fußsohlenschmerz

N 2 Rangu
Lage: unterhalb des Kahnbeinhöckers
Indikationen: Speichelfluß, Tonsillitis, Laryngitis, Kloßgefühl im Hals, Fieber mit Unruhe und kalten Füßen, Harnverhaltung, kolikartige Schmerzen im Unterbauch mit Bauchdeckenspannung

N 3 Zhaohai
Lage: 0,5 Zoll unterhalb des inneren Knöchels in einer Mulde zwischen 2 Sehnen
Indikationen: Oligurie, ausbleibende und zu schwache Regelblutung, akute Unterleibsschmerzen, Tonsillitis, Laryngitis, Augenschmerzen, Augenflimmern

N 4 Shuiquan Zwischenpunkt
Lage: 1 Zoll unterhalb N 1, Querfinger hinter und unterhalb des inneren Knöchels
Indikationen: Fersenschmerz, Amenorrhö, Dysmenorrhö, Harnverhaltung

N 5 Dazhong Luo-Punkt
Lage: in der Mulde 0,5 Zoll unterhalb N 6
Indikationen: Stomatitis, Laryngitis, Ösophagospasmus, Uteruskrampf, Blasenlähmung

N 6 Taixi Quellpunkt
Lage: 0,5 Zoll hinter dem inneren Knöchel am Oberrand des Fersenbeins in der tiefsten Stelle der Mulde
Indikationen: Stomatitis, Tonsillitis, Laryngitis, Otitis media, Fußsohlenschmerz, kalte Füße

N 7 Fuliu Tonisierungspunkt
Lage: 2 Zoll oberhalb des inneren Knöchels, 1 Zoll hinter dem medialen Tibiarand in einer kleinen Mulde
Indikationen: Furchtsamkeit, Schreckhaftigkeit, Tachykardie, Schwindel, kalter Schweiß, Nachtschweiß, Sehstörungen, trockene Mund- und Rachenschleimhaut, Speichelfluß, Neigung zu Durchfall mit Tenesmus, Schmerzen und Kältegefühl in der Lenden- und Kreuzbeingegend, Ödeme und Kälte der unteren Extremitäten

N 8 Jiaoxin
Lage: 2 Zoll oberhalb des inneren Knöchels, 0,5 Zoll hinter dem medialen Tibiarand
Indikationen: verzögerte oder zu starke Regelblutung, Urethritis, Orchitis, Epididymitis, Hydrozele, Anurie, Nachtschweiß

N 9 Zhubin Zwischenpunkt (nach einigen Autoren)
Lage: 5 Zoll oberhalb des Malleol. int. am medialen Rand des M. gastrocnemius
Indikationen: wie N 8, außerdem Wadenschmerz, kolikartige Unterbauchschmerzen, Epilepsieanfall, psychische Erregungszustände (Moxen)

N 10 Yingu
Lage: am medialen Ende der Kniekehlenfurche bei gebeugtem Knie, 1 Zoll hinter Le 8
Indikationen: Ödeme, Schmerzen und Jucken an den äußeren Genitalien, Prostatitis, Impotenz, Knieschmerzen, Beschwerden beim Harnlassen

N 11 Henggu
Lage: am Oberrand des Schambeins 0,5 Zoll neben der Mittellinie (KG 2)
Indikationen: Urethritis, Zystitis, Blasenlähmung, Anurie, Vaginitis, Konjunktivitis, Nakkensteifheit

N 12 Dahe
Lage: 1 Zoll unterhalb N 13 0,5 Zoll lateral von KG 3
Indikationen: wie N 13

N 13 Qixue
Lage: 3 Zoll unterhalb des Nabels 0,5 Zoll neben der Mittellinie (KG 4)
Indikationen: entzündliche Erkrankungen der Harn- und Geschlechtsorgane, insbesondere Urethritis, Samenstrangneuralgie, Vaginitis, Rücken- und Lendenschmerzen, Impotenz, Sterilität der Frau

N 14 Siman
Lage: 2 Zoll unterhalb N 16, 0,5 Zoll lateral von KG 5
Indikationen: wie N 13, außerdem Enterokolitis

N 15 Zhongzhu
Lage: 1 Zoll unterhalb N 16, 0,5 Zoll lateral von KG 7
Indikationen: wie N 14

N 16 Huangshu
Lage: 0,5 Zoll lateral vom Nabel
Indikationen: Gastroenteritis, Obstipation, akute und chronische Nephritis, Pyelitis, Kältegefühl im Bauch und in der Lendengegend

N 17 Shangqu
Lage: 2 Zoll oberhalb N 16, 0,5 Zoll lateral von KG 10
Indikationen: wie N 16

N 18 Shiguan
Lage: 3 Zoll oberhalb N 16, 0,5 Zoll lateral von KG 11
Indikationen: Magen-Darmspasmen, Singultus, Völle- und Spannungsgefühl im Oberbauch

N 19 Yindu
Lage: 1 Zoll lateral von KG 12
Indikationen: Gastritis, Magenatonie, Ulcus ventriculi, Erbrechen

N 20 Tonggu
Lage: 1 Zoll lateral von KG 13
Indikationen: wie N 19

N 21 Youmen
Lage: 0,5 Zoll lateral von KG 14
Indikationen: Kardiaspasmus, Ösophagospasmus, Erbrechen.
Dieser Punkt wurde früher viel verwendet, um Erbrechen hervorzurufen

N 22 Bulang
Lage: im 6. ICR, 2 Zoll lateral der Mittellinie
Indikationen: Stenokardie, Bronchitis, Pleuritis, Husten

N 23 Shenfeng
Lage: im 5. ICR, 2 Zoll lateral von KG 17
Indikationen: Stenokardie, Bronchitis, Asthma, Husten, Ösophagospasmus, Mastitis, Interkostalneuralgie

N 24 Lingxu
Lage: im 4. ICR, 2 Zoll lateral von KG 18
Indikationen: wie N 23

N 25 Shencang
Lage: im 3. ICR, 2 Zoll lateral von KG 19
Indikationen: wie N 23

N 26 Yuzhong
Lage: im 2. ICR, 2 Zoll lateral von KG 20
Indikationen: wie N 23, außerdem Laryngitis, Pharyngitis

N 27 Shufu
Lage: im 1. ICR, 2 Zoll lateral von KG 21
Indikationen: wie N 26

Kreislauf-Meridian

K 1 Tianchi
Lage: im 4. ICR, 1 Zoll lateral der Mamillarlinie
Indikationen: anginöse Herzbeschwerden

K 2 Tianquan
Lage: auf der Beugeseite des Oberarms, 2 Zoll unterhalb der vorderen Achselfalte
Indikationen: Schmerzen im seitlichen Thorax mit Ausstrahlung in die Beugeseite des Armes, Singultus, Brachialgie

K 3 Quze
Lage: in der Mitte der Ellenbeuge
Indikationen: Blutandrang zum Kopf, übermäßiges Schwitzen am Kopf, Oppressionsgefühl im Thorax, Husten, Erbrechen, Entzündung des Schulter- und Ellbogengelenks

K 4 Ximen Zwischenpunkt
Lage: in der Mitte der Beugeseite des Unterarms, zwischen M. brachioradialis und M. flexor carpi radialis
Indikationen: Husten, Pleuritis, Brustschmerzen, Nasenbluten, Singultus, Gasaufstoßen, Schmerzen zwischen den Schulterblättern, in den Arm ausstrahlend

K 5 Jianshi
Lage: 3 Zoll proximal der Handgelenksfalte zwischen den Sehnen von M. flexor carp. rad. und M. palm. long.
Indikationen: wie K 6

K 6 Neiguan Luo-Punkt
Lage: 2 Zoll oberhalb der Handgelenksfalte zwischen den beiden Sehnen von M. flexor carp. rad. und M. palm.long.
Indikationen: Druck- und Stauungsgefühl im Oberbauch mit Kurzatmigkeit, Bangigkeit und Herzschmerzen *(Roemheld),* Herzklopfen

K 7 Daling Dispergierungspunkt, Quellpunkt
Lage: Mitte der Handgelenksfalte zwischen den beiden Sehnen
Indikationen: seelische Erregungs- und Angstzustände, Blutandrang zum Kopf, Hypertonie, Angina pectoris, Herzarrhythmie, Laryngitis, übler Mundgeruch, Hitzegefühl in der Hand

K 8 Laogong
Lage: auf der inneren Handfläche zwischen dem 2. und 3. Metakarpale, beim Faustschluß zwischen der 3. und 4. Fingerkuppe
Indikationen: übler Mundgeruch, Singultus, Schluckbeschwerden, Stauungsgefühl im Oberbauch, Aufstoßen, Schreibkrampf, Hitzegefühl in der Hand

K 9 Zhongchong Tonisierungspunkt
Lage: an der inneren Nagelecke des Mittelfingers
Indikationen: akutes Fieber ohne Schweiß mit Unruhe, Angst, Angina pectoris mit rotem Gesicht, Blutandrang zum Kopf (Blutlassen!), nächtliches Weinen und Aufschrecken der Kinder (1 kleine Moxe)

Drei-Erwärmer-Meridian

3E 1 Guanchong
Lage: an der äußeren Nagelecke des 4. Fingers
Indikationen: hohes Fieber ohne Schweißsekretion, plötzliche Taubheit durch Tubenverschluß (Blutlassen!), Otitis media, akute Tonsillitis, Laryngitis, Schluckbeschwerden, Nacken-, Schulter-, Rückenschmerzen durch Kälte und Wind

▷ In allen akuten Fällen Blutlassen!

3E 2 Yemen
Lage: in der distalen Mulde zwischen dem 4. und 5. Metakarpale
Indikationen: entzündliche Schwellung der Fingergrundgelenke

3E 3 Zhongzhu Tonisierungspunkt
Lage: in der proximalen Mulde zwischen dem 4. und 5. Metakarpale
Indikationen: Schwerhörigkeit, Ohrensausen, Schwindel, Laryngitis

3E 4 Yangchi Quellpunkt
Lage: in der Mitte der Dorsalseite des Handgelenks in einer Grube
Indikationen: allgemeine körperliche Erschöpfung, Unruhe, Angst, Herzklopfen, Trockenheit des Mundes und Rachens, Augenschwellung, Tonsillitis, Laryngitis, Schwerhörigkeit, Ohrensausen, Arm- und Schulterschmerzen im Gebiet des Meridianverlaufes, schmerzhafte Spannung im Ober- und Unterbauch, Schwangerschaftsbeschwerden, Entzündung des Handgelenks
Moxibustion des linken 3E 4 wirkt allgemein anregend und auch speziell auf die Unterleibsorgane.

3E 5 Waiguan Luo-Punkt
Lage: 2 Zoll proximal vom Handgelenk zwischen Radius und Ulna
Indikationen: Schwerhörigkeit, Ohrensausen, Gefühl von Taubheit und Eingeschlafensein der Hände, Arthritis der Handgelenke, Tendovaginitis

3E 6 Zhigou
Lage: 3 Zoll proximal vom Handgelenk zwischen Radius und Ulna
Indikationen: Interkostalneuralgie, Kopfkongestion, Augenhyperämie, Parästhesien im Unterarm und in der Hand, Krampf und Völlegefühl in der Magengrube, akute Gastroenteritis

3E 7 Huizong Zwischenpunkt
Lage: 1 Zoll ulnarwärts von 3E 6
Indikationen: wie 3E 6

3E 8 Sanyangluo
Lage: 4 Zoll proximal vom Handgelenk
Indikationen: wie 3E 9

3E 9 Sidu Zwischenpunkt
Lage: in der Mitte der Streckseite des Unterarms zwischen Olekranon und Handgelenk.
Nach einigen Autoren liegt er 2 Zoll distal vom Ellbogengelenk auf gleicher Höhe wie Di 10.
Indikationen: Schulter- und Rückenschmerzen, Ischialgie, Unterarmneuralgie, Zahnschmerzen, Migräne, akuter Rachen- und Kehlkopfkatarrh, plötzliche Taubheit

3E 10 Tianjing Dispergierungspunkt
Lage: in der Mulde 1 Zoll oberhalb des Olekranon
Indikationen: seelische Übererregung, Kopfschmerz, schmerzhafte Spannung der Nacken- und Schultermuskulatur, Schwerhörigkeit mit Ohrensausen, Schwindel, Übelkeit, Erbrechen, M. *Ménière*

3E 11 Qinglengyuan
Lage: 2 Zoll proximal vom Olekranon
Indikationen: schmerzhafte Bewegungseinschränkung des Ellbogen- und Schultergelenks

3E 12 Xiaoluo
Lage: auf der Mitte der Streckseite des Oberarms
Indikationen: schmerzhafte Spannung der Nacken-, seitlichen Hals- und Schultermuskulatur, Arthritis und Periarthritis des Schultergelenks, Brachialgie

3E 13 Naohui
Lage: 3 Zoll unterhalb der hinteren Ecke des Akromion am Hinterrand des Deltamuskels
Indikationen: wie 3E 12

3E 14 Jianliao
Lage: an der Außenseite des Schultergelenks am Unterrand des Akromion in der hinteren Grube beim Erheben des Armes
Indikationen: Arthritis des Schultergelenks, Periarthritis humeroscapularis, Brachialgie

3E 15 Tianliao
Lage: auf der Mitte der Schulter, etwas außerhalb und oberhalb der inneren oberen Ecke des Schulterblattes, 1 Zoll unterhalb G 21
Indikationen: Nacken- und Schultersyndrom, Hypertonie, Glaukom

3E 16 Tianyou
Lage: 1 Zoll unterhalb des Warzenfortsatzes an der hinteren Grenze des M. sternocleidomastoideus
Indikationen: Laryngitis, Pharyngitis, Ohrgeräusche, Schwerhörigkeit, Migräne, Gesichtsödeme, Tortikollis

3E 17 Yifeng
Lage: hinter dem Ohrläppchen, zwischen Warzenfortsatz und Unterkieferast (Druckschmerz)
Indikationen: Mittelohrentzündung, Ohrensausen, Schwerhörigkeit, Schwindel, Fazialislähmung, Unterkieferzahnschmerz, Schmerzen im Kiefergelenk beim Kauen, Singultus (Fingerdruck!), akute Augenentzündung (Blutlassen)

3E 18 Qimai
Lage: 1 Zoll oberhalb 3E 17 in einer kleinen Mulde
Indikationen: Schwerhörigkeit, Ohrensausen

3E 19 Luxi
Lage: 1 Zoll oberhalb 3E 18
Indikationen: Schwindel, Ohrensausen, Erbrechen

3E 20 Jiaosun
Lage: in Höhe der Spitze der Ohrmuschel, wenn diese nach vorn geklappt wird
Indikationen: wie 3E 19

3E 21 Sizhukong
Lage: am äußeren Ende der Augenbraue
Indikationen: Augenkrankheiten (im akuten Falle Blutlassen, in chronischen Fällen täglich morgens 1 kleine Moxe), Schwindel, Kopfschmerzen, Migräne

3E 22 Heliao
Lage: 0,5 Zoll oberhalb 3E 23, am oberen Rand des Jochbeins, Pulsation
Indikationen: wie 3E 23

3E 23 Ermen
Lage: am oberen Ansatz des Tragus unterhalb des Jochbeinfortsatzes in einer Grube, die sich beim Mundöffnen verbreitert. Pulsation!
Indikationen: Schwerhörigkeit, Ohrensausen, Otitis media, Fazialisparese, Fazialisspasmus

Gallenblasen-Meridian

G 1 Tongziliao
Lage: 0,5 Zoll vom äußeren Augenwinkel in der Mitte der Grube
Indikationen: entzündliche Augenkrankheiten, Glaukom, Trigeminusneuralgie, Fazialisparese, Fazialisspasmus, Migräne

G 2 Tinghui
Lage: Am vorderen Ansatz des Ohrläppchens in der Mitte der Grube, die sich beim Öffnen des Mundes bildet
Indikationen: Otitis media, Schwerhörigkeit, Ohrensauen, Tubenkatarrh, Blepharospasmus, Fazialisparese, Kiefergelenksentzündung, Kiefersperre, Kaumuskelkrampf

G 3 Shangguan
Lage: am oberen Rand des Jochbeins in der Mitte der dort tastbaren Grube
Indikationen: Kopfschmerz, Migräne, Schwindel, Fazialisparese, Trigeminusneuralgie

G 4 Hanyan
Lage: 1 Zoll oberhalb und lateral vom Ende der Augenbraue auf der Ecke des Haaransatzes
Indikationen: wie G 3

G 5 Xuanlu
Lage: in der Mitte der Schläfe auf der Haargrenze
Indikationen: wie G 3

G 6 Xuanli
Lage: an der unteren äußeren Ecke der Schläfe in Höhe der Augenbraue auf der Haargrenze
Indikationen: wie G 3

G 7 Qubin
Lage: 1 Zoll oberhalb des Jochbeins, etwas hinter der Haargrenze in der Mitte einer Mulde beim Öffnen des Mundes
Indikationen: Kopfschmerz, Migräne, Erbrechen, Kaumuskelkrampf

G 8 Shuaigu
Lage: 1,5 Zoll oberhalb der Mitte des oberen Ohrmuschelrandes, 1,5 Zoll innerhalb der Haargrenze
Indikationen: Kopfschmerz, Migräne, Schwindel, Erbrechen infolge Alkoholabusus

G 9 Benshen
Lage: 3 Zoll lateral von GG 23
Indikationen: Schwindel, Kopfschmerz, Erbrechen, Epilepsie (mit GG 11)!

G 10 Yangbai
Lage: 1 Zoll oberhalb der Mitte der Augenbraue
Indikationen: Trigeminusneuralgie, Kopfschmerz, Augenentzündungen, Tränenfluß, Singultus

G 11 Linqi
Lage: vertikal oberhalb der Pupille, 0,5 Zoll innerhalb der Haargrenze
Indikationen: Tränenfluß, Nasenverstopfung, Migräne, Kopfschmerz, Schwindel

G 12 Muchuang
Lage: 1 Zoll lateral von G 11
Indikationen: wie G 11

G 13 Zhengying
Lage: 1 Zoll lateral von G 12
Indikationen: wie G 11

G 14 Chengling
Lage: 1,5 Zoll lateral von G 13
Indikationen: wie G 11

G 15 Tianchong
Lage: 2 Zoll oberhalb und etwas hinter dem oberen Ohrmuschelrand
Indikationen: Kopfschmerz, Migräne, Epilepsie

G 16 Fubai
Lage: 1 Zoll unterhalb G 15
Indikationen: Kopfschmerz, Ohrensausen, Schwerhörigkeit, Glaukom

G 17 Wangu
Lage: hinter dem Warzenfortsatz in einer Grube
Indikationen: Schlaflosigkeit, Fazialisparese, Hyperhidrosis, Otitis media, Schwerhörigkeit, Ohrensausen, Tortikollis

G 18 Qiaoyin
Lage: 0,7 Zoll oberhalb G 17
Indikationen: wie G 17

G 19 Naokong
Lage: 1,5 Zoll lateral der Protuberantia occipitalis externa
Indikationen: wie G 17

G 20 Fengchi
Lage: im Winkel zwischen dem Außenrand des Trapezmuskels und dem Hinterhauptbein in einer Grube
Indikationen: Durchblutungsstörung der Augen und des Gehirns, Sehnervatrophie, Sehschwäche, Schlaflosigkeit, Kopfschmerz, Migräne, Schwindel, Schwellung der Nasenschleimhäute, Nackenspannung

G 21 Jianjing
Lage: Auf der Schulter in der Mitte zwischen Di 15 und GG 13, oberhalb der Mitte der oberen Schlüsselbeingrube, in der Mitte zwischen Klavikula und Spina scapulae
Indikationen: Bluthochdruck, Kopfkongestion, Nackenspannung (bei erschwerter Kopfdrehung nach links Nadelung rechts und umgekehrt), Schulter- und Armschmerzen, Kälte der Arme und Beine (Moxen, Blutlassen). Einstichtiefe 0,5 Zoll (Ohnmachtsgefahr!)

G 22 Yuanye
Lage: 3 Zoll unterhalb der Achselhöhle
Indikationen: Interkostalneuralgie

G 23 Zhejin
Lage: 1 Zoll medial von G 22
Indikationen: Asthma, Erbrechen, Sodbrennen

G 24 Riyue Alarmpunkt der Gallenblase
Lage: am Unterrand des Rippenbogens auf der Brustwarzenlinie, 0,5 Zoll unterhalb Le 14 in Höhe von KG 14
Indikationen: Sodbrennen (3–5 Moxen), Speichelfluß, Druckgefühl im Thorax, Erkrankungen der Gallenwege

G 25 Jingmen Alarmpunkt der Nieren
Lage: an der Spitze der 12. Rippe
Indikationen: Gallen- und Nierenkolik, Pyelonephritis

G 26 Daimai
Lage: 1,8 Zoll unterhalb vom Ende der 11. Rippe (Le 13)
Indikationen: Darmspasmen, Diarrhö, Unterbauchschmerzen, Lumbalgie, Dysmenorrhö, Fluor

G 27 Wushu
Lage: 3 Zoll unterhalb und medial von G 26
Indikationen: entzündliche Urogenitalerkrankungen, schmerzhafte Spannung der Schulter- und Rückenmuskulatur, schmerzhafte Versteifung des Schultergelenks

G 28 Weidao
Lage: 0,5 Zoll medial und distal der Spina iliaca ant. sup.
Indikationen: Appendizitis, Darmkolik, Lumbago

G 29 Juliao
Lage: 3 Zoll unterhalb G 28
Indikationen: Entzündungen der Urogenitalorgane, Oberschenkelneuralgie, schmerzhafte Bewegung des Schulter-Ellbogengelenks

G 30 Huantiao
Lage: Am hinteren und oberen Rand des Trochanter major, in Seitenlage mit ausgestrecktem unteren Bein und gebeugtem oberen Bein. Bei tiefer Nadelung erfolgt Ausstrahlung in den Oberschenkel
Indikationen: Koxarthrose, Ischias, Femoralisneuralgie

G 31 Fengshi
Lage: Außenseite des Oberschenkels an der Spitze des Mittelfingers bei angelegtem Arm im Stehen
Indikationen: Neuralgie, Parästhesie und Hauterkrankungen am Oberschenkel

G 32 Zhongdu
Lage: 5 Zoll oberhalb des Condylus fem.
Indikationen: wie G 31

G 33 Xiyangguan
Lage: 2 Zoll oberhalb des Capitulum fibulae in einer Grube zwischen M. vastus lateralis und M. biceps femoris
Indikationen: Gonitis, Gonarthrose, Kälte im Knie und Unterschenkel, Neuritis, Neuralgie, Lähmung der lateralen Beinmuskulatur

G 34 Yanglingquan
Lage: in der Grube unterhalb des Capitulum fibulae
Indikationen: Fazialisparese, Gesichtsschwellung, Peronäuslähmung, Halbseitenlähmung

G 35 Yangjiao
Lage: 7 Zoll oberhalb des Malleolus ext. 0,5 Zoll vor G 36 auf gleicher Höhe
Indikationen: wie G 36

G 36 Waiqiu Zwischenpunkt
Lage: 7 Zoll oberhalb des äußeren Knöchels
Indikationen: Schmerzhafte Steifheit der Hals- und Nackenmuskulatur, Seitenkopfschmerz, Interkostalneuralgie, Femoralisneuralgie, Peronäuslähmung, Wadenkrampf

G 37 Guangming Luo-Punkt
Lage: 5 Zoll oberhalb des äußeren Knöchels am Vorderrand des Wadenbeins
Indikationen: wie G 38

G 38 Yangfu Dispergierungspunkt
Lage: 4 Zoll oberhalb des äußeren Knöchels am Vorderrand des Wadenbeins
Indikationen: Tonsillitis, Lymphdrüsenschwellung am Hals und in der Achselhöhle, Interkostalneuralgie, Peronäuslähmung, Kinderlähmung, Femoralisneuralgie, nervöse Übererregung, Hyperthyreose

G 39 Xuanzhong
Lage: 3 Zoll oberhalb des äußeren Knöchels in einer Grube am Vorderrand des Wadenbeins
Indikationen: Vasomotorische Rhinitis, Nasenverstopfung, Tonsillitis, Osteomyelitis, Knochenschmerzen, Halbseitenlähmung, Peronaeuslähmung, Fersenschmerz (Moxen)

G 40 Qiuxu Quellpunkt
Lage: in der Grube unterhalb und etwas vor dem Malleolus lat.
Indikationen: Schmerzen seitlich am Kopf, Hals und Thorax, Druckschmerzhaftigkeit am inneren Rand der Spina iliaca ant. sup., Arthritis der Fußgelenke

G 41 Linqi
Lage: in einer Grube zwischen der Basis des 4. und 5. Metatarsale, 3 Zoll distal von G 40
Indikationen: Schmerzen in der seitlichen Körperregion (rechtsseitiger Punkt druckschmerzhaft), Cholelithiasis, Peronäusneuralgie, Peronäuslähmung

G 42 Diwuhui
Lage: in der Grube proximal vom 4. und 5. Zehengrundgelenk
Indikationen: wie G 43

G 43 Xiaxi Tonisierungspunkt
Lage: in der Grube zwischen den Grundgelenken der 4. und 5. Zehe
Indikationen: Konjunktivitis, Tränenfluß, halbseitiger Kopfschmerz, Schwerhörigkeit, Ohrensausen, Schwindel, Druck in der Magengrube und seitlich unterhalb vom Rippenbogen, Druck-und Spannungsgefühl im Unterbauch

G 44 Qiaoyin
Lage: am äußeren Nagelwinkel der 4. Zehe
Indikationen: Schmerzen seitlich am Kopf und Thorax, akute Tonsillitis, krampfhafter Husten, akute Otitis media, Schmerzen, Taubheitsgefühl und Ödem am Fußrücken, Wadenkrampf

Leber-Meridian

Le 1 Dadun
Lage: an der lateralen Nagelecke (Kleinzehenseite) der Großzehe
Indikationen: Erkrankungen der Unterleibsorgane, Eingeweide- und Gebärmuttersenkung, Oberbauchschmerzen, Meteorismus, kolikartige Unterleibsschmerzen, Orchitis, Hydrozele, Samenstrangneuralgie, Penisneuralgie, Bettnässen (3 kleine Moxen)

Le 2 Xingjian Dispergierungspunkt
Lage: in der Grube zwischen den Grundgelenken der 1. und 2. Zehe
Indikationen: seelische Depression, zornige, aggressive Stimmungslage, Sehstörungen, schmerzhafte und zu starke Regelblutung, Fluor, Bettnässen (ton.), venöse Blutstauungen, Harnverhaltung, Kopfkongestion, Speichelfluß, Trockenheit der Mund- und Rachenschleimhaut

Le 3 Taichong Quellpunkt
Lage: am proximalen Ende der Grube zwischen dem 1. und 2. Metatarsale
Indikationen: Erkrankungen der Leber, Gallenblase, Harn- und Geschlechtsorgane, venöse Blutstauung im Bauchraum und im kleinen Bekken, Durchfall nach dem Essen, Nasenverstopfung, Nasenpolypen, Augenerkrankungen, Trokkenheit und Entzündung der Mund- und Rachenschleimhaut, seelische Depression

Le 4 Zhongfeng
Lage: Mitte der Grube zwischen Malleol. int. und der Sehne des M. tibialis ant.
Indikationen: Laryngitis, Zystitis, Urethritis, Orchitis, Lumbago (3–5 Moxen!) Entzündung des Sprunggelenks

Le 5 Ligou Luo-Punkt
Lage: 5 Zoll oberhalb des inneren Knöchels am hinteren Tibiarand
Indikationen: Schmerzhafte Erkrankungen der Unterbauchorgane, Globus hystericus, nervöses Herzklopfen

Le 6 Zhongdu Zwischenpunkt
Lage: 7 Zoll oberhalb Malleolus int.
Indikationen: wie Le 8

Le 7 Xiguan
Lage: 2 Zoll distal von Le 8 an der unteren Grenze des Epicondylus tibiae
Indikationen: wie Le 8

Le 8 Ququan Tonisierungspunkt
Lage: an der Innenseite des Kniegelenks in einer Mulde am Ende der Kniegelenksfurche bei gebeugtem Knie
Indikationen: Erkrankungen der weiblichen und männlichen Geschlechtsorgane, (Orchitis, Epididymitis 5 Moxen!), Pruritus genitalis, Miktionsbeschwerden, Impotenz, wäßriger Durchfall nach dem Essen, Hämorrhoiden, Gonitis

Le 9 Yinbao
Lage: 4 Zoll oberhalb des Condylus tib.fem. zwischen M. sartorius und M. gracilis
Indikationen: Spannung und Lähmung der Lenden-, Gesäß- und Beinmuskulatur

Le 10 Wuli
Lage: 3 Zoll unterhalb der Mitte der Leistenbeuge
Indikationen: Schlafsucht und Erschöpfung nach einer Krankheit, übermäßiges Schwitzen (5–10 Moxen), Glaukom, Harnbeschwerden

Le 11 Yinlian
Lage: 1,5 Zoll unterhalb der Leistenfurche, 2 Zoll unterhalb M 30
Indikationen: Kontraktion der Adduktoren, Schmerzen in der Leistengegend, Inguinaldrüsenschwellung, Orchitis, Samenstrangneuralgie

Le 12 Jimai
Lage: 3 Zoll lateral von KG 3
Indikationen: Prolapsus uteri (Moxen)

Le 13 Zhangmen
Alarmpunkt Milz-Pankreas
Lage: am Ende der 11. Rippe
Indikationen: Lebererkrankungen, Aszites, Kälte und Lähmigkeit im Kreuz, Rücken und in den Extremitäten, Schmerzen in der Brust- und Bauchseite, Appetitlosigkeit, Meteorismus, Diarrhö

Le 14 Qimen Alarmpunkt der Leber
Lage: am unteren Rippenrand auf der Brustwarzenlinie
Indikationen: akute und chronische Leber- und Gallenblasenerkrankungen, Gastroenteritis, Husten, Keuchhusten, Asthma

Konzeptionsgefäß

KG 1 Huiyin
Lage: zwischen Anus und Vagina bzw. Skrotum
Indikationen: Hämorrhoiden, Schmerzen und Jucken am After und an den äußeren Genitalien, Harnverhaltung

KG 2 Qugu
Lage: am Oberrand der Symphyse
Indikationen: wie KG 3

KG 3 Zhongji Alarmpunkt der Blase
Lage: 1 Zoll oberhalb der Symphyse
Indikationen: Erkrankungen der Harn- und Genitalorgane (bei Enuresis nur Moxen!), Lumbago, Ischialgie

KG 4 Guanyuan Alarmpunkt des Dünndarms
Lage: in der Mitte zwischen Nabel und Symphyse
Indikationen: Ovarialinsuffizienz, Sterilität der Frau, kolikartige Unterbauchschmerzen, kalte Füße, Schwindel, Kopfschmerz, Nackensteifheit. Bedeutsamer Punkt zur Verbesserung der Durchblutung im kleinen Becken

KG 5 Shimen Alarmpunkt der Nieren (nach einigen Autoren)
Lage: 2 Zoll unterhalb des Nabels
Indikationen: Kälte der Lendengegend und der unteren Körperhälfte, chronische Dyspepsie, vom Unterbauch nach oben aufsteigendes Übelkeitsgefühl, Aszites, Anurie, krampfartige Schmerzen im Unterbauch, akute Bauchschmerzen in der Nabelgegend, Appendizitis (Moxen)

KG 6 Qihai
Lage: 1,5 Zoll unterhalb des Nabels
Indikationen: wie KG 5, außerdem Meteorismus, akute Gastroenteritis (Moxen)

KG 7 Yinjiao Alarmpunkt Drei-Erwärmer
Lage: 1 Zoll unterhalb des Nabels
Indikationen: wie KG 6

KG 8 Shenjue
Lage: Nabel
Indikationen: Aszites, Meteorismus, allgemeine Erschöpfung nach schwerer Krankheit und bei älteren Personen, akute und chronische Enteritis, Analprolaps, Sterilität der Frau (Nur Nabelmoxen, *s. Technik*)

KG 9 Shuifen
Lage: 1 Zoll oberhalb des Nabels
Indikationen: Aszites, Meteorismus, Enteritis (Nur Moxen, diuretische Wirkung!)

KG 10 Xiawan
Lage: 2 Zoll oberhalb des Nabels
Indikationen: wie KG 12

KG 11 Jianli
Lage: 1 Zoll unterhalb KG 12
Indikationen: wie KG 12

KG 12 Zhongwan Alarmpunkt Drei-Erwärmer, Magen
Lage: in der Mitte zwischen dem unteren Sternumende und dem Nabel
Indikationen: akute und chronische Magen-Darmstörungen, Schmerz, Druck- und Völlegefühl im Oberbauch, Appetitlosigkeit, Erbrechen, krampfartige Schmerzen in der Brust und im Bauch, Schwangerschaftserbrechen, Obstipation

KG 13 Shangwan
Lage: 1 Zoll oberhalb KG 12
Indikationen: wie KG 12

KG 14 Jujue Alarmpunkt des Herzens
Lage: 1 Zoll unterhalb KG 15
Indikationen: wie KG 15

KG 15 Jiuwei
Lage: am unteren Ende des Schwertfortsatzes
Indikationen: nervöse Herzstörungen, nervöse Übererregung, akute Magenstörungen (Nadel nicht tiefer als 0,3 Zoll, 3 Moxen)

KG 16 Zhongting
Lage: an der Basis des Schwertfortsatzes
Indikationen: Kardia-Ösophagospasmus, Beklemmungsgefühl in der Brust, Asthma, Erbrechen

KG 17 Shanzhong Alarmpunkt Drei-Erwärmer, Kreislauf
Lage: in der Mitte des Brustbeins, in Höhe der Brustwarzen
Indikationen: Dyspnoe, Beklemmungsgefühl und Brennschmerz in der Brust

KG 18 Yutang
Lage: auf der Mittellinie des Sternums in Höhe des 3. ICR
Indikationen: Bronchitis, Tracheitis, Laryngitis, Tonsillitis mit Schluckbeschwerden

KG 19 Zigong
Lage: auf der Mittellinie des Sternums in Höhe des 2. ICR
Indikationen: wie KG 18

KG 20 Huagai
Lage: auf der Mittellinie des Sternums in Höhe des 1. ICR
Indikationen: Bronchitis, Tracheitis, Krampf- und Krupphusten

KG 21 Xuanji
Lage: am oberen Sternumrand in der Incisura jugularis
Indikationen: akute Bronchitis, trockener Reizhusten, Status asthmaticus

KG 22 Tiantu
Lage: in der Mitte der Halsgrube
Indikationen: Bronchialasthma (Anfall), Krampfhusten, Stimmritzenkrampf, Kloßgefühl, Struma, Überfunktion der Schilddrüse, Nacken- und Schulterschmerzen

KG 23 Lianquan
Lage: etwas oberhalb des Adamsapfels in der Hautfurche in Höhe des Zungenbeins
Indikationen: Laryngitis, Pharyngitis, Tonsillitis, Glossitis, Zungenbrennen, Speichelfluß

KG 24 Chengjiang
Lage: in der Mitte der Unterlippenfurche
Indikationen: Gesichtslähmung, Gesichtsschwellung, Kiefer- und Gesichtskrampf, Stottern, Epilepsie

Gouverneurgefäß

GG 1 Changqiang
Lage: am unteren Ende des Steißbeins
Indikationen: Hämorrhoiden, Analprolaps

GG 2 Yaoshu
Lage: am Steißbeinansatz
Indikationen: Kreuzschmerzen (7 Moxen), Kältegefühl im Kreuz und in den Beinen, ungenügende Harnausscheidung

GG 3 Yaoyangguan
Lage: Zwischen dem 3. und 4. LWD
Indikationen: wie GG 2, außerdem körperliche Erschöpfung, Impotenz (Moxen), Enuresis

GG 4 Mingmen
Lage: zwischen dem 2. und 3. LWD
Indikationen: körperliche und seelische Erschöpfung, Anämie, Hämorrhoiden, Darmblutung (7 Moxen)

GG 5 Xuanshu
Lage: zwischen dem 1. und 2. LWD
Indikationen: Dyspepsie, Ulcus ventriculi, Lumbago, Muskellähmungen, Myelitis

GG 6 Jizhong
Lage: zwischen dem 11. und 12. BWD
Indikationen: wie GG 5

GG 7 Jinsuo
Lage: zwischen dem 9. und 10. BWD
Indikationen: nervöse Übererregung, Schlaflosigkeit, Nervenlähmung, Muskelatrophie, Epilepsie

GG 8 Zhiyang
Lage: zwischen dem 7. und 8. BWD
Indikationen: Druck- und Völlegefühl im Oberbauch, Appetitlosigkeit, chronischer Durchfall (Nadel und Moxen), nervöse Übererregung, Schweregefühl im Kopf und in den Extremitäten

GG 9 Lingtai
Lage: zwischen dem 6. und 7. BWD
Indikationen: chronische Bronchitis, Asthma bronchiale, Hilitis, Interkostalneuralgie

GG 10 Shendao
Lage: zwischen dem 5. und 6. BWD
Indikationen: allgemeine körperliche und seelische Erschöpfung, nervöse Zuckungen im Schlaf, Schreckhaftigkeit, Herzklopfen, Interkostalneuralgie, Gedächtnisschwäche

GG 11 Shenzhu
Lage: zwischen dem 3. und 4. BWD
Indikationen: nervöse Erregung, nächtliche Unruhe der Kinder, Krämpfe, Gesichtslähmung, Kinderlähmung, Erkrankungen der Atmungsorgane, Keuchhusten, Kopf-Nacken-, Schulter- und Rückenschmerzen, Furunkulose

GG 12 Taodao
Lage: zwischen dem 1. und 2. BWD
Indikationen: fieberhafte Grippe, Nacken-Schulter-Syndrom, Schweregefühl des Kopfes, Kopfschmerz, Schwindel

GG 13 Dazhui
Lage: zwischen dem 7. HWD und 1. BWD
Indikationen: fieberhafte Erkältung mit Frieren (7 Moxen), Druck- und Schweregefühl im Kopf, Nacken-, Schulter- und Oberarmschmerzen

GG 14 Yamen
Lage: 1 Zoll unterhalb GG 15
Indikationen: wie GG 15

GG 15 Fengfu
Lage: in der Grube unterhalb der Protuberantia occip. ext.
Indikationen: Grippe im 1. Fieberstadium, Delirium, nervöse Unruhe, Kopfschmerz, Nackensteifheit, Kopfkongestion, Hypertonie, Apoplexie, Sprachstörung

GG 16 Naohu
Lage: in der Mitte des Hinterhauptbeins, in der Grube oberhalb der Okzipitalprotuberanz
Indikationen: Hirnhyperämie, Trigeminusneuralgie, Fazialisneuralgie, Fazialisspasmus, Okzipitalneuralgie

GG 17 Qiangjian
Lage: 1,5 Zoll oberhalb GG 18
Indikationen: Kopfschmerz, Schwindel, Erbrechen, Epilepsie, nervöse Übererregung

GG 18 Houding
Lage: 1,5 Zoll hinter GG 19
Indikationen: wie GG 17

GG 19 Baihui
Lage: auf der Scheitelhöhe, Schnittpunkt der Verbindungslinie beider Ohrspitzen mit der Pfeilnaht
Indikationen: Blutstauung im Kopf, Sonnenstich, Hirnhautreizung, chronische Kopfschmerzen, seelische Depression (10 Moxen), nervöse Erschöpfung, Schlaflosigkeit (Moxen vor dem Schlafengehen), chronische Rhinitis, Analprolaps bei Kindern (1–3 kleine Moxen), Hämorrhoiden

GG 20 Qianding
Lage: 1,5 Zoll vor GG 19
Indikationen: wie GG 19

GG 21 Xinhui
Lage: 3 Zoll vor GG 19
Indikationen: wie GG 19, außerdem Rhinitis vasomotorica, Anosmie, Epilepsie

GG 22 Shangxing
Lage: 1 Zoll hinter der Stirnhaargrenze, in einer Grube, auf der Mittellinie
Indikationen: Psychose, Kopfkongestion (7 Moxen, Blutlassen), Schwindel, Stirn- und Gesichtsschmerzen, Nasenbluten (1 Moxe!), Nasenverstopfung, Nasenpolypen (häufige Moxen), chronische Nasennebenhöhlenentzündung, Augenentzündungen

GG 23 Shenting
Lage: 0,5 Zoll innerhalb der Haargrenze auf der Mittellinie
Indikationen: wie GG 22, außerdem Tränenfluß

GG 24 Suliao
Lage: auf der Nasenspitze
Indikationen: akute und chronische Nasenerkrankungen, Trunkenheit

GG 25 Renzhong
Lage: in der Mitte des Philtrums
Indikationen: Ohnmacht, Hirnkongestion, akute Hirnblutung (3 Moxen), Nasenverstopfung, Gesichtsmuskelkrampf, Gesichtslähmung, Nakkenspann

GG 26 Duiduan
Lage: am Rand der Oberlippe
Indikationen: wie GG 25

GG 27 Yinjiao
Lage: am unteren Ansatz des Oberlippenbändchens
Indikationen: Zahnfleischentzündung, Nasenverstopfung, Nasenpolypen, Stirn-, Augen- und Nasenschmerzen, Tränenfluß

Anhang

Chinesisch-japanische Arzneimittel-Rezepturen[1)]

Guizhi tang (chin.)	**Keishi-tō** (jap.)
Cort Cinnamomi	4,0
Rad. Paeoniae	4,0
Fruct. Jujubae	4,0
Rhiz. Zingiberis viridis	0,5
Rad. Glycyrrhizae	2,0

Gegen tang (chin.)	**Kakkon-tō** (jap.)
Rad. Puerariae	8,0
Herb. Ephedrae	4,0
Rhiz. Zingiberis viridis	0,5
Fruc. Jujubae	4,0
Cort. Cinnamomi	3,0
Rad. Paeoniae	3,0
Rad. Glycyrrhizae	2,0

Wuling san (chin.)	**Gorei-san** (jap.)
Rhiz. Alismatis	6,0
Polyporus umbellatus	4,5
Pachyma hoelen	4,5
Rhiz. Atractylodis ovatae	4,5
Cort. Cinnamomi	3,0

Xiao chaihu tang (chin.)	**Shōsiko-tō** (jap.)
Rad. Bupleuri	7,0
Tub. Pinelliae	5,0
Rhiz. Zingiberis viridis	0,5
Rad. Scutellariae	3,0
Fruct. Jujubae	3,0
Rad. Ginseng	3,0
Rad. Glycyrrhizae	2,0

Banxia xiexin tang (chin.)	**Hange-shashin-tō** (jap.)
Tub. Pinelliae	5,0
Rad. Scutellariae	2,5
Rhiz. Zingiberis exsicc.	1,0
Rad. Ginseng	2,5
Rad. Glycyrrhizae	2,0
Fruct. Jujubae	2,5
Rhiz. Coptidis	1,0

Banxia honpo tang (chin.)	**Hange-kōboku-tō** (jap.)
Tub. Pinelliae	6,0
Pachyma hoelen	5,0
Rhiz. Zingiberis viridis	0,5
Cort. Magnoliae	3,0
Fol. Perillae	2,0

Chaihu jia longgu muli tang (chin.)	**Saiko-ka-ryūkotsu-borei-tō** (jap.)
Rad. Bupleuri	5,0
Tub. Pinelliae	4,0
Pachyma hoelen	3,0
Cort. Cinnamomi	3,0
Rad. Scutellariae	2,5
Fruct. Jujubae	2,5
Rad. Ginseng	2,5
Foss. oss. Mastodi	2,5
Concha Ostreae	2,5

Bemerkung:
Bei Obstipation adde Rhiz. Rhei 2,0.

Dachaihu tang (chin.)	**Daisaiko-tō** (jap.)
Rad. Bupleuri	6,0
Tub. Pinelliae	4,0
Rhiz. Zingiberis viridis	0,5
Rad. Scutellariae	3,0
Rad. Paeoniae	3,0
Fruct. Jujubae	3,0
Fruct. Aurantii immaturi	2,0
Rhiz. Rhei	2,0–4,0

Bemerkung:
Bei starker Obstipation Rhiz. Rhei 4,0.

Dachenggi tang (chin.)	**Dai-jōki-tō** (jap.)
Cort. Magnoliae	5,0
Rhiz. Rhei	4,0
Fruct. Aurantii immmaturi	3,0
Natrium sulfuricum	3,0

Bemerkung:
Stark abführend; bei Obstipation geringen Grades Rhiz. Rhei 2,0, Natrium sulfuricum 1,0.

1) Zu den entsprechenden Symptomenbildern vgl. S. 70 ff.

San huang xie xin tang (chin.) **San-ō-shashin-tō** (jap.)

Rhiz. Rhei	1,0
Rad. Scutellariae	1,0
Rhiz. Coptidis	1,0

Zubereitung:
In 100 ml kochendes Wasser geben, etwa 3–5 Minuten lang kochen lassen, abseihen und vor dem Essen trinken.

Diaowei chengqi tang (chin.) **Chōi-jōki-tō** (jap.)

Rhiz. Rhei	2,0
Rad. Glycyrrhizae	2,0
Natrium sulfuricum	1,0

Zhenwu tang (chin.) **Shin-bu-tō** (jap.)

Pachyma hoelen	5,0
Rhiz. Atractylodis lanceae	3,0
Rad. Paeoniae	3,0
Rhiz. Zingiberis viridis	0,5
Rad. Aconiti	0,5

Xiao jianzhong tang (chin.) **Shō-kenchū-tō** (jap.)

Rad. Paeoniae	6,0
Cort. Cinnamomi	4,0
Rhiz. Zingiberis viridis	0,5
Fruct. Jujubae	4,0
Rad. Glycyrrhizae	2,0
Saccharum Malti	20,0

Renshen tang (chin.) **Ninjin-tō** (jap.)

Rad. Ginseng	3,0
Rad. Glycyrrhizae	2,0
Rhiz. Atractylodis ovatae	3,0
Rhiz. Zingiberis exsicc.	1,0

Sini tang (chin.) **Shi-gyaku-tō** (jap.)

Rad. Glycyrrhizae	3,0
Rhiz. Zingiberis exsicc.	2,0
Rad. Aconiti	0,5

Guizhi jiafuzi tang (chin.) **Keishi-ka-bushi-toō** (jap.)

Cort. Cinnamomi	4,0
Rhiz. Zingiberis viridis	0,5
Fruct. Jujubae	3,0
Rad. Glycyrrhizae	2,0
Rad. Aconiti	0,5

Suanzaoren tang (chin.) **Sansōnin-tō** (jap.)

Sem. Zizyphi	10,0
Pachyma hoelen	5,0
Rhiz. Anemarrheenae	3,0
Rhiz. Cnidii	3,0
Rad. Glycyrrhizae	2,0

Gancao fuzi tang (chin.) **Kanzō-bushi-tō** (jap.)

Rhiz. Atractylodis lanceae	6,0
Cort. Cinnamomi	3,5
Rad. Glycyrrhizae	3,0
Rad. Aconiti	0,5

Chaihu guizhi ganjiang tang (chin.) **Saiko-keishi-kankyō-tō** (jap.)

Rad. Bupleuri	6,0
cort. Cinnamomi	3,0
Rad. Trichosanthis	3,0
Rad. Scutellariae	3,0
Concha Ostreae	3,0
Rhiz. Zingiberis exsicc.	1,0
Rad. Glycyrrhizae	2,0

Zhensha tang (chin.) **Shinsha-tō** (jap.)

Pachyma hoelen	6,0
Concha Ostreae	4,0
Cort. Cinnamomi	4,0
Rhiz. Atractylodis ovatae	4,0
Rad. Ginseng	2,0
Rad. Glycyrrhizae	1,5
Cinnabaris	1,5

Wuzhuyu tang (chin.) **Goshuyu-tō** (jap.)

Fruct. Jujubae	4,0
Rhiz. Zingiberis viridis	2,0
Fruct. Evodiae	3,0
Rad. Ginseng	2,0

Guipoi tang (chin.)	**Kihi-tō** (jap.)
Rad. Ginseng	3,0
Rhiz. Atractylodis ovatae	3,0
Pachyma hoelen	3,0
Sem. Zizyphi	3,0
Fruct. Euphoriae Long.	3,0
Rad. Astragali	3,0
Rad. Ligustici	2,0
Rhiz. Zingiberis viridis	1,5
Fruct. Jujubae	1,5
Rad. Glycyrrhizae	1,0
Rad. Saussureae	1,0

Die Zollmaße der Akupunktur

»Zoll« (chin. Cun) bedeutet in der Akupunktursprache eine individuelle Maßeinheit zur Lokalisierung der Körperpunkte. Man unterscheidet den digitalen und den proportionalen Zoll.

Digitaler Zoll. Dies ist der Abstand zwischen den Enden der Beugefalten am Mittel- und Endgelenk des Mittelfingers des Patienten *(Abb. 150).* Er beträgt auch etwa die größte Breite des Daumens. Danach sind der Zeige- und Mittelfinger zusammen etwa 1,5 Zoll und vier Finger etwa 3 Zoll breit.

Dieses auf die jeweilige Körpergröße abgestimmte Zollmaß ist das einfachste und gebräuchlichste. Es erlaubt jedoch nur eine ungefähre Lokalisierung der Akupunkturpunkte.

Proportionaler Zoll. Dies ist eine auf die individuellen Körperproportionen bezogene variable Maßeinheit. Er dient zur genauen Bestimmung der Punktpositionen. Die verschiedenen proportionalen Zollmaße sind aus nachstehender Tabelle 20 und *Abb. 151* zu ersehen.

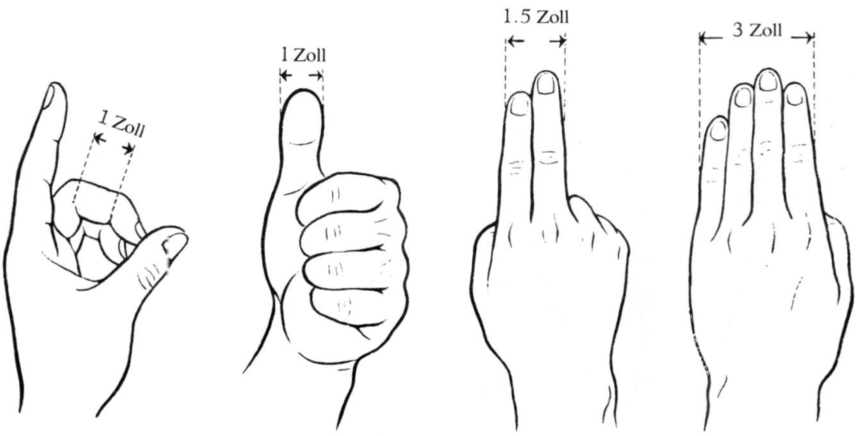

Abb. 150 Digitaler Zoll

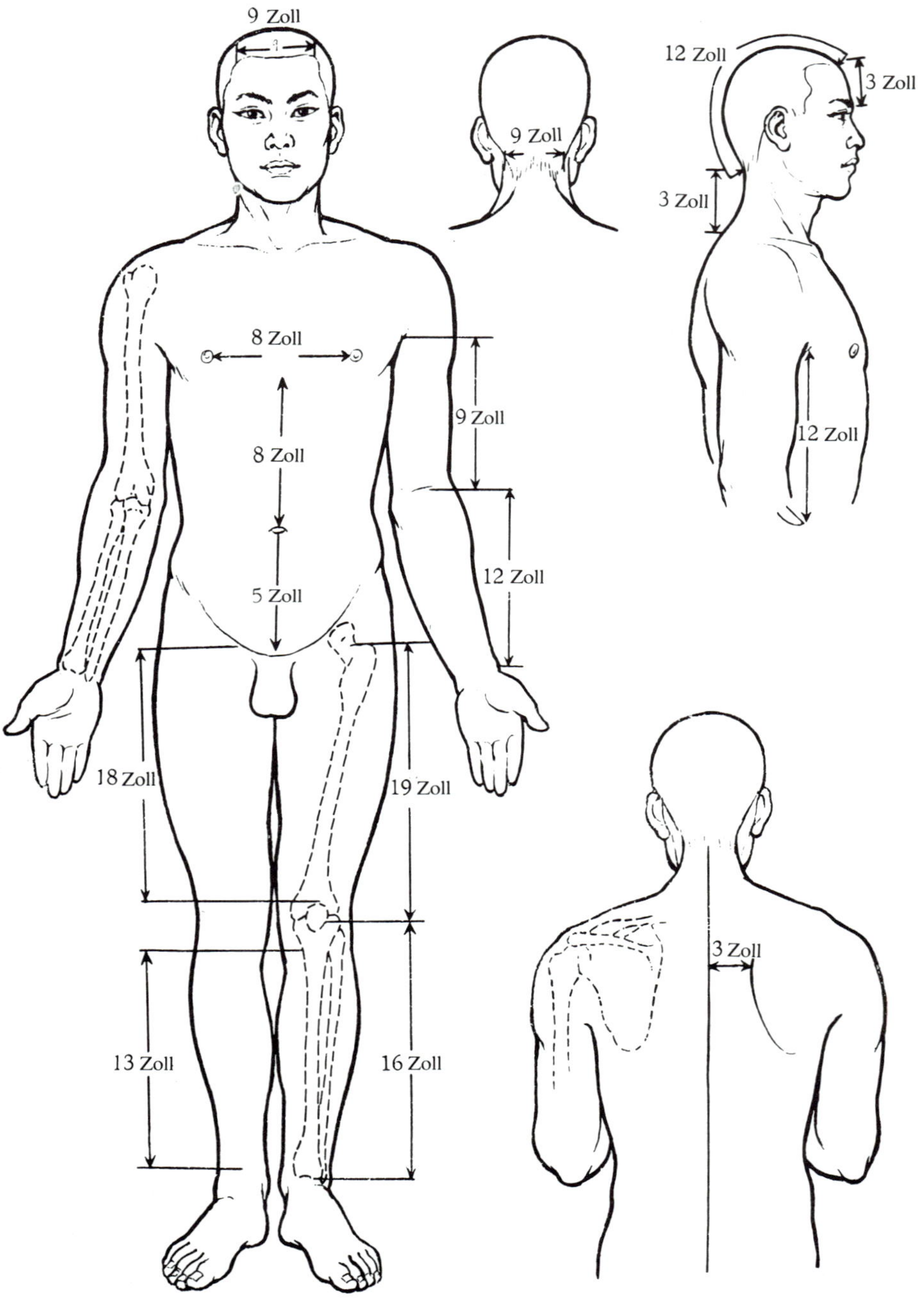

Abb. 151 Proportionaler Zoll

Tab. 20 Die proportionalen Zollmaße (nach »Outline of Chinese Acupuncture«)

	Entfernung	Zoll	Entfernung	Zoll
Kopf	zwischen der vorderen und hinteren Haargrenze	12	zwischen Glabella und Vertebra prominens	18
	zwischen der vorderen Haargrenze und der Glabella	3	zwischen der hinteren Haargrenze und der Vertebra prominens	3
	zwischen den Haargrenzen in den linken und rechten Schläfengegend	9	zwischen den beiden Warzenfortsätzen	9
Thorax und Abdomen	zwischen den beiden Brustwarzen	8	zwischen der vorderen Achselfalte und dem Ende der 11. Rippe	12
	zwischen dem unteren Sternumrand und der Nabelmitte	8	zwischen der Nabelmitte und dem oberen Rand der Symphyse	5
Rücken	zwischen dem medialen Skapularrand und der dorsalen Mittellinie	3		
obere Extremitäten	zwischen der vorderen Achselfalte und der Beugefalte des Ellbogens	9	zwischen der Beugefalte des Ellbogens und der Handgelenksfalte	12
untere Extremitäten	zwischen dem oberen Rand des Trochanter majus und der Mitte der Patella	19	zwischen der Mitte der Patella und der Spitze des Malleolus lateralis	16
	zwischen dem oberen Rand der Symphyse und dem oberen Rand des Epicondylus medialis	18	zwischen dem Condylus medialis und der Spitze des Malleolus medialis	13

Abkürzungen

Lu	Lungen-Meridian
Di	Dickdarm-Meridian
MP	Milz-Pankreas-Meridian
M	Magen-Meridian
H	Herz-Meridian
Dü	Dünndarm-Meridian
N	Nieren-Meridian
B	Blasen-Meridian
K	Kreislauf-Meridian
3E	Drei-Erwärmer-Meridian
Le	Leber-Meridian
G	Gallenblasen-Meridian
KG	Konzeptionsgefäß
GG	Gouverneurgefäß
P.a.M.	Punkt außerhalb der Meridiane

Sach- und Namenverzeichnis